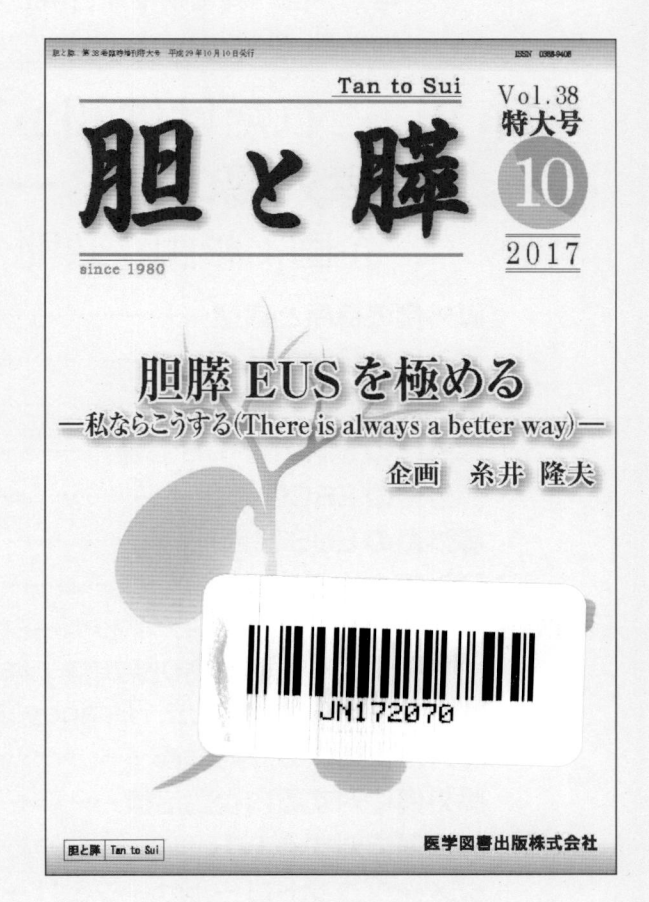

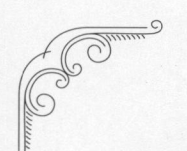

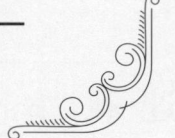

胆と膵

Tan to Sui January 2018

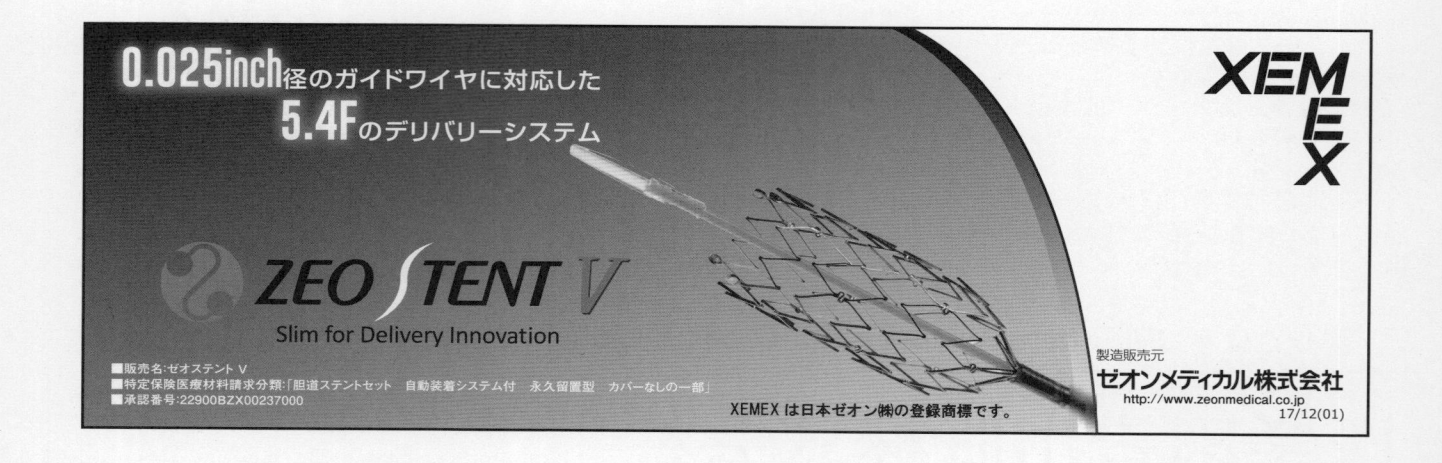

Tan to Sui (Japan)

Vol. 39 No. 1 *January 2018*

CONTENTS

IGAKU TOSHO SHUPPAN Co. Ltd. **2-29-8 Ohta Bldg. Hongo Bunkyo-ku, Tokyo 113-0033, JAPAN**

胆と膵 37 巻臨時増刊特大号

DVD付

胆膵内視鏡自由自在
～基本手技を学び応用力をつける集中講座～
（企画：東京大学消化器内科　伊佐山浩通）

巻頭言：胆膵内視鏡治療をいかに学ぶか，教えるか

Ⅰ．内視鏡システムと内視鏡操作に関する基本知識

十二指腸鏡の基本構造と手技の関係
超音波内視鏡 A to Z
ERCP におけるスコープの挿入方法と困難例への対処方法
術後再建腸管に対するバルーン内視鏡挿入操作の基本と挿入のコツ

Ⅱ．ERCP 関連手技編

◆胆管選択的カニュレーション
カニュレーション手技の種類と使い分け
VTR でみせるカニュレーションの基本とコツ (Contrast and Wire-guided)【動画付】
VTR でみせる術後再建腸管に対するダブルバルーン内視鏡を用いた胆管カニュレーションのコツ【動画付】
膵管ガイドワイヤー・ステント留置下カニュレーションの実際とコツ
VTR でみせる私のカニュレーション戦略とテクニック【動画付】
Precut の種類と使い分け
VTR でみせる Precut の実技とコツ【動画付】
コラム①：膵癌早期診断プロジェクト
◆乳頭処置
EST の基本事項を押さえる
EST VTR でみせる私のこだわり（1）【動画付】
EST VTR でみせる私のこだわり（2）【動画付】
VTR でみせる EST 困難例への対応【動画付】
EPBD～VTR でみせる EPBD 後の結石除去手技のコツ～【動画付】
内視鏡的乳頭大径バルーン拡張術（EPLBD）の適応と偶発症予防
◆結石除去
結石除去・破砕用デバイスの種類と使い分け
総胆管結石除去のコツ【動画付】
結石破砕と破砕具使用のコツ，トラブルシューティング
◆胆道ドレナージ術
閉塞性黄疸の病態と病態に応じた治療戦略
ステントの種類と使い分け
VTR でみせる Metallic stent の上手な入れ方【動画付】
Bridge to Surgery：遠位胆道閉塞
非切除悪性遠位胆道閉塞に対するドレナージ戦略
Bridge to Surgery：悪性肝門部領域胆管閉塞
非切除例悪性肝門部胆管閉塞に対するドレナージ戦略
コラム②：ステント開発よもやま話
◆トラブルシューティング
ERCP 後膵炎への対処と予防
ステント迷入への対処
EST 後出血への対処と予防
穿孔への対処と予防
◆膵管 Intervention
膵石に対する内視鏡治療
膵管ドレナージの適応と手技
膵管狭窄困難例への対処

Ⅲ．EUS 関連手技編

膵領域におけるラジアル式およびコンベックス式 EUS の標準描出
胆道系の観察　ラジアル型とコンベックス型の描出法と使い分
胆・膵領域における造影 EUS
EUS-FNA の基本的手技と検体処理
コラム③：EUS-FNA の本邦導入の経緯

Ⅳ．Interventional EUS

VTR でみせる EUS-BD の基本手技とコツ【動画付】
EUS-BD を安全に行うために
VTR でみせる胆道疾患に対する EUS-Rendezvous technique と Antegrade technique【動画
VTR でみせる EUS-GBD の適応と手技のコツ【動画付】
VTR でみせる EUS-PD and Pancreatic Rendezvous Cannulation【動画
膵仮性嚢胞・WON の病態と治療戦略―診断，治療法選択，タイミンク
Endoscopic necrosectomy の基本と手技の工夫
コラム④：自由自在な胆膵内視鏡のために必要なことは？

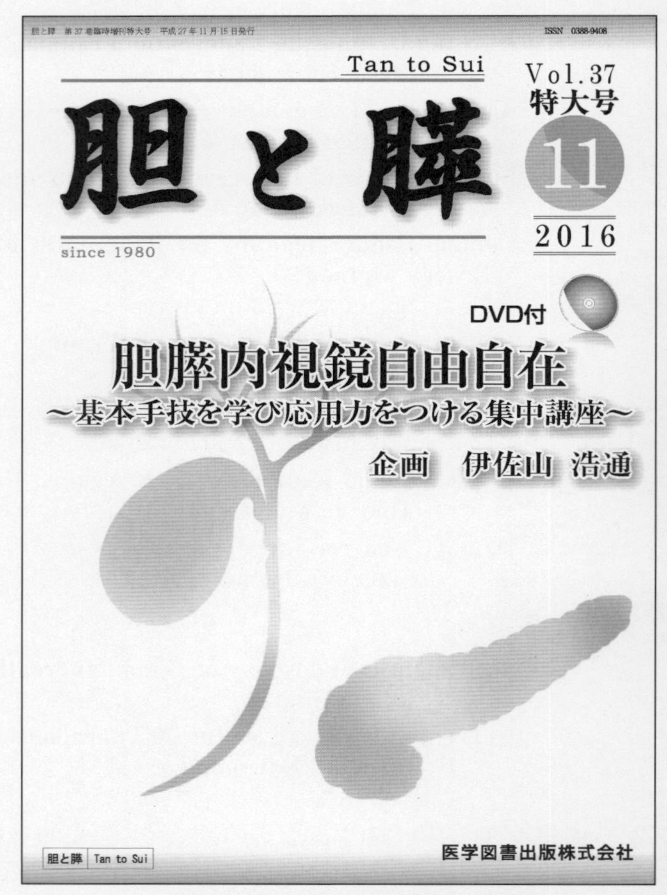

本体価格 5,000 円＋税

ホームページでも販売中！ http://www.igakutosho.co.jp　医学図書出版株式会社

新春特別企画

—平成 30 年—
胆・膵領域はこう展開する

胆と膵編集委員会編

IPMN 国際診療ガイドライン再改訂のスピード感

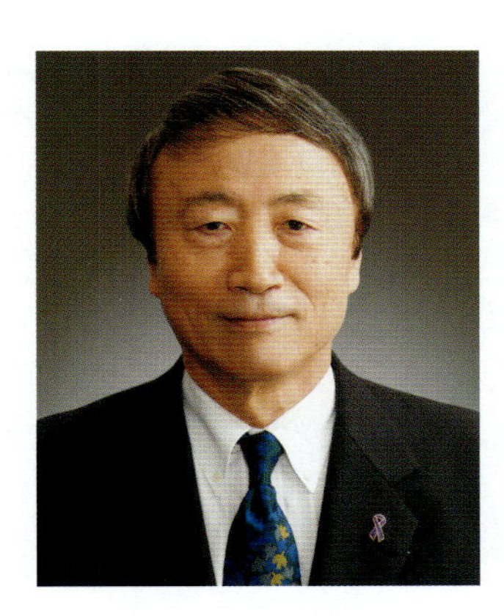

「胆と膵」編集委員長
下関市立市民病院　田中　雅夫

新年おめでとうございます。「胆と膵」は今年も 17 名の編集委員で，日常の臨床に役に立つ特集，ときには時代の最先端をいく話題の特集，またときには肩の力を抜いて楽しみながら読んでいただける記事などをお届けします。研究論文や症例報告も随時受け付けていますので，どうぞご活用下さい。

6 年毎に日本膵臓学会が主催してきた国際膵臓学会（IAP）が，昨年 8 月再び仙台で開催され，IPMN の国際診療ガイドラインの，経過観察（非切除例・切除後例）と壁在結節の大きさを悪性予測因子にどう入れるかについて焦点を絞ったシンポジウムが行われました。その結果をもとにメール会議で作業を行い，再びガイドラインを改訂しました。IAP の IPMN／MCN 国際診療ガイドラインは，12 年前に仙台の学会で開かれたシンポジウムを契機として作成されたので仙台ガイドラインというニックネームが付き，6 年前の福岡での会議をもとにした改訂版は福岡ガイドラインと呼ばれるようになりました。再改訂版がどう呼ばれるかはわかりませんが，6 年周期のリズムに乗って 2018 年に出版されるようにと改訂作業を進め，余裕を持って 6 月末に投稿しました。前回の福岡ガイドラインのときの経験に基づいて，2ヵ月ほどで査読の結果が戻れば，メール会議で推敲を加えるのに最大 4ヵ月かかると余裕を持って考えてのことでした。

ところが，全く予想外のことが起こりました。Pancreatology（2017；17：738-753）に掲載されたガイドライン再改訂版の Article history の箇所をご覧いただくと，論文受付 7 月 1 日，revision 受領 7 月 12 日，アクセプト 7 月 12 日，オンライン版出版 7 月 13 日となっています。まさに，「何ということでしょう⁈」です。論文を投稿して，このようなスピードを経験したことのある方がおいででしょうか？　私にとっては勿論初めてです。インパクトファクターの上昇に貢献するガイドラインであるという，学会雑誌としての戦略も当然あるでしょうが，早く出版しなければという危機感もあったのではないかと思います。

この危機感というのは勿論，改訂に携わったメンバー達が持っていたものでもあります。その原因は 2015 年に Gastroenterology に掲載された米国消化器病学会（AGA）の無症候性膵嚢胞性病変に関するガイドラインです（Gastroenterology 2015；148：819-822）。無症状で偶然見つかる膵嚢胞で最も多いのは分枝型 IPMN であることはもう周知の事実ですが，AGA のガイドラインは，5 年間観察しても変化の目立たない嚢胞はそれ以上の経過観察は不要，切除した IPMN が良性であった例の術後経過観察も無用と推奨したのです。6 年以上たって悪性化する IPMN はあるし，IPMN に増大がみられない例にはかえって併存膵癌の発生が多いという論文はすでに出ていました。併存膵癌は何年たっても発生しますし，むしろ長期観察して高齢化するほど要注意で経過観察を綿密にしないといけないという論文もあります。「やめてよい」という論文はないのに，「5 年でやめよ」と AGA の最新のガイドラインが出したのですからその影響は大きいはずです。経過観察をやめたあとに発癌が見つかった不運な膵癌の患者は，どうするでしょうか。この混乱とこれから生ずる悲劇を防ぐには，より最新のガイドラインによって 5 年で経過観察をやめてはいけないことを示す必要がありました。再改訂版にはいくつもその証左があげられています。

さあ，世の中はどう変わって行くでしょうか。4 月 26～28 日にはソウルでアジア・オセアニア膵臓学会が開催されます。私はこの再改訂版について講演を担当することになっています。それまでにそう変化が現れるとは思えませんが，とくに米国の IPMN の診療がどう変わって行くかが楽しみです。

平成30年　胆膵領域の学会予定から

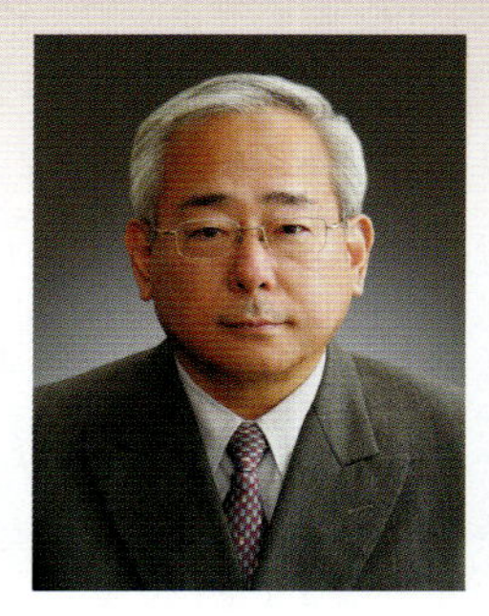

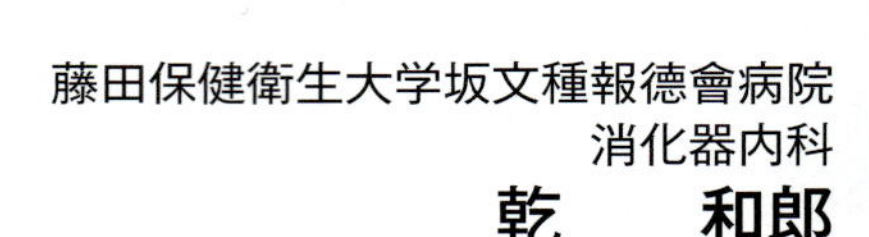

藤田保健衛生大学坂文種報徳會病院
消化器内科
乾　　和郎

平成30年に開催される消化器関連学会で胆膵領域に関する主題の内容について主だったものを紹介する。

5月中旬には第95回日本消化器内視鏡学会総会（五十嵐良典先生主宰）が品川で開催される。盛りだくさんの内容であり，胆膵関連のテーマとしては，シンポジウムとして「ERCP関連手技における偶発症とその対策」，パネルディスカッションとして「EUS下胆道ドレナージ（戦略と安全な手技）」，ワークショップとして「治療に難渋する胆管結石の治療ストラテジー」などが組まれている。目覚ましく進歩している胆膵領域の診断・治療手技が発表されるので，是非とも参加していただきたい。

第49回日本膵臓学会大会（山上裕機先生主宰）は6月末に和歌山で開催される。シンポジウム5題，ビデオシンポジウム1題，パネルディスカッション4題，ワークショップ5題など多くの主題が用意されている。膵癌，慢性膵炎，自己免疫性膵炎，分枝型IPMNなどに関する主題のほか，私は正宗　淳先生とシンポジウム「急性膵炎重症度判定基準をめぐる諸問題」を担当する。現行の判定基準が出されてから10年になるが，内視鏡治療の進歩を含めて大きく変わっており，今後の改訂を考慮して再検証するいい機会であると思われる。

9月には第54回日本胆道学会学術集会（露口利夫先生主宰）が千葉で開かれる。まだ詳細は不明だが，歴史的にみても多くの先生方が胆道学会に貢献されてきた千葉大学の開催になるので，若手の先生達に是非とも参加していただきたい。

11月初旬にはJDDW2018が神戸で開催される。私はこの中で第96回日本消化器内視鏡学会総会を担当させていただく。演題募集開始は2月であるが，すでに9月から主題のテーマ一覧が公開されている。内視鏡学会総会における胆膵関連の主題は，シンポジウム「ハイリスク患者における胆管結石診療の諸問題」，パネルディスカッション「硬化性胆管病変に対する内視鏡診療の現状と問題点」，ワークショップ「Interventional EUSのトラブルシューティング」である。JGESのCore Sessionは「良性胆管・膵管狭窄に対する内視鏡治療」であり，多くの施設で症例が蓄積されてきていると思われるので，新しい観点からの発表を期待している。International Sessionとして「悪性胆道狭窄に対する内視鏡治療の現状と問題点」が用意されている。

このJDDWの演題募集が始まる2月から，消化器に関連する学会では「人を対象とする医学系研究に関する倫理指針」を完全に遵守することになり，演題を応募するには倫理審査を受けていなければならないことになる。応募期間が始まってから慌てることなく，あらかじめ倫理審査を受けておいていただきたい。それには，年頭にあたって，その年1年間だけでなく，2，3年間に行う研究の予定をじっくり考えると同時に，大まかでいいので学会発表のスケジュールも立て，行き当たりばったりではなく，計画的に研究と発表を進めて行くのがいいと思われる。

平成30年　胆・膵領域はこう展開する

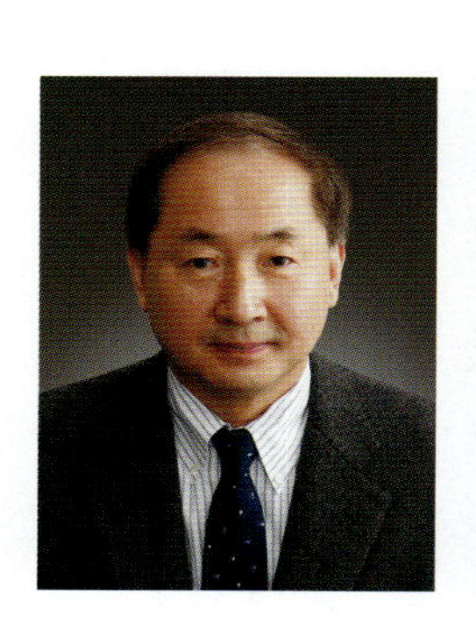

国際医療福祉大学
三田病院
宮崎　　勝

難治がんの多い胆道・膵臓領域における癌に対して，近年基礎的な次世代ゲノムシークエンスを用いてのゲノム解析が急ピッチで進められ，その成果が続々と発信されてきている。このゲノム解析の臨床的な応用にもすでに多くのベンチャー企業が関わって個々の症例において癌の病理検体のみならず，血液等を用いてのLiquid biopsyとしての検索も可能な時代になってきている。数十万の価格にてこれらの検索が市場においてはなされてきている。このようながん患者さんにおける精細なゲノム情報に基づく医療は当然の事ながら行き着くところはPrecision medicineなる個別化である。しかし個々のがんおよび宿主の詳細なゲノム情報に基づいた現在実現可能な治療手段においての費用対効果がどの程度担保されるのかがもっとも重要なポイントとなってくることは明白である。すでに保険診療化され認可されてきている胆膵領域の癌に対しての薬物療法の中には極めて質の高いRandomized Control Studyの結果，統計学的な有意差を得られたものとして大手を振ってエヴィデンスに基づいた治療といわれているものの中の多くが実臨床的にどのくらい有用であるかに首を傾げたくなるような薬物療法が多いのではないかと思える訳である。今後質の高い臨床研究成果のみならずどれだけのCost-performanceをもたらし得る診断技術であったり，治療手段であるのかを患者さんの期待に応えるといった精神面の気持ちの評価だけでなく，実際に多くの患者さんを直接診ている臨床医が納得できる，更に主観的な言い方をすれば実臨床医が納得できる真に患者さんに有益な診療の開発をゲノムベースで行えるPrecision medicineを目指して行きたいものである。

病変の実態をゼロベースでみる!?

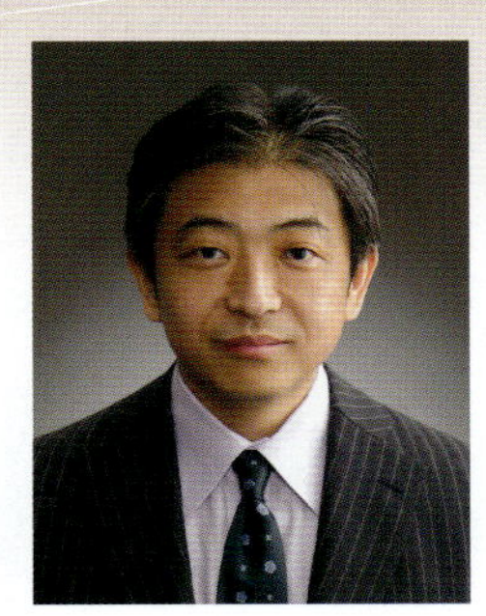

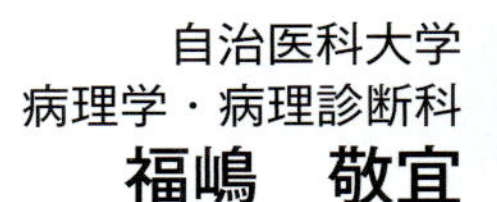
自治医科大学
病理学・病理診断科
福嶋　敬宜

◆平成 29 年を振り返って：

例年のことであるが，平成 29 年にも「胆と膵」の分野において，さまざまなイベントが行われそれぞれの分野で進展が見られた。一昨年の膵癌取扱い規約第 7 版の発行に引き続き，昨年 7 月にはその英語バージョンが発行された。今後，この規約内容が国際的な議論の場で役立つことを願っている。病理分野の動きはささやかだが，日本膵臓病理研究会（PPCJ）が，胆道チームを迎え日本膵胆道病理研究会（PBPCJ）と名称変更して再スタートした。

日本胆道学会のプロジェクトとして，韓国と合同で，胆管内乳頭状腫瘍（IPNB）の病理組織基準の改訂・明確化を含む臨床研究が進行中であることを昨年の本稿で紹介した。その後，多くの時間をかけて日本の病理医間での討論，韓国病理医との討論を経て，病理学的には，概ねコンセンサスの構築がなされてきた。ただ，未だに IPNB の存在自体に異を唱える人もいるようだが，粘液産生膵腫瘍と同じ轍を踏むことだけは何としても避けたいものだ。一方，病理側にも丁寧に説明する努力が必要であろう。

◆平成 30 年の胆膵病理の動向予想と抱負：

最近，組織透明化技術の進歩に注目している。例えば，マウスの肝臓を，ある溶液につけてやると，組織が透明化し肝臓の後ろにあるものが透けて見えるようになる。そこに，がんに発現しているマーカーを反応させると，肝臓内のがん転移巣の分布を 3D 的に見ることも可能になる。人組織への応用は，まだわずかな報告しかないが，この技術を使えば，これまでの病理学的検索方法を大きく変える可能性がある。この件は，今後もフォローしていきたいと思っている。

近年，解析機器の急速な発展をうけ，あらゆる病変のゲノム解析が為されてきているが，今後はこれに人工知能（AI）が導入され，候補遺伝子の抽出から診断への応用など，これまで想像もつかなかったような方法が開発されてくるのだろう。ただ，これまでのところは，人間が行ってきたことを，多量にスピーディーに行えることを確認してきたような印象でもある（それだけでも十分に素晴らしいとは思うが）。まだまだこれからどのようなことが起こっていくのか私にはとても想像できないが，AI に期待しつつも，それを操る人間の創造力にも期待したい。

また，これらの新たな技術が導入される時こそ，これまでの先入観を捨て，ゼロベースで目の前の疾患の病態を考えられる絶好の機会でもあるような気がする。

胆膵領域でのさまざまなブレイクスルーに向けてそれぞれ頑張っていきましょう！今年も宜しくお願いします。

画像診断の将来動向

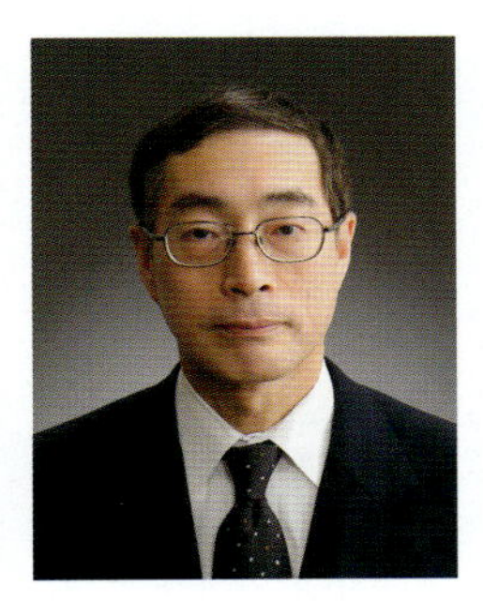

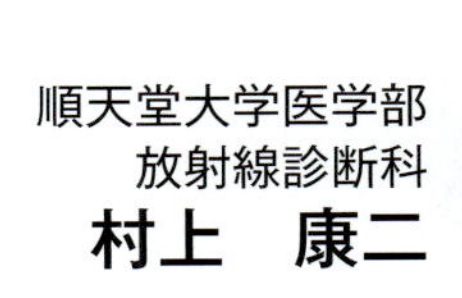
順天堂大学医学部
放射線診断科
村上　康二

本稿では毎年 11 月末から 12 月初めにかけて米国シカゴで開催される RSNA（北米放射線学会）における最新情報を紹介している。今年の RSNA は前半しか出席できなかったが，少なくともこの間は天候に恵まれ，気温も零下に下がることはなかった。

広大な医用機器の展示場に入って，まず目を引いたのは「CANON・TOSHIBA Medical」のブースである。ブースの面積や賑わいはその会社の規模や元気さを表していると言っても過言ではない。東芝のブースは一昨年から親会社の経営危機に追従する形でブースが縮小され見学者も減っていたものの，今年は以前と同じ GE 社やシーメンス社と同じ広さのブースに戻り，看板には正式にキャノングループの傘下に入った事を示す「TOSHIBA Medical」に併記して「CANON」のロゴマークがついていた。さらに隣接して同じキャノングループの VITAL 社（Image informatics 関連）や，買収したフランスの OLEA 社（Image processing 関連）のブースもあったため，これらを加えると，面積ではキャノングループが最も広大なブースを占拠したことになる。キャノンが医療画像分野に並ならぬ力を入れていることが強く印象づけられた。

さて，診断機器の進歩に関していえば，今年も画期的な技術革新は各社ともになかったが，東芝ブースで興味深かったのは MRI の高画質化に「AI（人工知能）」を応用している技術であった。これは高磁場装置の 7 T（テスラ）MRI の画像を教師データとし，それを用いて 3 T の MRI 画像のノイズ成分だけを減らし高分解能化するという原理である。正常構造が高分解能化できることは判るが，これにより真の病的画像をノイズと誤り消去してしまう可能性がないかという危惧がある。今後の臨床応用を注目して行きたい。

GE 社は MRI の静音化を進化させ，昨年は一部の撮像系列のみに有効であったものが今年はすべての撮像法で適用された。「MRI はうるさい」検査であるという従来の常識が今後は変わるであろう。MRI の静音化はトレンドであり，GE 社以外の主要メーカーも導入している。

シーメンス社のブースで注目したのは 7 T MRI の臨床機である。高磁場機種では SAR（Specific absorption ratio）が問題となるが，これを押さえた事によりすでに FDA の認可を得ていた。高磁場では S/N 比に優れた高分解能画像が得られ，またスペクトロスコピーは絶対的に優位であるが，機械本体が大きく設置場所の問題や価格の問題が残る。日本でも将来的には大学や研究機関を中心に導入する施設があるものと思われる。PET/CT 装置に関しては，シーメンス社も半導体を使用した新製品を発表していた。これで欧米の 3 社ともに半導体 PET を発売し，さらに高感度・高分解能化が進むものと思われる。

以上，ほんの一部ではあるが，RSNA に参加して筆者が注目した新技術を紹介した。今年はどのような新技術が開発されるか，引き続き興味が持たれるところである。

Interventional EUSの普及は加速する！

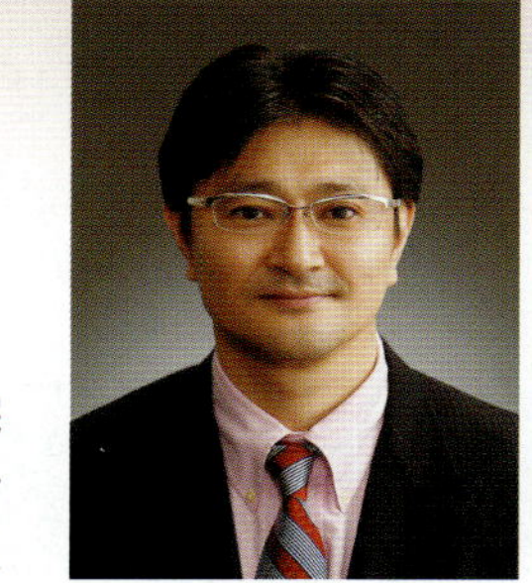

順天堂大学医学部附属順天堂医院
消化器内科
伊佐山浩通

Interventional EUSは導入されてから時間は経っているが，普及に関してはやや遅い印象がある。恐らくは安全に施行できるデバイスが不足しているからだと思われる。昨今のデバイス改良で，穿刺，ガイドワイヤー挿入後の瘻孔拡張に，種々のデバイスが導入され，手技を確実に行うことができるようになってきている。専用と位置付けられるデバイスが数種類あり，うまくいかないときにはそれらを交換したり，組み合わせたりして，何とか乗り切っている。現在の課題は留置しやすく，留置後の安全性も考慮されたステントではないだろうか。お隣の韓国では，多数あるステントメーカーがこれらの開発にしのぎを削っており，訪韓するといろいろなステントを見られる。一方，本邦では開発している会社が少ないうえに導入にあたっては，新しいカテゴリーなので治験を求められる可能性もあり，なかなか導入されてこない。そんな中で，明るいニュースはAxios stent（ボストン・サイエンティフィック社）の導入であろう。両側に大きくて強いフレアーがついていて，ヨーヨーのような形をしている。留置後の強力なアンカーとなるだけでなく，二つのルーメンを引き寄せる力があり，Lumen apposing metallic stent（LAMS）と呼ばれている。デリバリーシステムも素晴らしく，手技は簡便かつ安全となる。適応は膵仮性嚢胞，Walled-off necrosisのドレナージであるが，専用ステントが認可されると，続いていろいろなステントが導入されてくることが期待される。手技が確立し，安全性が増せば普及は加速すると思われる。願わくはEUS-BD用のMetallic stentの導入も進んでほしい。EUS-BDに関しては，ガイドラインのパブリックコメントが終了し，これから出版へ向けての過程に入り，本年の前半には皆様の目に触れると思われる。これらの動きも，Interventional EUSを加速させると思われる。本邦ではまだ遅れている，腫瘍のAblationも徐々に動きが出そうであり，楽しみである。

さて，通常のERCPでは展開はいかがであろうか。トピックスがEUSに移った感があるが，まだまだUnmet needsな領域は多々存在し，一つずつ解決していくべき課題は多く残されている。とくに肝門部閉塞症例のステント治療はまだまだ解決には遠い。最近では6 mm径のCovered SEMSを肝門部に用いることが試みられており，一つの解決策になるのではないかと考えられている。本年はいろんな施設から発表され，一定の評価ができてくるのではないかと考えている。他には術前の遠位胆管閉塞に対するSEMSの導入や，良性胆道閉塞に対するCovered SEMSの成績なども発表されてくると思われる。Unmet needsが一つ解決されると次が出てくるので，興味は尽きないが，是非解決法を本邦から発信していきたいものである。

謹賀新年

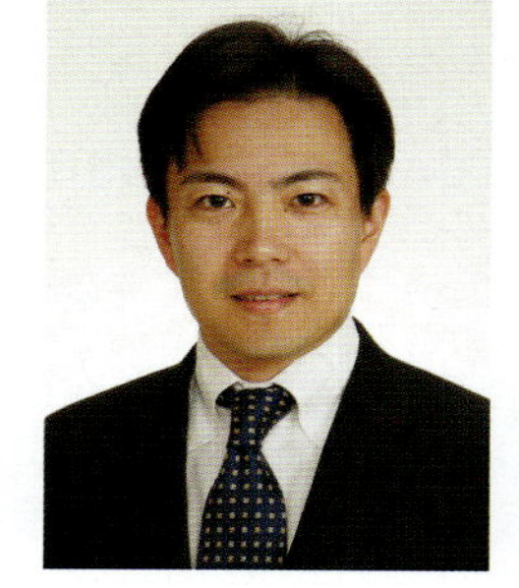

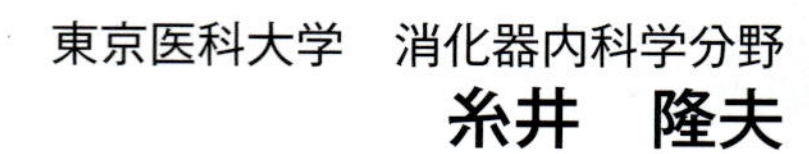

東京医科大学　消化器内科学分野
糸井　隆夫

新年あけましておめでとうございます。今年もどうぞよろしくお願いいたします。昨年は私にとって海外での活動はさることながら，胆膵関連の書籍をJDDWにあわせて出版できたことが何よりの喜びでした。共にJDDWでの売り上げ上位に入ることができました。そのうちの1冊は胆と膵特大号の“EUSを極める”であり，本当に会心の1冊となりました。Interventional EUSも本邦でも確実に広まりつつあります。そして，デバイスの開発，改良がそれを後押ししてくれています。特に，私が世界で初めての論文を発表したEUSガイド下瘻孔形成術用デバイスであるAXIOS（ボストン・サイエンティフィック社）は昨年10月末に薬事承認され，今年の6月までには償還価格がつく予定です。実は私も最近まで“AXIOSステント”と呼んでいましたが，これはいわゆるこれまでのステントではなく，瘻孔形成用の新しいデバイスであり，“AXIOSデバイス”というような名称とする予定ですのでもうしばらくお待ちください。

さて，今年は少し教育に力を入れてみようと思っています。幸いに昨年東京医科大学はJACMEの初めての認定施設となり，その関係もあり昨年12月に4泊5日の缶詰状態で教育ワークショップ（富士WS）に参加してきました。もちろん私は教育専門でいくわけでありませんが，教育に関しての歴史から現在そしてこれからの教育について大変勉強になりました。ここで得た経験を将来を担う学生や研修医育成に役立てていきたいと思います。

今年も皆様にとって良い年になることを願っております。今年も引き続きがんばっていきましょう！

膵・胆道癌治療の展望

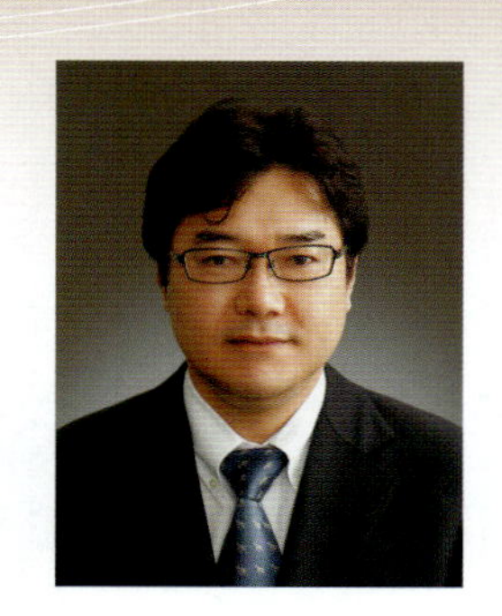

杏林大学医学部
内科学腫瘍内科
古瀬　純司

臨床試験の最終目的は新たな標準治療の確立にあり，質の高い第Ⅲ相試験の実施が必要である。私が所属する日本臨床研究グループ（JCOG）肝胆膵グループは2008年に設立され，10年が経とうとしている。これまで膵・胆道癌を中心に臨床試験を行ってきたが，2018年1月にサンフランシスコで行われるGastrointestinal Cancers Symposium（GI-ASCO 2018）で初めて第Ⅲ相試験の結果を報告できることとなった。切除不能胆道癌に対するゲムシタビン＋シスプラチン（GC療法）とゲムシタビン＋S-1（GS療法）のランダム化比較試験であり，GC療法に対するGS療法の非劣性を検証し，あわよくば優越性もみる，というものである。胆道癌の化学療法が本格的に始まったのは，第Ⅱ相試験の結果によりゲムシタビンが適応承認された2006年であった。その後，2007年にS-1が承認され，2010年にGC療法が国際的な標準治療として確立した。つまり，これまで胆道癌に対する薬剤は3剤しかなく，その組み合わせと使いまわしで対応するしかないのが現状である。この限られた状況で少しでも胆道癌の治療成績を向上するため，膵癌では日の目をみなかったGS療法という組み合わせも十分評価する意義があるものとしてこの第Ⅲ相試験が行われた。大規模な第Ⅲ相試験を一つ世に送り出すのに10年間という時間を要し，改めて臨床研究は大変な時間と労力が必要と感じている。是非その結果に注目してほしい。

胆道に対する薬物療法はいまだ3剤の順列組み合わせである。膵癌の薬物療法は比較的使える薬剤が豊富であるが，分子標的薬はエルロチニブのみである。膵・胆道癌に対する新規薬剤の開発をもっと進める必要がある。現在，新規の抗悪性腫瘍薬は免疫チェックポイント阻害薬を中心に開発されている。2018年は膵・胆道癌においても免疫チェックポイント阻害薬による臨床試験が開始されるものと期待したい。

胆道・膵癌のゲノム医療はこれから

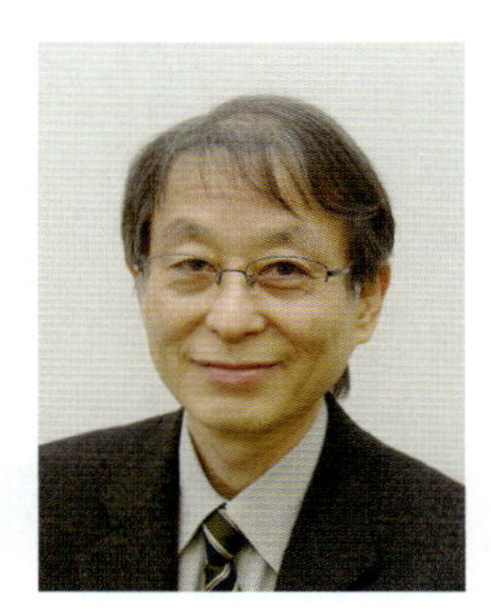

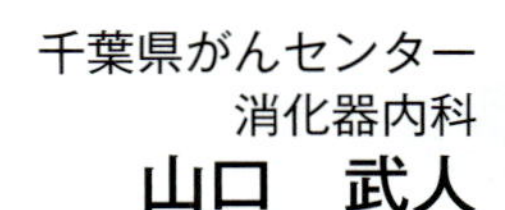

千葉県がんセンター
消化器内科
山口　武人

5年ぶりに，国のがん対策推進基本計画（第3期）が策定，決定された。その中のがん医療の充実の項で，ゲノム医療の推進が第一に挙げられている。また，がん診療連携拠点病院の指定要件にも，今後ゲノム医療体制の整備が盛り込まれる予定であり，「がんゲノム医療提供体制の構築に当たっては，通常のがん医療とがんゲノム医療とを一体として提供するため，がんゲノム医療中核拠点病院（仮称）をがん診療連携拠点病院の仕組みに位置づけ，段階的に，全ての都道府県でがんゲノム医療の提供が可能となることを目指すこと」とされている。まさに，これからのがん医療はゲノムに大きく舵を取ることになる。国はがんゲノム医療中核拠点病院を全国で12ヵ所程度指定し，その下流に協力病院を置くこととしている。まずはパネル検査を統一化し，標準化することで診断精度を保つことから始め，エキスパートパネルや生殖細胞遺伝子変異に対する遺伝相談などの体制整備も並行して行っていく予定である。われわれの病院でもがんゲノム医療の体制整備を行っており，協力病院の指定を目指して必要な要件をチェックしているところである。

本邦のがんゲノム医療は欧米，特にアメリカに比べ遅れが指摘されている。オバマ前大統領が2015年に一般教書演説で述べた“Precision medicine”の根幹は，遺伝子の異常に基づく治療選択，特に薬剤選択といえる。肺癌や乳癌はすでにガイドラインに取り上げられており，消化器癌でも大腸癌，胃癌ですでにPrecision medicineが実践されつつある。しかし，胆道・膵癌ではまだまだ研究の段階で，実臨床にすぐ応用できるものはない。胆道・膵癌に特徴的な遺伝子異常が，なかなかPrecision medicineに結びつかない理由は素人の私にはわからないが，本年4月の特集でも取り上げるさまざまな取り組みの成果が，胆道・膵癌のゲノム医療で実践される日は遠くないものと思われる。

AI

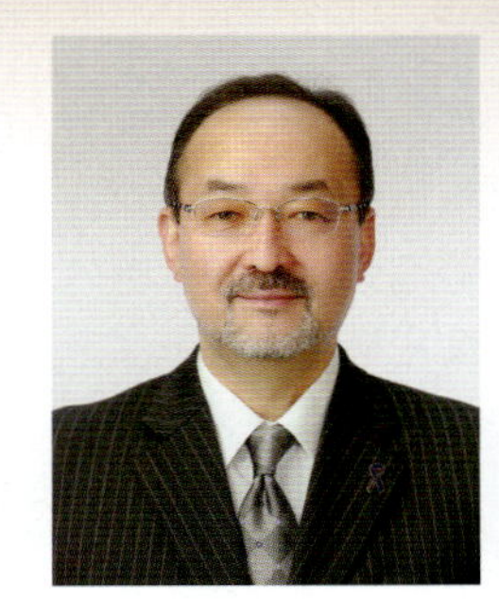

京都大学大学院医学研究科
外科学講座
高折　恭一

昨年は，天才棋士　藤井聡太四段の登場で，これまで無縁であった人々の間でさえも，将棋が話題になった。もう一つの話題は，AI（人工知能）で，佐藤天彦名人と，ディープラーニング（深層学習）を取り入れたコンピューター将棋ソフトの対戦が注目された。電王戦はコンピューターの二連勝で幕を下ろしたが，今後10年ほどで人間同様にさまざまな知的作業をこなすことができるAIが出現し，さらに，現在あるほとんどの仕事はAIに取って代わられる時代もそう遠くないと言われている。無論，AIの医療分野への応用もすでに始まっており，CTなどの画像診断をAIに行わせる試みが進められている。病理組織診断へのAI応用も，まだ実用化には至っていないものの，あながち無理ではなさそうに思われる。なぜなら，個々の患者の臨床情報を画像診断や病理組織診断に反映することは，ディープラーニングを駆使すれば十分可能だからである。診断部門だけでなく，治療部門にもAIは利用されていくであろう。放射線療法や化学療法は言うに及ばず，外科手術も例外ではない。現在の手術ロボットは，マスター・スレーブ型と呼ばれるもので，ほとんどは外科医の操作に忠実に動くだけのツールに過ぎない。しかし，最新の自動車にはAIを使った自動運転装置が装備されたものがあるように，手術ロボットも，進化した人体ナビゲーションにAIを組み合わせて利用すれば，理論的には，ほぼ完全な自動手術が可能となる。幸い，私が定年に達するまでには実現しそうにないので，失業することはなさそうである。

確かにAIはわれわれの雇用を奪うかもしれないと言う危機感はあるが，自動車の自動ブレーキ装置で追突事故が激減したように，AIは日々の暮らしを豊かに，また安全にしている。そこで，これからはAIを積極的に利用することを考えたい。胆膵領域では，どのようにAIが応用されていくであろうか？　ESTなどの熟練を要する内視鏡的インターベンションも，AIを活用すれば，経験の少ない医師でもより安全に行えるであろう。外科手術においても，AIにより完全自動化されるのはまだ先の話であるが，術中に重要な血管を傷つけそうな時には電気メスの出力を停止するといったような安全装置は有用であろう。また，膨大なゲノム情報を解析して，個別化医療あるいはprecision medicineを提供するためには，AIは極めて重要である。膵癌に対する集学的治療方針の決定にもAIを応用することを検討してみよう。2018年は，AIがわれわれの分野に本格的に導入されるきっかけを作る年になるかもしれない。一方で，AIにはできないこと，例えば，患者さんとその家族を思いやる心といった人間的な感性が，ますます重要になることも忘れてはならない。

神経内分泌腫瘍センターの設立

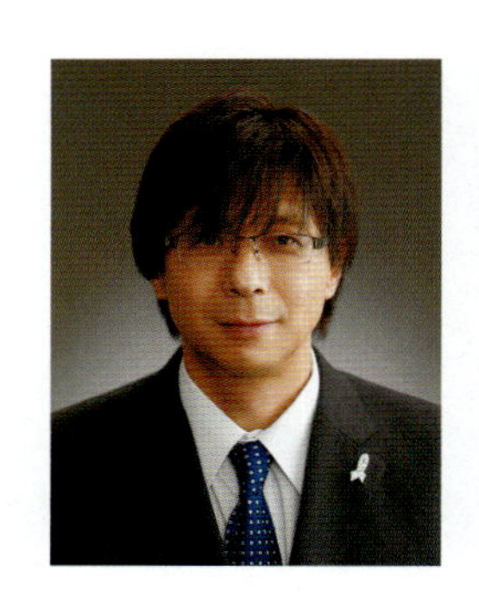

福岡山王病院
膵臓内科・神経内分泌腫瘍センター
伊藤　鉄英

明けましておめでとうございます。私ごとですが，昨年の4月より九州大学病態制御内科から膵臓内科・神経内分泌腫瘍センターを新たに開設し福岡山王病院に異動いたしました。神経内分泌腫瘍の診断と治療を専門的に取り扱うセンターとしては，日本では関西電力病院に次いで2番目，九州では初めての設立です。

神経内分泌腫瘍（Neuroendocrine Tumor：NET）は希少腫瘍であるとともに，全身臓器に発生して多彩な臨床症状を呈します。そのため，診断および治療に関しては複数の診療科が連携した診療体制が必要です。また，神経内分泌腫瘍の診断には最終的に病理分類が重要であり，病理診断に基づいた治療戦略の選択が必要となります。そこで，福岡山王病院では内科・外科だけでなく，前九州大学大学院形態機能病理学教授の恒吉正澄先生（福岡山王病院病理検査部長）を顧問として神経内分泌腫瘍センターを設立しました。現在，九州だけではなく，日本全国（北は北海道から南は沖縄）から患者紹介またはセカンドオピニオン目的で当センターを受診されています。2015年に日本神経内分泌腫瘍研究会からエキスパートのコンセンサスおよびエビデンスに基づいた診療ガイドラインが作成されています。現在，第2版が改訂中です。また，日本には「パンキャンジャパン」や「しまうまねっと」などの患者会があり，神経内分泌腫瘍の患者さんの支援や情報交換を行っています。福岡山王病院でも神経内分泌腫瘍の患者会の福岡での発足に向けて現在進行中です。今後とも宜しくお願いいたします。

One Asia：多施設国際共同研究へ向けて

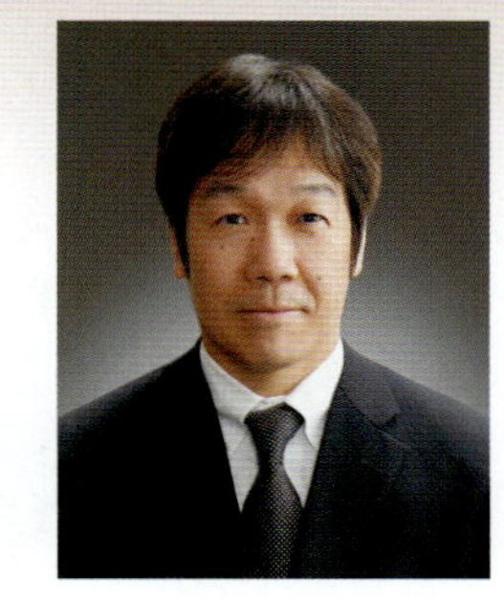

横浜市立大学
消化器・腫瘍外科学
遠藤　格

昨年11月3日に第70回韓国外科学会記念学会に参加した。式典はクレーンからの撮影映像がメインステージに投影されたり，学会の70年を俯瞰したビデオが上映されたり，ど派手な演出で，大変面白かった。また名誉会員が後から一人ずつ入場したり，若手受賞者が家族と入場したり先輩後輩を大切にしている事を示す演出も良かった。聞くところによると記念式典は全てパッケージになっていてPCOとは別に専門の業者がいるらしい。結構高飛車な値段を付けてくるとも聞いた。韓国外科学会は全体で3,000人くらいの会員数でそのうち肝胆膵外科医は300人程度を占めるとのことであった。日本からは森　正樹先生，北島政樹先生が壇上で祝辞を述べられ盛大な拍手を受けていた。両国の間の緊密な関係性を示すひと時を見せて頂いた。

私の講演したセッションのテーマは『One Asia』であった。韓国人は本当にキャッチコピーを作るのが上手いと唸らされた。中国，韓国，日本から多施設共同研究の現状が示され，今後の多国間の多施設共同研究の可能性を探る目的があった。日本肝胆膵外科学会ではすでに日韓，日台，日韓台の研究は行っているが中国との研究はまだである。いくつかの問題が解決され，今後この取り組みが進み，日中韓台の多施設共同研究がスタートすることを期待している。その一つの理由としてアジア圏のガイドラインの必要性を彼らも感じているためである。多くの診療ガイドラインはアメリカ大陸圏，ヨーロッパ圏からのエビデンスに基づいて出されている。是非，アジア圏のエビデンスに基づくガイドラインができて欲しいものである。

そのワンステップとして本年の6月に日本肝胆膵外科学会を主催させて頂く。初の完全英語化というハードルはあるものの，逆にそれをプラスに転換させてアジア共同体の結束を固める機会になる事を期待している。『One Asia』に向けた熱い議論を行って頂きたい。

Lancet Gastroenterology & Hepatologyの発刊

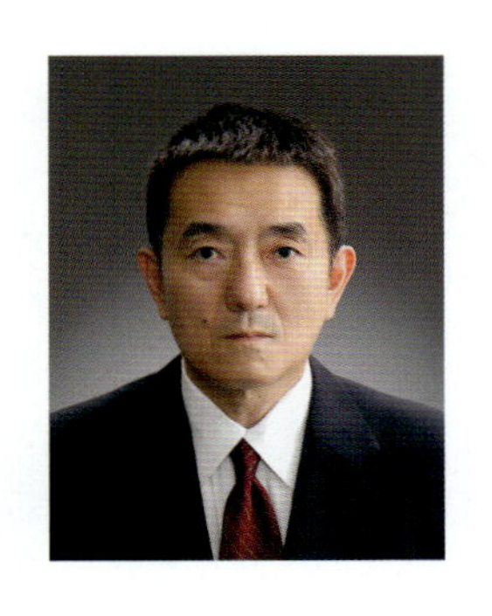

東京都立駒込病院　内科
神澤　輝実

Lancetには10誌程の姉妹誌があるが，2016年9月から新しい月刊誌として消化器疾患に特化したLancet Gastroenterology & Hepatologyが発刊された。すでに60本以上のarticleが掲載されているが，RCTなどのエビデンスレベルの高い論文ばかりである。胆膵に関する論文の掲載もあり，現状日本人の執筆した論文は少ないが，今が投稿のチャンスかもしれない。

膵・胆管合流異常と先天性胆道拡張症は，胆道癌の明らかなハイリスク因子であり，診断法や手術術式など未解決な問題を多く含む臨床的に重要な疾患である。しかし，本疾患はアジア人に多いが欧米では発症が少ないので，欧米ではあまり注目されていない。今回，Lancet Gastroenterology & Hepatologyより“Pancreaticobiliary maljunction and congenital biliary dilatation”の総説の依頼を受け，「胆と膵」の前編集委員の安藤久實先生と現編集委員の糸井隆夫先生，および愛知医科大学小児外科の金子健一朗先生と共に，本疾患の病態，診断，治療，将来の展望等に関する最新の知見を執筆した。

Review

Pancreaticobiliary maljunction and congenital biliary dilatation

Terumi Kamisawa, Kenitiro Kaneko, Takao Itoi, Hisami Ando

Lancet Gastroenterol Hepatol 2017; 2: 610–18

Department of Internal Medicine, Tokyo Metropolitan Komagome Hospital, Tokyo, Japan (T Kamisawa MD); Division of Pediatric Surgery, Department of Surgery, Aichi Medical University, Nagakute, Japan (K Kaneko MD); Department of Gastroenterology and Hepatology, Tokyo Medical University, Tokyo, Japan

Pancreaticobiliary maljunction is a congenital malformation in which the pancreatic and bile ducts join outside the duodenal wall, usually forming a long common channel. Because the action of the sphincter of Oddi does not regulate the function of the pancreaticobiliary junction in patients with pancreaticobiliary maljunction, two-way regurgitation occurs. Reflux of pancreatic juice into the biliary tract is associated with a high incidence of biliary cancer. Biliary carcinogenesis in patients with pancreaticobiliary maljunction is thought to follow the hyperplasia, dysplasia, then carcinoma sequence due to chronic inflammation caused by pancreatobiliary reflux. Pancreaticobiliary maljunction is diagnosed when an abnormally long common channel is evident on imaging studies. Congenital biliary dilatation involves both local dilatation of the extrahepatic bile duct, including the common bile duct, and pancreaticobiliary maljunction. Extrahepatic bile duct resection is the standard surgery for congenital biliary dilatation. However, complete excision of the intrapancreatic bile duct and removal of stenoses of the hepatic ducts are necessary to prevent serious complications after surgery.

膵臓の外科解剖学の進歩

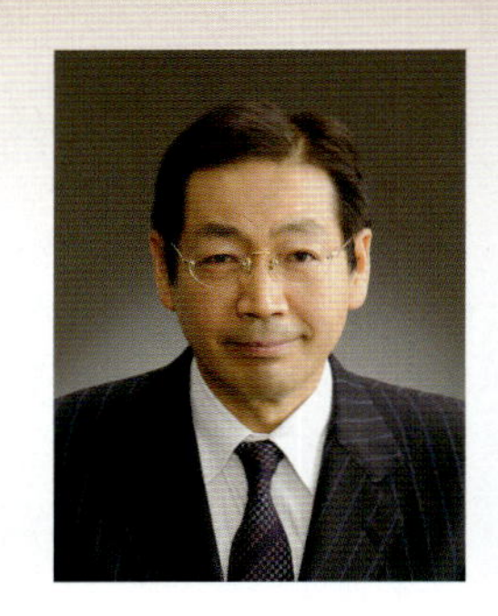

杏林大学 外科
杉山 政則

安全で根治性の高い手術を行うためには，病変の正確な把握・評価と，外科解剖の詳細な知識が必要である。もちろん膵臓外科においても，膵および膵周囲臓器・組織の複雑な解剖をよく理解する必要がある。膵臓の外科解剖はすでに完成された領域と考えられていたが，最近 膵臓の外科解剖が再び注目されるようになり，多数の新たな知見も生まれている。これは難治癌である膵癌の治療成績の改善と高難度手術である膵手術の安全性の向上をめざす膵臓外科医の活発な動きを支えるものである。

手術所見，解剖所見や画像所見の緻密な検討から，膵および周囲臓器の血管，リンパ組織，神経叢の局所解剖について，従来と比べより正確・精細にわかってきた。膵周囲の解剖においてTreitz靱帯の重要性についても知られるようになった。またR0切除をめざす観点からmesopancreasという概念が提唱されている。Mesopancreasの概念の導入を契機に，その外科解剖への関心がますます高まっている。私はmesopancreasの複雑な構造の原因となっている胎生期の腸回転に注目している。また膵臓内視鏡外科の進歩とともに，内視鏡の拡大視効果や独特の視野によって精細な解剖知見が得られている。このように新たに得られた解剖知見に基づいて，新しい手術術式やアプローチ法も開発されている。

本年も膵臓の外科解剖学の進歩が，膵臓外科の治療成績の向上に貢献していくと考えている。

胆道のAll Japanの臨床研究を

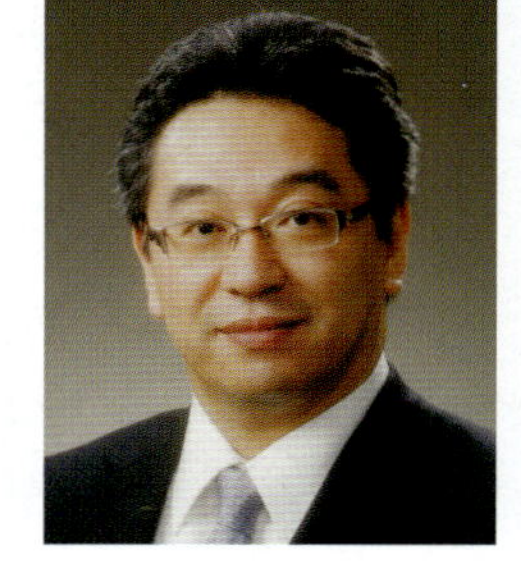

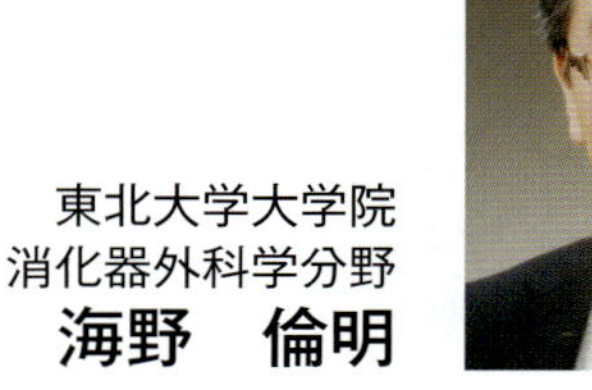

東北大学大学院
消化器外科学分野
海野 倫明

膵癌のこの数年における治療成績向上には眼を見張るものがあります。新しい抗癌剤がどんどん開発され，Nab-paclitaxel＋GemcitabineのGnP治療や，FOLFIRINOX治療などにより切除不能・再発の患者さんの治療成績が向上したこと，また術後補助化学療法がしっかりと定まりR0切除を受けた患者さんの予後が大きく改善したことがその大きな理由と思います。外科手術においても膵切除の術後管理の標準化が進み術後合併症が減少したこと，また切除可能性分類が導入され切除適応が厳格化されたことなど，この10年で大きな変化がありました。今後，術前治療のエビデンスなどが明らかになると，さらに治療成績が向上することが期待されています。

さて，もう一方の胆道癌に関しては，残念ながら改善しているとは言いがたい状況が続いています。その原因として考えられるのは，欧米では症例が少なくグローバルな薬物治療の開発が進まないこと，胆道癌といっても肝内胆管癌から肝外胆管癌・胆嚢癌・十二指腸乳頭部癌，と多彩で細分化するとさらに症例数が少なくなること，などがあるように思います。また外科手術に関しても，胆管切除を伴う肝切除，膵頭十二指腸切除，HPDなど，さまざまな手術術式があり，それぞれが高侵襲で合併症が多く臨床研究に不向き，などの理由でエビデンスの蓄積はあまりなされていません。

このまま各施設がバラバラに対応していては，胆道癌の治療成績の大幅な改善は望めないことは明らかです。欧米に依存することなく，胆道癌症例が多い日本において，All Japanの臨床研究を行い，エビデンスを創ることは急務であると考えています。

また，日本の胆道内視鏡医と胆道外科医の技術は，本当に世界一だと思っています。All Japanの臨床研究を行うことで，その技術が広く普及し，全体の底上げがなされることが期待されます。「All Japanの臨床研究を！」を今年の日本胆道学会の目標にしようと考えています。初夢と思ってお聞きいただきたい。

膵癌治療の動向

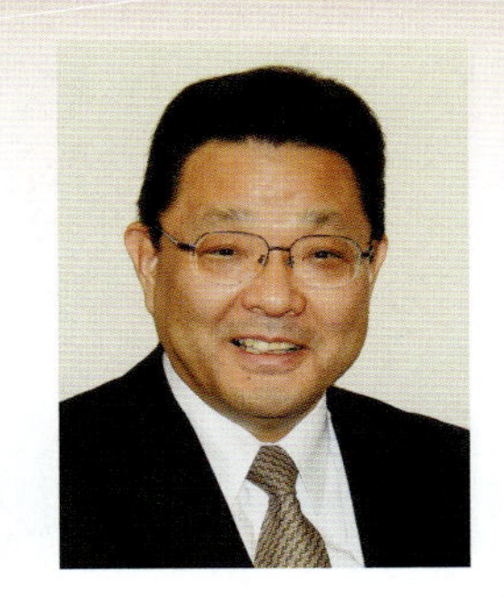

和歌山県立医科大学
外科学第２講座
山上　裕機

大腸癌では化学療法により遠隔転移を伴う症例でもconversion surgeryが可能になってきました。膵癌でも化学療法の有用性が報告され，FOLFIRINOXやGemcitabine＋nab-abraxan併用療法で縮小効果のみならず，生命予後が改善することがわかってきました。また，これらの化学療法を手術前に使用するNeoadjuvant治療が多く報告されています。これらの強力な化学療法により，従来は切除不能と考えてきた局所進行膵癌も切除できる時代です。そのような患者さんでは，門脈合併切除のみならず，動脈合併切除術や，より広範囲のリンパ節・神経叢郭清が必要になってくる患者さんが出てきました。それらの知見からわれわれが学ぶべきことは，borderline resectable（BR）膵癌や切除不能（unresectable：UR）膵癌の治療戦略を考える上で，日本の先輩膵臓外科医が行ってきた手術手技を再度学び直す必要性があるということです。今年は，BR膵癌・UR膵癌に対する術前化学療法の意義，conversion surgeryの意義，リンパ節および神経叢郭清範囲の検討，術後補助療法の開発について科学的に検討していきたいと考えています。

さらに，免疫療法の進歩も目が離せません。免疫チェックポイント阻害剤は膵癌での有効性はいまだ証明されていませんが，抗がん剤や放射線治療との併用で，免疫療法が有効になる時代が来る可能性が高いです。われわれ，膵癌治療医は，基礎医学の進歩に歩調を合わせながら，着実に治療成績が向上するように努力していかなくてはなりません。

平成30年　新しい年を迎えて

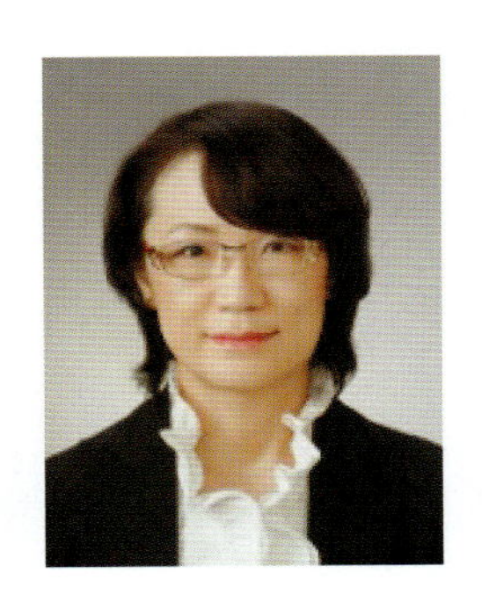

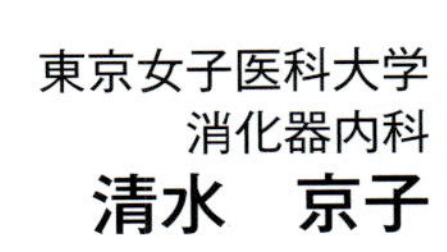

東京女子医科大学
消化器内科
清水　京子

あけましておめでとうございます。本年もどうぞよろしくお願い申し上げます。

本誌の編集委員を拝命してから今年で３年目を迎え，これまでに「癌の浸潤と転移」,「疼痛治療」，本年２月に出版予定の「胆膵疾患とオートファジー」を企画してまいりました。興味があっても立ち入りにくい話題の基礎研究が胆膵疾患とどのように関わるかを，わかりやすく１冊の雑誌で読者に提供できるように心掛けています。ご意見やご希望などお聞かせいただければ幸いです。

昨年11月に日本膵臓学会の姉妹学会であるアメリカ膵臓学会がサンディエゴで開催され，Women in Pancreasという女性医師のパーティーに私を含めて日本から４名の女性医師が出席しました。参加者は50人程度でアメリカ消化器病学会やアメリカ膵臓学会の役員を務めるキャリア医師と，ポスドクの若い医師との活発なディスカッションが行われ，日本膵臓学会会員の私たちにとってもよい刺激になりました。PanCANのyoung investigator awardも５人中４人が女性で，全体の演者数に占める女性発表者の割合はおそらく4～5割程度で，日本の女性医師ももっとアカデミック分野で活躍できるように意識改革が必要であると感じました。

国際膵臓学会は２年毎の日本，北米，欧州以外に，昨年は９月にアルゼンチンのブエノスアイレスで開催され，2019年は南アフリカ，2021年はインドに決定しました。風土や衛生状態が日本と大きく異なる国での学会開催が近年増えてきましたが，世界情勢はテロ，戦争，犯罪など益々悪化している地域もあり，国際学会も命がけで行く覚悟が必要かもしれません。グローバル化の波にのって犯罪が拡散しないことを願いたいと思います。

胆と膵 Vol. 39 (1) p. 11〜14, 2018

ちょっと気になる胆・膵画像―ティーチングファイルから―(第37回)

膵管狭窄を合併したセロトニン陽性膵神経内分泌腫瘍の1例

松浦 智徳[1,2]・田村 亮[1]・高瀬 圭[2]

1) 東北医科薬科大学病院放射線科
2) 東北大学病院放射線診断科

I. 症 例

症例は80代女性。スクリーニングCTで主膵管拡張，膵尾部嚢胞性腫瘤を指摘され，精査のため当院を紹介受診した。

既往に胆嚢結石（胆嚢摘出後），急性虫垂炎手術，子宮筋腫手術がある。

血液検査では，血算，生化学ともに特記事項はなく，腫瘍マーカーはCA19-9，CEA，DUPAN-2，Span-1のいずれも正常範囲内であった。

II. 画像所見

CTでは膵体尾部の主膵管拡張と膵尾部の多房性嚢胞性腫瘤（径28 mm）がみられた。膵尾部の嚢胞性腫瘤は主膵管と連続しており，膵管内乳頭粘液性腫瘍（IPMN）が疑われた。膵頭部には早期から濃染する7 mmの結節を認めた。結節部分で主膵管が狭小化し，閉塞機転となっていると考えられた。EUSでも膵管拡張部頭側に7 mmの結節が認められた。MRCPでは腫瘤部分に主膵管の狭小化を認め，尾側に拡張が認められた。ERPでは膵頭部の主膵管に平滑な全周性狭窄が認められた。PET-CTでは膵に異常集積は認めなかった。

III. 診断・治療経過

膵管損傷が回避困難と考えられたため，EUS-FNAは施行されなかった。また膵液細胞診では異型細胞は検出されなかった。膵頭部腫瘤に関して，多血性腫瘍のうち膵神経内分泌腫瘍（pNET）が鑑別にあがったが，小膵癌など悪性の可能性も考慮したうえで，早期手術の方針となった。膵頭十二指腸切除術が施行され，膵尾部の嚢胞性腫瘤については術中所見からIPMNと診断した。

病理では，肉眼的に膵頭部に7×5 mmの境界不明瞭な白色充実性病変を認めた。組織学的に病変は主膵管を3/4周程度取り囲み，腫瘍細胞が周囲の腺房を破壊するように浸潤増殖していた。病変には中等度の線維化が認められた。免疫組織化学的には，クロモグラニンA陽性，シナプトフィジン陽性，CA19-9陰性で，セロトニン陽性であった。核分裂像1/10HPF，Ki-67標識率1.1%であった。以上の結果からセロトニン陽性のNET G1と診断された。

IV. 考 察

pNETは膵腫瘍の3%以下と比較的まれな腫瘍であるが，近年の画像診断の進歩により，発見される機会が増えてきている[1]。とくに，これまではサイズが大きくなってから見つかることの多かった非機能性病変が，腫瘍径の小さな段階で見つかる症例が増加している。自験例も主膵管拡張を契機に発見された7 mmの小病変であった。

膵管上皮より発生する通常型膵癌と異なり，pNETは主膵管に変化をきたすことは少ないと考えられているものの，pNETによる膵管像の変化に関するいくつかの報告がある。秋山ら[2]は，膵管像の変化を認めた非機能性pNET 8例のうち4例がG2であり，膵管変化を認めなかった症例に比べKi-67 indexが高値で，かつ腫瘍径が大きい傾向が認められたと述べている。この4例では腫瘍の膵管内進展や直接圧排により膵管

Small Serotonin-Positive Neuroendocrine Tumor of the Pancreas With Pancreatic Duct Stenosis
Tomonori Matsuura et al

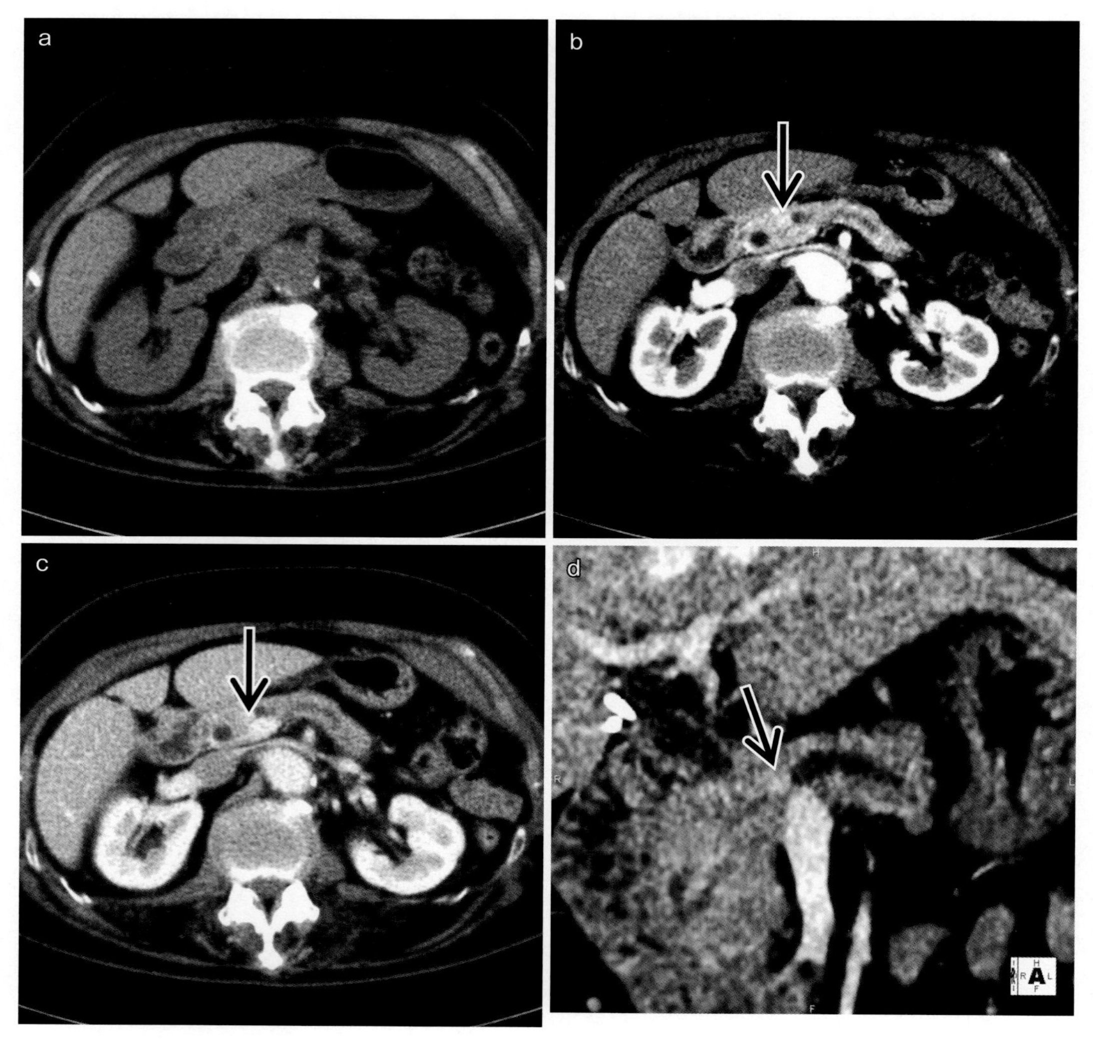

図 1　腹部 dynamic 造影 CT
膵頭部には早期から濃染する 7 mm の腫瘤（矢印）を認め，腫瘤部分で主膵管が狭小化している（a：単純，b：早期相，c：後期相，d：斜め冠状断）。

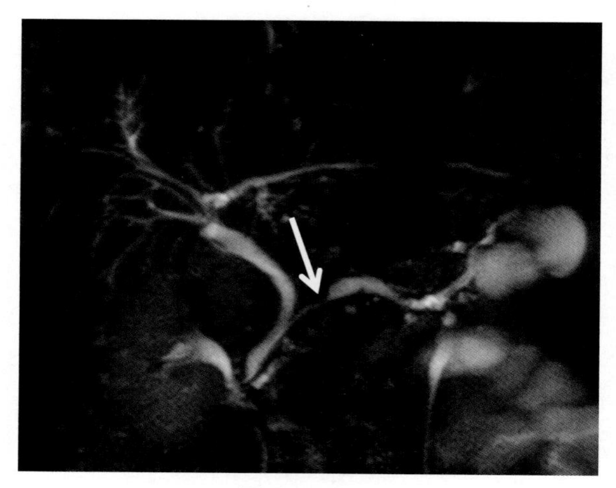

図 2　MRCP
腫瘤部分に一致して主膵管の狭小化（矢印）を認め，尾側に拡張が認められる。

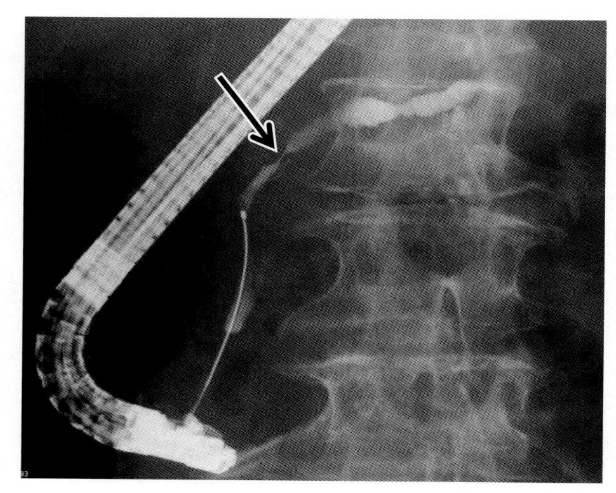

図 3　ERP
膵頭部の主膵管に平滑な全周性狭窄（矢印）を認める。

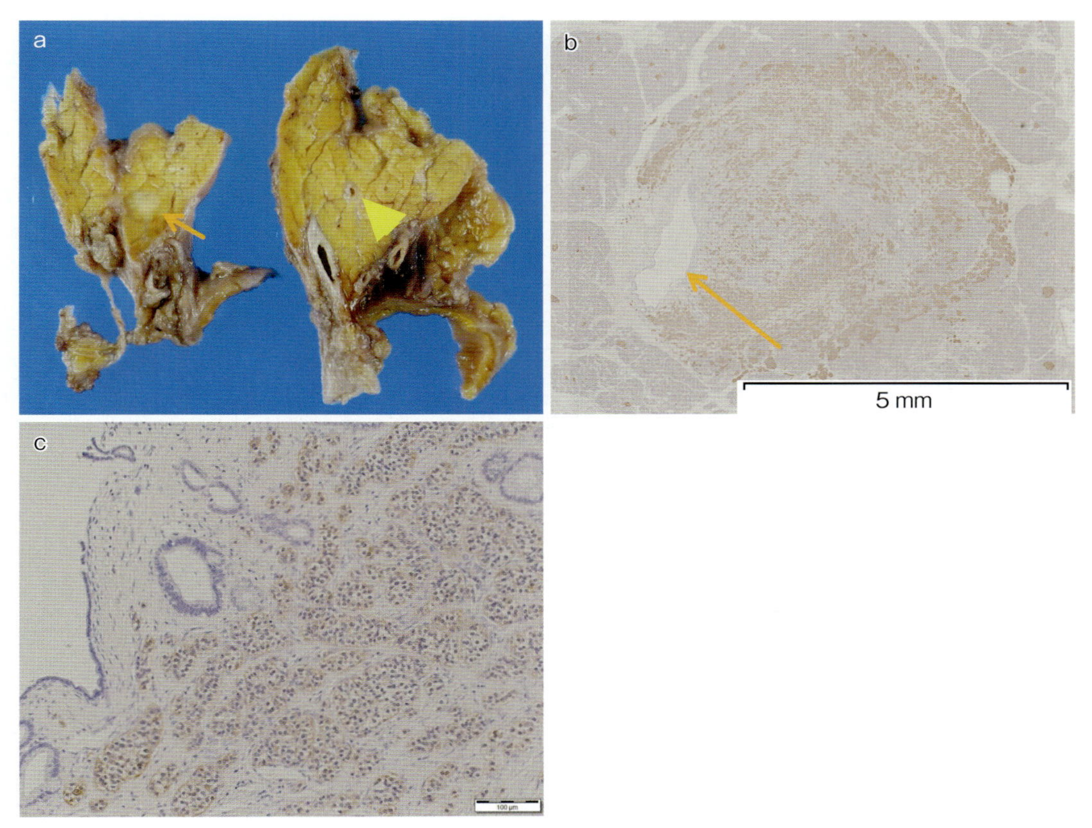

図 4　病理像

a：肉眼像で膵頭部に 7×5 mm の境界不明瞭な白色充実性病変（矢印）を認める。矢頭は主膵管を示す。
b：主膵管（矢印）を 3/4 周程度取り囲む腫瘍を認め，免疫組織化学的にはクロモグラニン A 陽性である。
c：びまん性にセロトニン陽性を示す。

像の変化をきたしていたと報告している。一方で，残り 4 例はいずれも G1 で，組織学的に線維性間質を伴う腫瘍が膵管周囲に増殖し，膵管を締め付けていたと報告している。自験例でも線維化を伴う腫瘍が主膵管を取り囲むように増殖しており，このために膵管狭窄をきたしたと考えられた。

pNET での線維化について，McCall ら[3]が pNET 361 例での検討を行っている。彼らは，30％以上を占める線維化を伴う pNET は全体の 14％（52 例）に認められたとしている。線維化を伴う 52 例のうち，セロトニン陽性の症例を 14 例（27％）認め，セロトニン陽性のほうが膵管を巻き込む頻度が高かった（85％ vs 41％）と報告している。また，Shi ら[4]が線維化の強さとセロトニンの発現程度の関連性について検討している。彼らは，膵管狭窄による尾側の膵管拡張あるいは膵実質萎縮を呈する pNET 6 例について検討し，うち 5 例（83％）がセロトニン陽性を示し，染色の結果から線維化の強さとセロトニンの発現程度が相関している可能性があると述べている。

自験例でもセロトニン陽性を示しており，このことが線維化による膵管狭窄をきたした要因の一つと考えられるが，他にも腫瘍の発生部位などが深く関連している可能性がある。膵内分泌腫瘍の発生母地として，第一にランゲルハンス島細胞，第二・第三に膵管上皮内および腺房内の内分泌細胞あるいは多分化能を有する幹細胞が考えられるとされる[5]。Walter ら[6]が腫瘍径 5～15 mm の 5 例，Kawamoto ら[7]が 7～15 mm の 6 例，秋山ら[2]が 7～15 mm の 3 例を報告しているようにセロトニン陽性 pNET では比較的小さな病変でも膵管狭窄をきたすことが知られているが，仮に膵管上皮内（もしくは膵管上皮下）にセロトニン陽性 pNET が発生しやすい傾向があるとすれば，比較的小さな病変であっても膵管狭窄をきたす場合が多くなる可能性はあると考えられた。

膵管狭窄をきたす膵腫瘍を認めた場合にもっとも問題となるのが通常型膵癌との鑑別であるが，セロトニン陽性の pNET では小病変でも非典型的な膵管像（膵管狭窄）を呈する点に留意する必要があると考えられた。

参考文献

1) Verbeke CS：Endocrine tumours of the pancreas. Histopathology **56**：669-682, 2010.
2) 秋山泰樹，西原一善，肥川和寛，ほか：PNET 症例の2010 年 WHO 分類および 2013 年膵・消化管神経内分泌腫瘍（NET）診療ガイドラインでの再検討．膵臓 **29**：819-827，2014.
3) McCall CM, Shi C, Klein AP, et al.：Serotonin expression in pancreatic neuroendocrine tumors correlates with a trabecular histologic pattern and large duct involvement. Hum Pathol **43**：1169-1176, 2012.
4) Shi C, Siegelman SS, Kawamoto S, et al.：Pancreatic duct stenosis secondary to small endcrine neoplasms：A manifestation of serotonin production? Radiology **257**：107-114, 2010.
5) 木村　理：消化器神経内分泌腫瘍の診断と治療　膵内分泌腫瘍の発生論．日外会誌 **109**：133-142，2008.
6) Walter T, Hervieu V, Adham M, et al.：Primary neuroendocrine tumors of the main pancreatic duct：a rare entity. Virchows Arch **458**：537-546, 2011.
7) Kawamoto S, Shi C, Hruban RH, et al.：Small serotonin-producing neuroendocrine tumor of the pancreas associated with pancreatic duct obstruction. AJR Am J Roentgenol **197**：W482-W488, 2011.

*　　　*　　　*

特集
胆と膵 Vol. 39（1） p. 15～18，2018
これだけは知っておきたい　膵外傷のマネージメント

膵外傷の機序と病態

加地　正人[1)]・大友　康裕[1)]

要約：膵は後腹膜に位置するために，腹部外傷のなかでの発生頻度は比較的まれである。しかし多くの隣接臓器に囲まれ合併損傷が多い。受傷機転は本邦では大部分が交通事故からの鈍的外力である。死亡原因は受傷早期における合併損傷からの出血が多くを占める。膵関連合併症の発生は看過できず予後を悪化させる。損傷形態からの分類は治療選択に直接かかわり治療成績向上に寄与している。膵切離後の内分泌機能は門脈右縁から以遠では安全と考えられる。治療の要は受傷直後の実質臓器や血管損傷からの早期出血制御と，予後を左右する主膵管損傷の有無を含めた早期診断である。次に膵自体の強力な消化酵素による膵液漏による腹腔内膿瘍や出血，腹膜炎からの多臓器不全の回避が重要である。

Key words：膵損傷，合併損傷，出血性ショック，膵損傷分類

はじめに

膵損傷の占める頻度は本邦において真栄城[1)]は腹部外傷中 15.5%，須藤ら[2)]は腹部外傷 1,000 例中 6.4%，益子[3)]は腹部外傷 972 例中 4.7% と報告している。米国では 5～7% と報告されている[4)]。しかしその死亡率は高く 10～ 30% と看過できず，多くは最初の 48 時間以内の隣接臓器からの失血死と報告されている[5,6)]。一方，軽微な合併損傷を伴う場合や比較的少ない膵単独損傷では高度な膵損傷であっても後腹膜臓器の特性から早期の腹部所見が乏しく診断遅延につながりやすく，その後の外科的介入を困難にして膵関連合併症を増加させ病悩期間を延長し生命を脅かす[6,7)]。膵損傷は単一施設での経験は決して多くなく，1 人の医師の経験は限られる。そのためにこのやっかいな膵損傷の知識の整理は重要である。ここでは，合併損傷や死亡原因，治療法選択の根拠となる損傷分類などを中心に論じる。

Mechanism and Pathophysiology of the Traumatic Pancreatic Injury
Masahito Kaji et al
1）東京医科歯科大学医学部附属病院救急災害医学分野・救命救急センター（〒 113-8510 文京区湯島 1-5-45）

Ⅰ．膵損傷の特殊性

解剖学的に膵臓は第 1 ないし第 2 腰椎の高さで椎体前面をまたぎ J 状の弯曲を示して横走する細長い臓器で，長さ約 14～16 cm，幅約 5 cm，厚さ 1～1.5 cm，重量 90～100 g の腹腔後壁に固定される膵頭，膵体，膵尾の 3 部に区別される後腹膜臓器である。

膵頭部は，膵臓上縁と門脈左縁との交点と膵臓下縁と上腸間膜静脈の左縁との交点を結んだ線よりも右側にくる部分で，膵頭部より尾側に突起した膵鉤部を含む。膵体部は，膵頭から左側の膵臓の上縁と下縁のそれぞれの中点を結んだ線の右側の部分。膵尾部は，膵体の左側の細くなる部分である。

また胃，十二指腸，結腸，肝，脾臓，腎，副腎と近接し，周囲に腹部大動脈，下大静脈，上腸間膜動・静脈，門脈，脾動静脈，腎動・静脈，腹腔動脈とその分枝が走行している。さらに総胆管を包含している。そして内分泌機能と外分泌機能を有する柔らかい臓器である。

この存在位置からの比較的まれな発生頻度，多くの隣接臓器による高い他臓器合併損傷数や大量出血合併の高頻度，自己消化を起こすアルカリ性の消化酵素を有することが診療の困難性，急性期の失血死亡の多さ，周術期の治療困難性の要因となっている。

Ⅱ．受傷機転

受傷機転は日本では鈍的外力が9割以上を占め，交通事故によるハンドル外傷が多い。次いでオートバイや自転車転倒時のハンドルバー損傷，労働事故の圧挫や墜落，暴行やスポーツ時の上腹部への外力にみられ，穿通性損傷は1割以下で刃物による刺創が多い[1,2,8]。米国では銃やショットガンによる穿通性損傷が6割近くを占めている[9]。鈍的外力による膵損傷のなかで頻度の高いハンドル外傷の機序について加来[10,11]は，膵がハンドルと腰椎に挟まれ圧挫されると同時に，脊椎が前屈し胸郭の前後径が減少し左右径が延長するために膵頭部と膵尾部方向に引っ張られ断裂する。さらに脊椎の前屈からの反跳作用によって膵が後方から前方へ押し出され損傷が増強されると考察している。

Ⅲ．合併損傷

合併損傷は米国において50報告のレビューより3,679例中8,480損傷，1症例あたり平均2.3臓器に及び，肝臓が最多で19%，胃15%，脾臓10.5%，結腸8%，十二指腸8%，主要静脈系（下大静脈，門脈，上腸間膜静脈）5.5%，主要動脈系（腹部大動脈，上腸間膜動脈）4.5%であり血管損傷の合併が3番目に多かったと報告している[12]。一方本邦では240例中膵単独損傷が36例（15%），腹部合併損傷194例（81%），腹部以外の他部位損傷は98例（41%）に認め，重複を含め肝の82例（34%）がもっとも多く，次いで脾臓と十二指腸がおのおの20%，主要血管と腸間膜が15%，腎12%の順である[6]。この損傷臓器の差は両国間の受傷機転の違いによるものと推察される。

Ⅳ．死亡原因

Jones[13]は連続500症例の膵損傷において48%がショックを合併し，その死亡率は40%に達し，非ショック例での死亡率は4%であったと報告している。Grahamら[14]も448例中の死亡73例中において，初期24時間以内に失血による死亡が47例（64%）であったと報告している。先述した合併損傷に多い実質臓器損傷と血管損傷からの失血が早期死因の要因であり，急性期以後の死因は主に膵関連合併症に起因した敗血症・多臓器不全である。さらに管腔臓器損傷のなかでも鈍的外力で高頻度の十二指腸の合併時において，死亡率は十二指腸単独損傷で296例中40例（14%），膵単独損傷で769例中111例（14%）であるのに対し，膵・十二指腸損傷合併時は285例中83例（29%）と高率となり治療の困難性をうかがわせている[9]。

Glancy[15]は，死亡原因が膵損傷自体か合併損傷が原因かを五つの文献よりレビューした。586例中死亡例が134例，膵損傷自体が死因の35例（26%）に対し，合併損傷が死因であった例は多く99例（74%）と報告している。これらの報告は初期診療において循環動態を等閑にした膵損傷の診断へ固執した時間浪費に警鐘を鳴らしていると考えられる。

表1　膵損傷分類2008（日本外傷学会）

Ⅰ型	被膜下損傷	subcapsular injury
Ⅱ型	表在性損傷	superficial injury
Ⅲ型	深在性損傷	deep injury
a：	単純深在性損傷	simple deep injury
b：	複雑深在性損傷	complex deep injury

Ⅴ．Morbidity

合併症発生頻度は高く40文献3,898例をレビューし合併症が11〜62%，平均36.6%と報告している[12]。内訳は膵液漏（14%），膵膿瘍（8%），外傷性膵炎（4%），仮性膵囊胞（3%），後出血（1%），腹腔内膿瘍，外分泌・内分泌障害（4%）などがあげられる[12]。これらはすべからく膵液の膵外への漏出に基づき，敗血症や多臓器不全を続発する可能性をもち生命予後をも脅かす。しかし一方で，過去の報告において膵液漏の定義が不明確であり，膵液漏は適切な治療の結果でなく，真の合併症数を表していない可能性もあるという見解もある[12]。

また近年増加傾向にある主膵管ステント治療後の膵管狭窄にも留意する必要がある[16]。

Ⅵ．切離範囲（内分泌機能）

膵切離後内分泌機能は切離範囲と切離部位に依存するが，耐糖能異常の発生は予想しがたく術前内分泌機能や肥満にも相関する[17]。

切離量は，門脈左縁以遠で40%，門脈上以遠で50%，門脈右縁以遠で膵鉤部を含まなければ60%，門脈右縁以遠で膵鉤部を含めれば70〜80%とされている[18〜20]。

Jones[13]は500例中，11.5〜14 cmもしくは80%以上の膵切離された11例中3例に後にインスリン治療を要

表 2　Pancreatic injury scale according to the AAST-OIS

Grade*	Injury type	Injury description**
I	Hematoma Laceration	Minor contusion without duct injury Superficial laceration without duct injury
Ⅱ	Hematoma Laceration	Major contusion without duct injury or tissue loss Major laceration without duct injury or tissue loss
Ⅲ	Laceration	Distal transection or parenchymal injury with duct injury
Ⅳ	Laceration	Proximal^Δ transection or parenchymal injury involving ampulla
V	Laceration	Massive disruption of pancreatic head

*：Advance one grade for multiple injuries to the same organ, **：Based on most accurate assessment at autopsy, laparotomy, or radiologic study, Δ：Proximal pancreas is to the patients' right of the superior mesenteric vein

したと報告している。

Lee ら[21]は84例の膵尾側切除を検討し，膵尾側切除によるインスリン分泌低下が糖尿病発生の主因であり，60%以下の切離や肥満指数は原因とならないだろうと報告している。

Ⅶ．膵損傷の分類

本邦では日本外傷研究会が作成ポイントを以下のごとく掲げ，

1）共通の言葉と基準をもつことにより，施設ごとの，あるいは施設間比較としての治療成績の検討ができる。
2）外傷用語を単純化，記号化することにより，損傷の実態をイメージしやすくなり，学会発表や外傷症例報告の中で的確な理解ができるようになる。
3）重症度を客観的に正しく判断できる。
4）重症度に応じた正しい治療法選択ができる。
5）正確な外傷統計を作成できる。

1992年に240症例を検討し膵管損傷に主眼を置いて膵損傷分類を作成した[6]。

さらに，臓器相互の整合性が不十分，治療の実態を正確に反映していない，画像検査との齟齬，国際基準との乖離という問題点の是正のために2008年に日本外傷学会膵損傷分類2008(表1)のごとく改訂された[22]。

補遺として，膵内胆管を損傷しているときは，B，Vater 乳頭部を損傷しているときはVPと表記する。

形態分類は，

Ⅰ型：膵被膜の連続性が保たれて，膵液の腹腔内漏出がない損傷形態である。この損傷形態の中には，実質の挫滅（contusion）や実質内血腫を含む。

Ⅱ型：被膜が損傷され，実質損傷の深さは実質径の1/2未満とする。そして主膵管の損傷を伴わないものをいう。

Ⅲ型：実質径の1/2以上の実質損傷，または主膵管の損傷を伴うものをいう。a は実質径の1/2以上の損傷があるが，主膵管損傷を伴わないものをいう。b は実質径損傷の程度にかかわらず，主膵管損傷を生じたものをいう。

記載方法として，部位は上腸間膜静脈・門脈左縁より右側を頭部，左側を体尾部とし，さらに体尾部は二等分し，右側を体部，左側を尾部とする。頭部を（Ph），体部を（Pb），尾部を（Pt）で表す。

例：Ⅲb（Ph）B（膵頭部損傷で主膵管と膵内胆管を損傷している）

表2に American Association for the Surgery of Trauma Organ Injury Scale（AAST-OIS）の pancreas injury scale（Ⅰ～Ⅴ）を示す[23]。

お わ り に

膵損傷の初期診療において，循環動態が安定しているか不安定かで診療手順は分かれる。循環動態の不安定な場合は，膵損傷の確定診断に固執せず，開腹術やTAE を行い迅速な出血制御に傾注しダメージコントロールも講じる。膵損傷の診断確定前の開腹時は確実な術中診断が重要である。循環動態の安定例では，腹部外傷における膵損傷が診断遅延になりやすいことにかんがみ，受傷機転や受傷部位をふまえ本損傷を念頭に置きCT やERP を行う。そして予後にもっとも相関する主膵管損傷の有無を判断し治療方針の決定を行う。膵液漏出を伴う場合は安全な術式と確実なドレナージが肝要となる。

参 考 文 献

1）真栄城優夫：膵外傷の臨床的経験．胆と膵 **2**：1365-1370，1981.

2) 須藤政彦，山本修三：胆道・膵臓損傷の処置．日災医会誌 **29**：253-260，1981.
3) 益子邦洋：腹部外傷の分類別発生頻度．挑戦―日本医科大学・救命救急センター記念誌，45，インターメディカ，1990.
4) Stawicki SP, Schwab CW：Pancreatic trauma：demographics, diagnosis, and management. Am Surg **74**：1133-1145, 2008.
5) Jurkovich GJ：Duodenum and pancreas. Trauma,（Mattox KL, Feliciano DV, Moore EE）, 4th ed., 735-762, McGraw-Hill, New York, 2000.
6) 辺見　弘，前川和彦，茂木正壽，ほか：膵損傷．日外傷会誌 **6**：195-210，1992.
7) Oláh A, Issekutz A, Haulik L, et al.：Pancreatic transection from blunt abdominal trauma：early versus delayed diagnosis and surgical management. Dig Surg **20**：408-414, 2003.
8) 吉井　宏，山本修三，茂木正寿，ほか：膵外傷．外科診療 **26**：469-474，1984.
9) Biffl WL：Duodenum and pancreas. Trauma,（Mattox KL, Moore EE, Feliciano DV）, 7th ed., 603-619, McGraw-Hill, New York, 2012.
10) 加来信雄：膵損傷．腹部外傷の実際，81-110，医学書院，1985.
11) 加来信雄：交通事故損傷とその対処の留意点．IATSS Review **25**：103-110，2000.
12) Asensio JA, Petrone P, Britt LD：Pancreas. Acute Care Surgery,（Britt LD, Trunkey DD, Feliciano DV）, 497-512, Springer, New York, 2007.
13) Jones RC：Management of pancreatic trauma. Am J Surg **150**：698-704, 1985.
14) Graham JM, Mattox KL, Jordan GL Jr：Traumatic injuries of the pancreas. Am J Surg **136**：744-748, 1978.
15) Glancy KE：Review of pancreatic trauma. West J Med **151**：45-51, 1989.
16) Lin BC, Liu NJ, Fang JF, et al.：Long-term results of endoscopic stent in the management of blunt major pancreatic duct injury. Surg Endosc **20**：1551-1555, 2006.
17) Slezak LA, Andersen DK：Pancreatic resection：effects on glucose metabolism. World J Surg **25**：452-460, 2001.
18) Hutchins RR, Hart RS, Pacifico M, et al.：Long-term results of distal pancreatectomy for chronic pancreatitis in 90 patients. Ann Surg **236**：612-618, 2002.
19) Berney T, Rüdisühli T, Oberholzer J, et al.：Long-term metabolic results after pancreatic resection for severe chronic pancreatitis. Arch Surg **135**：1106-1111, 2000.
20) Fischer JE：Surgical anatomy of the pancreas. Mastery of surgery,（Baker RJ）, 4th ed., 1237-1250, Lippincott Williams and Wilkins, Philadelphia, 2001.
21) Lee BW, Kang HW, Heo JS, et al.：Insulin secretory defect plays a major role in the development of diabetes in patients with distal pancreatectomy. Metabolism **55**：135-141, 2006.
22) 日本外傷学会臓器損傷分類委員会編：膵損傷分類 2008（日本外傷学会）．日外傷会誌 **22**：459，2008.
23) Moore EE, Cogbill TH, Malangoni MA, et al.：Organ injury scaling, II：Pancreas, duodenum, small bowel, colon, and rectum. J Trauma **30**：1427-1429, 1990.

*　　　*　　　*

胆と膵 Vol. 39 (1) p. 19〜22, 2018

膵外傷の診療体系

船曳　知弘[1)]

要約：膵損傷に限らず外傷初期診療では全身を評価し，確定診断がなされていなくても呼吸循環状態が不安定であれば，それに対する処置をしていかなければ，救命することはできない。どのような外傷であっても，生理学的異常所見をとらえ蘇生の要否を判断するプライマリーサーベイと，根本治療を必要とする損傷の検索を行うセカンダリーサーベイの流れを考えながら，診断を進めていく必要がある。膵損傷は，頻度は低いものの致死的，難治性となりうる損傷の一つである。どのような状況であっても，全身状態を考えながら診断を進めていかなければならない。CT は他の臓器損傷と同様に診断の軸になる検査であるが，主膵管損傷の有無が治療方針決定に大きく影響するため，いかに主膵管損傷を診断するかが重要である。他臓器損傷の治療方針や呼吸循環動態を加味しながら，診断を進めていく必要がある。

Key words：主膵管損傷，CT，プライマリーサーベイ，セカンダリーサーベイ

はじめに

患者が自ら「膵臓を損傷しました」と言って救急外来を受診することはない。したがって，さまざまな要素を手がかりに膵損傷の有無を評価することになる。受傷機転や患者の訴え，身体所見，血液や尿などの検査所見，画像検査所見が診断に必要な要素である。

外傷診療の流れは，JATEC® の概念に準じて行われるべきである。まずは生理学的所見の評価と蘇生（プライマリーサーベイ）を行い，これを安定化させ，次いで全身の解剖学的評価と治療（セカンダリーサーベイ）に移行する。セカンダリーサーベイに移行しても，常に呼吸循環動態や意識レベルの変化を考慮しながら検査を進めるべきである。セカンダリーサーベイの途中でも呼吸循環動態や意識レベルの変化がみられた場合は，プライマリーサーベイに戻って再評価および蘇生を行わなければならない。解剖学的損傷の評価として重要なのは画像検査であり，そのなかでも CT 検査は画像検査の中心である。他臓器損傷の評価と同様に膵損傷においても軸となる検査である。ただし，膵損傷では主膵管損傷の有無が治療方針に大きな影響を与えるため，治療方針決定のためには，他の臓器損傷と異なり，CT だけではなく他の画像検査を併せて行うことになる。

I．診断の流れ（図 1）

1．JATEC® における外傷初期診療

外傷患者診療を行ううえで重要なのは，局所の訴えや，見た目の損傷にとらわれずに，まずは生理学的兆候（気道・呼吸・循環など）を安定化させることである。上顎骨や下顎骨などの顔面外傷や咽頭喉頭外傷は気道閉塞をきたす可能性があるため，これらの損傷があれば，気道確保ができているか評価する。気道が開通していないならば，経口気管挿管や外科的気道確保（輪状甲状間膜切開）を行い，気道を開通させる。

胸部外傷で呼吸状態が逼迫しているならば，前述のように気管挿管を行ったり，胸腔ドレーンを挿入したりして，呼吸状態を安定化させる。胸部外傷が軽微であれば，酸素投与だけで十分な場合もある。

循環動態に関しては，ショック状態をすみやかに認知し，その原因検索を行う。原因検索としては，①外

Outline of Pancreatic Injury
Tomohiro Funabiki
1）済生会横浜市東部病院救命救急センター（〒230-8765 横浜市鶴見区下末吉 3-6-1）

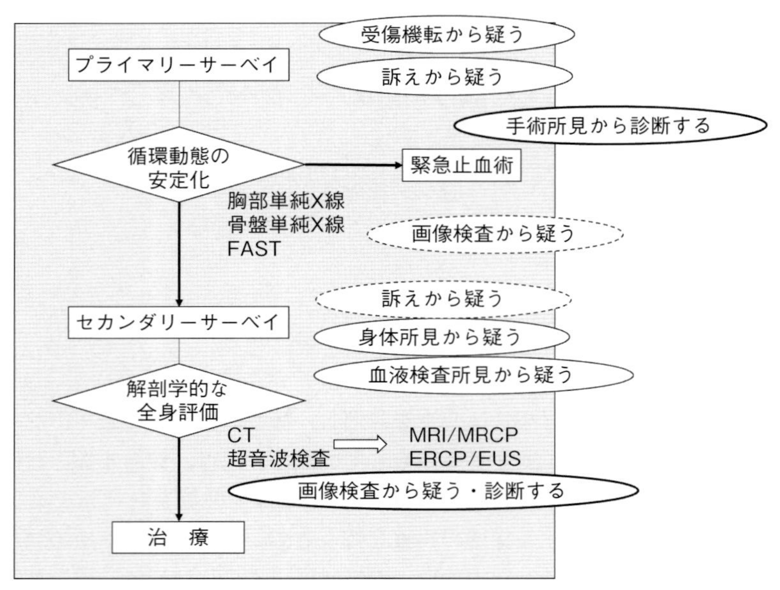

図 1　膵損傷の診断の流れ

表 1　切迫するD：下記のいずれかを伴う意識障害

意識レベルがGCS≦8点
診療経過中に意識レベルが急速に低下する（GCS 2点以上の低下）
脳ヘルニア兆候（瞳孔不同，片麻痺，Cushing現象）がある

表からわかる活動性出血の有無をみる，②胸腔内の出血の可能性に関してはポータブルで胸部単純X線撮影を行う，③腹腔内出血の可能性に関してはFAST（focused assessment with sonography for trauma）を行う，④後腹膜出血の可能性に関しては原因として一番多いのが骨盤骨折であるためポータブルで骨盤単純X線撮影を行う。胸腔内の出血が多ければ，FASTで検出することも可能である。出血性ショック以外の外傷に伴う早期のショックとしては閉塞性ショック（心タンポナーデと緊張性気胸）があげられ，心タンポナーデに関しては前述のFASTで検出可能である。また緊張性気胸に関しては胸部単純X線撮影を待たずに身体所見から診断することが重要である。ショックへの対応として，輸液・輸血を行い，外表上の出血に対しては圧迫止血を行うことで，血圧の安定化を図る。

中枢神経系の異常に関する評価は，意識レベル，瞳孔所見，麻痺の有無で行う。これらの所見から重症（「切迫するD」とよばれる（表1））か否かを判断する。中枢神経系の異常を改善させるためには，画像評価が必要になる。その前に，低酸素血症は二次性損傷の原因になるため気管挿管を行い十分な酸素化を図る。また，低体温症は凝固障害を招き，全身状態が悪化する要素になるため，保温に努める。これらをまとめてプライマリーサーベイとよんでいる。

これらの評価および処置で，呼吸循環動態の安定化が図れたならば，解剖学的な評価を行う（セカンダリーサーベイ）。解剖学的評価として優れた画像検査はCT検査であり，前述のような重症な中枢神経系の異常に対しては，セカンダリーサーベイのはじめに頭部CTを行うべきである。頭部CTを行う際に全身CTを施行することは許容されている。重症意識障害がない場合は，全身の身体所見をとり，その結果に応じて必要な部位の画像検査を行うことになる。呼吸循環動態の安定化が図れなかった場合は，呼吸循環動態の安定化を図るために緊急手術を行うことになる。施設によって治療方針には多少差は生じるものの，胸部外傷に対しては開胸手術を，腹腔内出血に対しては開腹手術を，骨盤骨折に対しては経カテーテル的動脈塞栓術（transcatheter arterial embolization：TAE）や創外固定・後腹膜パッキングを，行うことになる。

2．膵損傷を疑うきっかけ

1）受傷機転から疑う

【いつ疑うか】救急搬送される場合は，救急隊からの事前の大まかな情報があるため，その時に受傷機転から疑うことができる。また，患者搬入後は，プライマリーサーベイをはじめるので，受傷機転を把握することができない。プライマリーサーベイで呼吸循環動態が安定化した場合は，セカンダリーサーベイへと移行し，そのなかで頭部を含めた全身CTを行ったり，必要に応じた部位の画像評価を行ったりすることになる。受傷機転の把握は，セカンダリーサーベイの最初

表 2　AMPLE

A：Allergy；アレルギー
M：Medication；内服薬
P：Past history，Pregnancy；既往歴・妊娠の有無
L：Last meal；最終食事
E：Event；受傷機転や受傷現場の状況

で行うものである。重症意識障害では最初にCTを施行することになるので，そのあとに受傷機転を確認することで疑うことができる。

【どのような受傷機転で疑うか】膵損傷を疑う受傷機転は腹部に局所的な外力が生じた場合である。例えば，自転車などのハンドルが腹部にあたった場合，鉄棒を腹部に強くぶつけた場合，シートベルトが強く絞められた場合（とくにシートベルトを適切な部位で装着していなかった場合）などがあげられる。

2）訴えから疑う

【いつ疑うか】プライマリーサーベイを行うなかで，患者からの訴えを聴取することができれば疑うことができる。患者搬入直後は，呼吸循環動態を安定化させるためにさまざまな診察・処置を行わなければならないが，その合間に訴えなどを聴取しておくのは重要なことである。気管挿管などを行いのちに聴取が困難になる場合もあるからである。また呼吸循環動態が安定していれば，セカンダリーサーベイのはじめにAMPLE（表2）を行う。このなかで訴えを聞くことができる。

【どのような訴えで疑うか】上腹部痛が主体になる。急性膵炎では背部痛を訴えることも多いが，膵損傷では背部痛よりも上腹部痛の訴えが主体であり，心窩部から臍上部の間の痛みを訴える。

3）身体所見から疑う

【いつ疑うか】身体所見をとるのは，セカンダリーサーベイである。したがって，セカンダリーサーベイで疑うことになる。そのため，セカンダリーサーベイに達することができないような循環動態が不安定な症例では，開腹所見で膵損傷を診断することになるため，身体所見を正確に把握する時間的余裕はない。

【どのような身体所見で疑うか】前述のような受傷機転があれば，視診ではその部位に打撲痕が生じていることになる。セカンダリーサーベイでは頭部から順番に確認していくことで，見落としなく診察できる。腹部所見では，触診で圧痛があり，膵損傷により膵酵素が流出している場合は腹膜刺激症状を呈することになる。他臓器損傷が存在している影響で腹膜刺激症状が陽性化する可能性もあるため，腹膜刺激症状があるからといって，膵損傷があるとはいえない。腹部臓器損傷の可能性を考え，その一連の流れで画像検査等を行い確定する必要がある。

4）血液・尿などの検査所見から疑う

血液検査は静脈路を確保する際に行うので，比較的早めに検査に提出するが，検査結果が判明するまでには，30分から1時間程度の時間を要する。したがって，検査結果が判明するころには，前述のような項目は判明しており，総合的に判断することができる。

血液検査の項目としてはアミラーゼやリパーゼなどがあげられる。感度，特異度に関しては種々の報告がみられるが，とくにリパーゼでは，感度76.5%，特異度85.3%，陽性的中率3.3%，陰性的中率99.8%との報告[1)]がある。陰性的中率が高いので，正常値の場合は否定することができるが，陽性的中率が低いので，高値の場合に診断することはできない。アミラーゼとリパーゼを組み合わせることで診断能が上昇するともいわれているが，6時間以内では診断能が低いため，気を付けなければならない[2)]。また，尿検査も行うことができるのであれば，尿中アミラーゼや尿中のリパーゼを測定することも方法の一つであるが，他の腹部外傷で上昇することがあるため注意が必要である[3)]。

5）画像検査から疑う・診断する

膵臓は深部に存在しており，損傷診断が困難な臓器の一つである。そのため画像検査は欠かせないものであり，開腹術前に損傷の有無や程度を把握できることは，術者にとって大きな違いである。

プライマリーサーベイで呼吸循環動態が安定化できない場合は，緊急止血術を行うことになるので，画像所見なく開腹所見で膵損傷を診断することになる。

セカンダリーサーベイに進むことができた場合，身体所見に応じて超音波検査（FASTとしてではなく）やCT検査を行う。CTが画像診断の中心であり，近年では外傷パンスキャンとして，全身の撮影を行う頻度が高まってきている。撮影することが目的ではなく治療に結び付けることが重要であり，撮影した写真を的確に読影しなければならない。CT所見で膵損傷を診断し，その他の画像検査も組み合わせ，その程度（主に主膵管損傷の有無）を把握し，それにより術式を考えて，手術に臨む。画像検査に関しては別稿で詳細に記載されているため，ここでは紹介程度にとどめる。

3．膵損傷の画像診断

1）超音波検査

超音波検査は，プライマリーサーベイやセカンダリーサーベイで行うFASTと，状態が落ち着いているなかで行う通常の超音波検査があげられる。前者で

は，膵臓に関しては腹腔内液体貯留の有無のみの検査であり，膵臓以外の臓器損傷で腹腔内出血を生じていることが多く，FAST で膵損傷を診断することは不可能である。後者では，通常のごとく超音波検査を施行するが，膵臓自体が容易に検出できる臓器ではないこともあり，膵損傷の診断を行うには専門家が必要である。したがって救急の現場では，超音波検査を膵損傷の確定診断として用いることは難しい。

2）CT 検査

CT 検査は解剖学的情報量，利便性からも現在では診断の中心的存在である。経静脈性造影剤を用いて血管病変や実質の造影効果などをみる。血管外漏出を評価することで現在進行形の出血の有無を検索することができる。また頻度は低いものの仮性動脈瘤の有無や動脈壁の内膜損傷による閉塞などの評価も可能である。近接する臓器損傷の有無を検索することもできる。小腸および腸間膜損傷，脾損傷，十二指腸損傷，肝胆道系の損傷などに関しても併せて評価が可能である。腹腔内出血だけではこれらの損傷による出血の可能性があり，膵損傷が存在していることにはつながりにくい。

3）MRI/MRCP 検査

MRI 検査は，利便性が CT より高くないこと，検査に時間を要すること，検査中のモニタリングが困難なこと，などから臨床的に膵損傷を疑っても第一選択とはなりにくい検査である。しかしながら膵損傷の程度を評価したり，主膵管損傷などを非侵襲的に評価したりなど，利点がある。とくに主膵管損傷に関しては MRCP（magnetic resonance cholangiopancreatography）を用いて評価する選択肢もある。検査の正確性としては ERCP（endoscopic retrograde cholangiopancreatography）に劣るものの，侵襲性から MRCP が選択されることがある。

4）ERCP/EUS 検査

ERCP は，内視鏡を用いる，損傷しているかもしれない主膵管に造影剤を注入するという意味において，非常に侵襲性が高い検査である。しかしながら主膵管損傷の確定診断を行うことができる。造影剤の漏出により全身状態はさらに悪化する可能性があり，注意しなければならない。EUS（endoscopic ultrasound）は，同様に内視鏡を用いる検査であり，超音波探触子が内視鏡に装着されている。これにより経腹的な通常の超音波検査と異なり，探触子から目的臓器までの障害物が少ない状態で評価することが可能である。

おわりに

膵損傷は頻度の低い腹部外傷の一つであるが，診断が遅延すると膵液が漏出し，鹸化が顕著になるため難治性となることがあり，正確に評価し治療しなければならない損傷である。また，診断のなかで主膵管損傷の有無を判定することは重要である。

参考文献

1）Mitra B, Fitzgerald M, Raoofi M, et al.：Serum lipase for assessment of pancreatic trauma. Eur J Trauma Emerg Surg **40**：309-313, 2014.

2）Mahajan A, Kadavigere R, Sripathi S, et al.：Utility of serum pancreatic enzyme levels in diagnosing blunt trauma to the pancreas：a prospective study with systematic review. Injury **45**：1384-1393, 2014.

3）Kumar S, Sagar S, Subramanian A, et al.：Evaluation of amylase and lipase levels in blunt trauma abdomen patients. J Emerg Trauma Shock **5**：135-142, 2012.

＊　　＊　　＊

胆と膵 Vol. 39 (1) p. 23～30, 2018

膵損傷の CT 診断

池田　慎平[1)]・森本　公平[1)]・松本　純一[2)]

要約：膵損傷の診断は CT での評価が第一選択となる。膵損傷は全身の多発外傷でみられる場合が多く，近年初回 CT は外傷全身 CT（外傷パンスキャン）を行われる場合が多くなってきた。外傷パンスキャンの読影の際には，外傷の受傷機転を意識しながら，通常の横断像での評価に加え多段面再構成画像（MPR）や thin slice data も用いて評価することで，見逃しなく評価することが可能と思われる。膵損傷を示唆する所見は特異度の高い直接所見と，特異度は低いが感度は高い間接所見に分けられる。ただし受傷後12時間以内では異常所見を認めない場合もあり，受傷機転や理学所見などから膵損傷が疑わしい場合は時間を置いて経過観察の CT を行うようにする。緊急手術の適応となる主膵管損傷の有無については CT でも診断可能といわれているが，判断が難しい場合は患者状況にもよるが，内視鏡的逆行性膵管造影（ERCP）や MR 胆管膵管撮影（MRCP）による評価を考慮する必要がある。

Key words：膵損傷，主膵管損傷，腹部外傷，CT

はじめに

外傷に伴う臓器損傷の診断に CT が有用であることは多くの報告から明らかであり[1,2]，膵損傷の診断に関しても例外ではなく CT での評価が第一選択と考えられる[3～6]。膵損傷の診断では，他の腹部実質臓器損傷と異なり，血管損傷や出血だけではなく，主膵管損傷の有無についても同時に評価しなければならない点に特徴がある。主膵管損傷がある場合には，膵液の漏出により腹膜炎を引き起こし敗血症に至ることがあるため，原則緊急手術の適応となる。また膵損傷のある症例では，他にも全身に複数の臓器損傷を伴っていることが多く，さらに慢性期では膵液漏に伴うさまざまな合併症を引き起こすことがあるため，集中治療が進歩した現代においても死亡率は10～30%と依然として高い[7,8]。以上から膵損傷の早期診断は非常に重要であり，そのなかで CT の果たす役割は大きい。通常，膵損傷は高エネルギー受傷機転に伴うことが多く，本稿では膵損傷を全身に生じた損傷のうちの一つと捉え，まず外傷初期診療における全身評価のための CT（外傷パンスキャン）の読影方法について述べた後，膵損傷に特徴的とされる CT 所見について述べる。

CT Diagnosis of Pancreatic Trauma
Shinpei Ikeda et al
1）国立病院機構災害医療センター放射線科（〒190-0014 立川市緑町 3256）
2）聖マリアンナ医科大学救急医学

I．外傷診療における CT 検査総論

1．外傷パンスキャンとは

外傷症例における CT 検査は，機器の性能向上と撮影時間の短縮によって近年ますますその有用性が認識されている[9)]。外傷パンスキャンは全身の外傷性変化を検索するために頭部から骨盤までを撮影する方法で，2009 年 Lancet 誌の，予測生存率より高い実生存率を得られたという報告をきっかけに有用性が広く認識された[1)]。日本でも外傷初期診療ガイドライン(JATEC)に撮影や読影の方法が詳細に解説されている[9)]。

外傷パンスキャンの撮影プロトコールは施設によって若干の違いがあるが，おおむね次の内容が含まれる。

1）頭部（～頸部）の単純
2）頭蓋底（もしくは胸部）～骨盤の造影動脈優位相
3）（頭蓋底か少なくとも）胸部～骨盤の造影平衡相

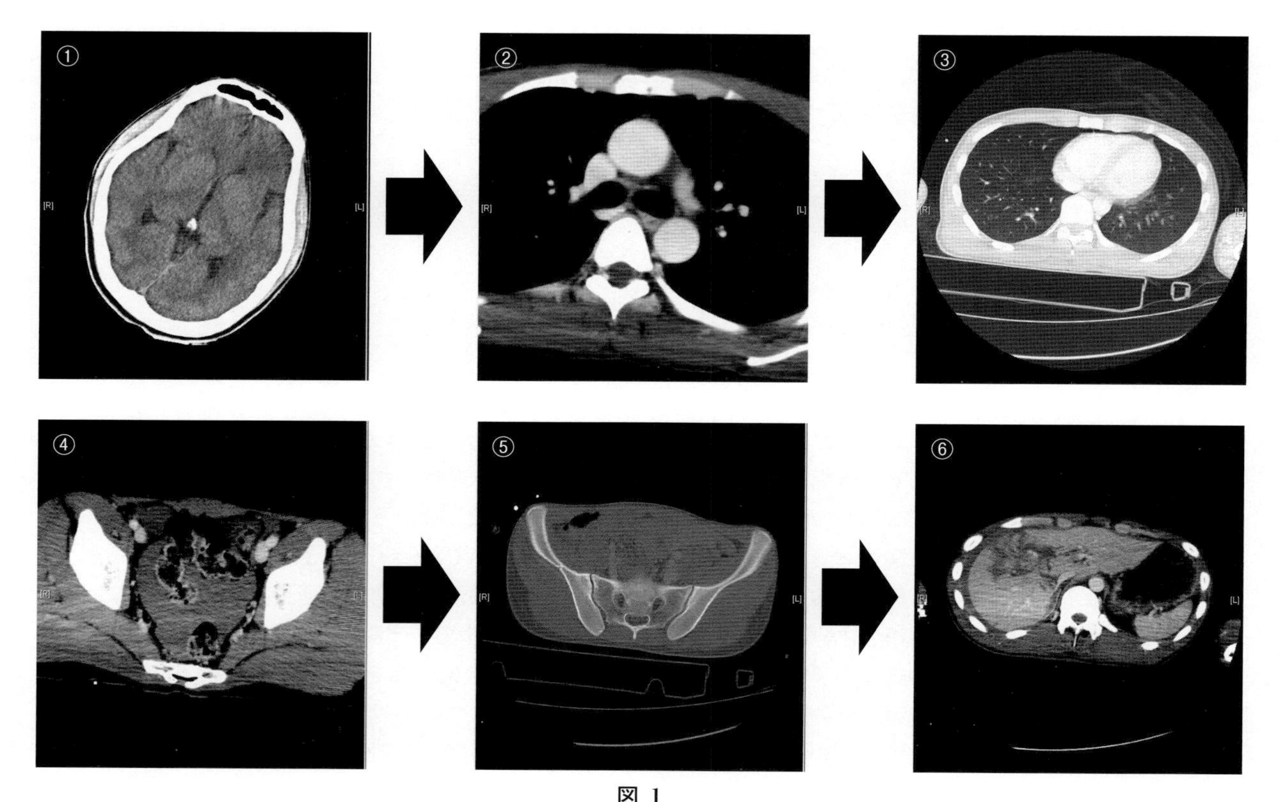

図 1

FACT は次のような順番で，焦点を絞って迅速に評価する。
①緊急開頭を要する粗大な頭蓋内血腫の有無。
②大動脈弓～狭部を好発部位とする大動脈損傷や縦隔血腫の有無。
③肺挫傷・血気胸・心嚢血腫の有無。
④（上腹部は一旦とばして）骨盤底の液体貯留の有無。当症例では貯留あり。
⑤（骨盤底から頭側へページングしながら）骨盤・腰椎の骨折や血腫の有無。
⑥上腹部実質臓器や腸間膜の損傷の有無。当症例では造影剤の血管外漏出像（extravasation）を伴う肝損傷あり。
キー画像のみ提示しているが，実際には画像をページングしながらこれらの周辺でやや速度を落とし，上記損傷の有無を判断している。

これをCT室入室から退室まで15～20分，もっとも急ぐ場合で10分以内に行えるように，病院の体制やプロトコールを構築しておくことが望まれる。

2．外傷パンスキャンの読影方法

外傷パンスキャンは画像数が非常に多く，患者の状態もしばしば不安定で，あまり読影に時間をかけられないことが多い。そのため，重大な損傷を優先的に検出することを重視した，迅速な読影が求められる。

外傷パンスキャンの読影は，撮影中からCTのコンソール上で行う。まずは第1段階読影として，focused assessment with CT for trauma（FACT）を行い，診療の大まかな方向性を決める[10]。FACTは次の順序で評価する（図1）。

1）緊急開頭を要する粗大な頭蓋内血腫の有無
2）大動脈弓～狭部を好発部位とする大動脈損傷や縦隔血腫の有無
3）広範な肺挫傷・大量の血気胸・心嚢血腫の有無
4）（上腹部は一旦とばして）骨盤底の液体貯留の有無
5）（骨盤底から頭側へページングしながら）骨盤・腰椎の骨折や後腹膜血腫の有無
6）上腹部実質臓器や腸間膜の損傷の有無

前述の6項目を3分程度で評価し，手術やIVRを行うべき重大な損傷があればすみやかに治療にむけて動きはじめる。ただしFACTのみで緊急性の高い所見をすべて拾い上げられるわけではないため，可及的すみやかに第2段階の読影に移る。その後患者状態が安定したら，第3段階の読影として，全身を改めてくまなく評価していく。

膵損傷の有無はFACTの段階では評価が難しい場合も多いため，第2段階読影の際に詳細に評価する。この際，多段面再構成画像（multiplanar reconstruction：MPR）やthin slice dataで観察すると損傷がより明瞭に評価できるため，積極的に活用したい[3,4,11,12]。また第2段階読影の際には画像を漫然とみるのではなく，患者に加わったエネルギーの大きさや方向を考えながら能動的に読影すると，所見を捉えやすい。“この

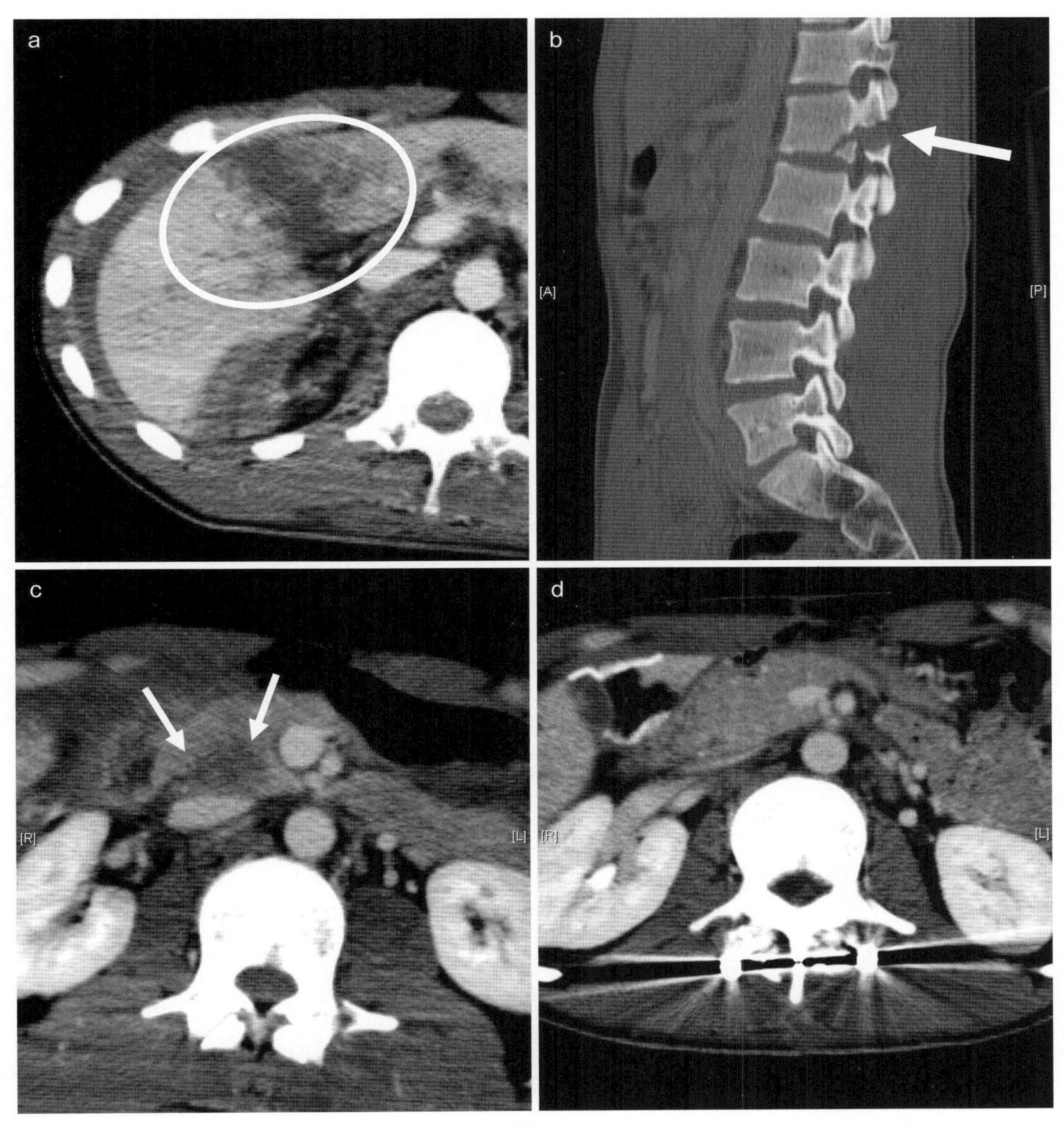

図 2

20歳代男性。バイクに乗車中，停車していたトラックに追突して受傷。画像 a，c，d はいずれも造影平衡相。

a：受傷当日の水平断像　Extravasation を伴う肝損傷を認め（白丸），緊急で血管塞栓術の方針となった。

b：骨条件矢状断　L1 椎体の chance 骨折を認め（白太矢印），体幹部に過屈曲を生じる受傷機転があったと考えられた。

c：上記の考えに基づいて改めて画像をみると，膵頭部に腫大した低吸収域を認め，膵損傷が疑われた（白矢印）。本症例ではこれに対し保存的加療が選択された。

d：受傷 1ヵ月後　膵頭部の低吸収域は不明瞭化しており，仮性囊胞の形成なども認めなかった。

方向にエネルギーが加わったのであれば，ここに損傷があるかもしれない"，"こういう損傷があるならばこのようなメカニズムが生じたはずだ，ならばここに損傷があるかもしれない"というように，メカニズムから損傷を，損傷からメカニズムを想起しながら読影していくと，効率的かつ見逃しなく所見を拾い上げることができる[13]。具体的な症例を提示する（図 2a〜d）。交通外傷（バイクに乗車中，停車していたトラックに追突して受傷）の症例であるが，FACT では活動性出血を伴う肝損傷が認められた。第 2 段階読影では矢状断像で第 1 腰椎椎体の chance 骨折がみられ，ハンドルに腹部を打撲して体幹部に過屈曲が生じたと推察された（自転車やバイクでみられるハンドル損傷）。この受傷メカニズムから膵損傷があるかもしれないと考え，膵を詳細に観察した。すると，膵頭部に腫大した低吸収域を認め，膵損傷が強く疑われた。本症例では

表 1（文献 7，8，11，12，14〜18 より引用改変）

直接所見	間接所見
膵挫傷 ＊図 2	脾静脈・膵後面間の液体貯留 ＊図 7
膵裂傷（浅在性・深在性） ＊図 5	左前腎筋膜の肥厚 ＊図 7
膵離断 ＊図 4	網嚢，腎周囲，横行結腸間膜の液体貯留
膵実質内血腫 ＊図 6	膵周囲の脂肪織濃度上昇・液体貯留 ＊図 7
膵実質内の活動性出血（造影剤血管外漏出像，仮性動脈瘤） ＊図 6	上腸間膜静脈周囲の液体貯留（いわゆる SMV cuff sign）
	隣接する器官の外傷

膵損傷の CT における直接所見・間接所見を表に示す。各所見を提示した図を＊に示す。

膵に関しては保存的治療が選択され，経過観察の CT では仮性嚢胞の形成などの合併症は生じなかった。

膵損傷は受傷後 12 時間以内では 20〜40％の症例で CT 所見が正常ともいわれており[14]，初回の CT では確実に診断できない可能性がある。受傷機転や身体所見，採血データなどから膵損傷が強く疑われる場合には，積極的に経過観察を行う必要がある。CT で経過観察を行う際には，造影門脈相の画像が膵損傷をもっとも正確に評価できるとした報告もあり[4]，単純，動脈優位相，門脈相を含めた dynamic study を行い，MPR や thin slice data も併せ詳細に評価する必要がある。

Ⅱ．膵損傷の CT 所見

膵損傷の画像所見は，膵損傷に特異的な直接所見と，非特異的所見である間接所見に分類される（表 1）。以下にそれぞれの所見について述べる。

1．直接所見

膵損傷に特異的な直接所見として，挫傷や裂傷・離断，血腫や活動性出血がある。

1）膵挫傷は，造影 CT で周囲の正常実質よりも低吸収を呈し，相対的にやや腫大して描出される（図 3）。

2）膵裂傷や離断では，膵の長軸を垂直方向に分断する線状の低吸収域が認められ，周辺に液体や血液が貯留していることが多い（図 4, 5）。急性期ではこのスペースが明瞭ではなく，過小評価してしまう場合がある。また膵頭部と体部の間には正常構造としての割れ目（cleft）が存在することがあり，裂傷との区別が問題となる。鑑別点としては，cleft は明瞭な脂肪濃度の線状構造であることがあげられる（thin slice data を用いるとよりわかりやすい）。

裂傷はさらに，膵実質の厚みに対し 50％を超えない表在性裂傷と，50％を超える深在性裂傷に分けられる。このように分類することで，主膵管損傷の有無が予測可能といわれている[5,6]。主膵管は膵実質のほぼ中心を走行するため，実質厚の 50％を超える深在性裂傷であれば，主膵管損傷があると予測できる。ただし，膵頭部では主膵管の走行が彎曲して個人差も大きく，膵体尾部に比べて診断能は低下する可能性がある[4]。手術所見で膵損傷を診断された 22 例を後ろ向きに評価した報告では，深在性裂傷や離断の CT 診断となった 10 例のうち，8 例が膵管損傷の術中診断となった。偽陽性となった残りの 2 例は，いずれも膵頭部で所見を指摘されていた[5]。主膵管損傷の評価は通常の 3〜5 mm スライスの画像では難しいことが多く，繰り返しになるが MPR や thin slice data も活用し詳細に評価する必要がある[4]。また CT で判断がつきにくい場合には，時間が経過して合併症を引き起こす前に，内視鏡的逆行性膵管造影（ERCP）や MR 胆管膵管撮影（MRCP）を追加するべきである[6,15]。

3）膵実質内の血腫は非常に特異度の高い所見である。急性期であれば，非造影時に周囲実質よりも高吸収な領域として描出される（画像の濃度を調節し，白いものがより白く，黒いものがより黒くなるようコントラストを強調して観察するとよい）。活動性出血があれば，造影時に造影剤の血管外漏出像（extravasation）や仮性動脈瘤を同定できる場合がある。Extravasation は，血管外に漏出した造影剤による高吸収域が動脈相から平衡相にかけて拡大していく所見として捉えられる（図 6）。これに対し仮性動脈瘤は，漏出した造影剤の経時的拡大がなく，大きさを保ったまま平衡相で wash out される。

2．間接所見

間接所見はいずれも特異度が低いが感度は高く，膵損傷を疑う重要な所見であり，認めた場合には慎重な経過観察を行う。そのなかでもとくに重要な所見は脾静脈と膵後面との間の液体貯留で，膵損傷の 90％にみられるといわれている[19]（図 7a）。正常では脾静脈と膵後面は密接して並んでいるか，ごく薄い脂肪織が介在しているのみである。そのため腹部外傷患者でこのスペースに液体貯留をみた場合は，膵損傷を念頭に置いて慎重な経過観察を行う必要がある[15]。左前腎筋膜の肥厚をみた場合にも膵液漏出に伴う変化の可能性があり，膵損傷の可能性について臨床所見と対比しつつ慎重に経過観察すべきと考えられる[7]（図 7c）。膵周囲の脂肪織濃度上昇や液体貯留（図 7b），網嚢・腎周囲・

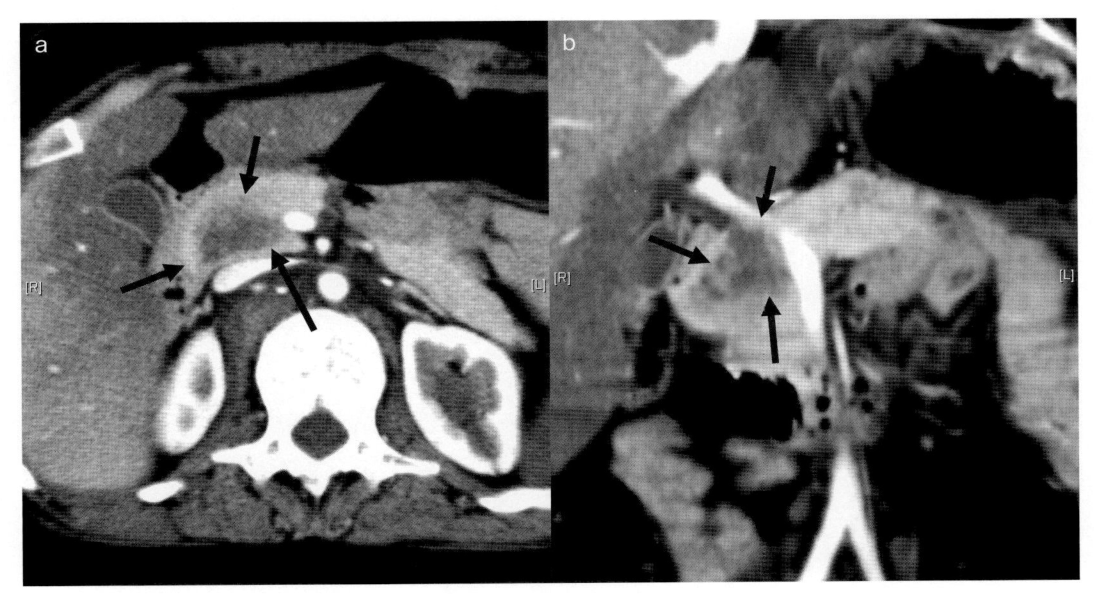

図 3

30 歳代女性。受傷機転不明。

a：受傷当日造影平衡相・水平断，b：冠状断。

膵頭部に腫大した低吸収域を認め，挫傷が疑われる（黒矢印）。実質内の活動性出血や，周囲の液体貯留は認めない。

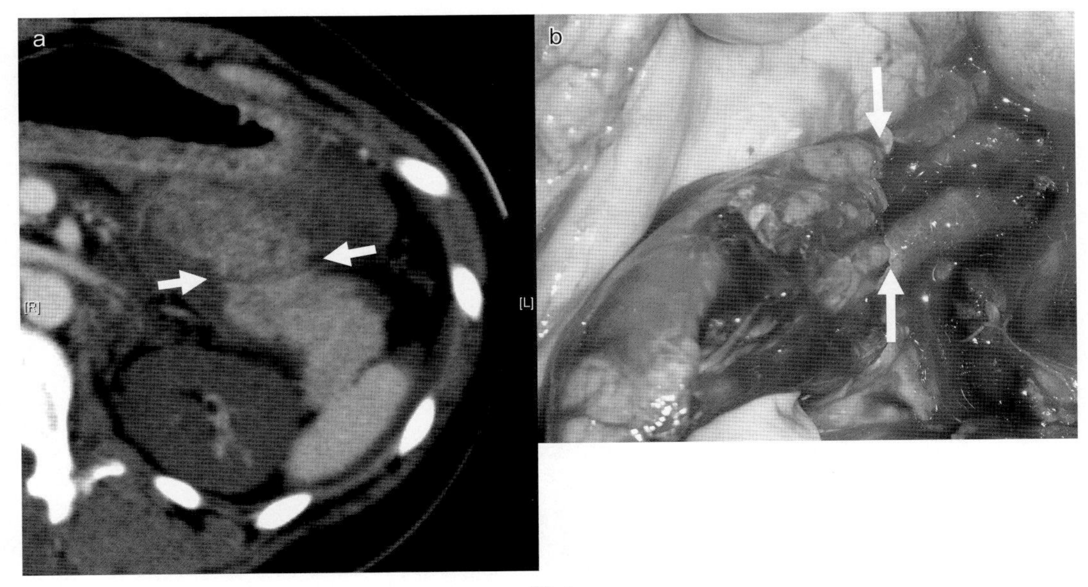

図 4

20 歳代女性。乗用車の助手席に乗って 40〜50 km/h で走行中，停車していた乗用車に追突して受傷。心窩部にシートベルト痕を疑う皮膚所見あり。

a：受傷当日　造影平衡相・水平断　膵尾部で線状の低吸収域を膵の長軸とほぼ直交するように認め，離断と考えられる（白矢印）。

b：緊急手術となり，完全離断が確認された（白矢印）　主膵管損傷（日本外傷学会分類Ⅲb）の診断で体尾部切除術が行われた。

横行結腸間膜・上腸間膜静脈周囲での液体貯留も，膵損傷を示唆する間接所見といわれている。ピットフォールとして，膵周囲の液体貯留は，損傷とは無関係に外傷初期診療の際の大量輸液の結果としても認められる場合がある（図 8）。この場合は大量輸液のエピソードはもちろん，下大静脈周囲の液体貯留や門脈周囲の浮腫性変化が参考になる[20]。

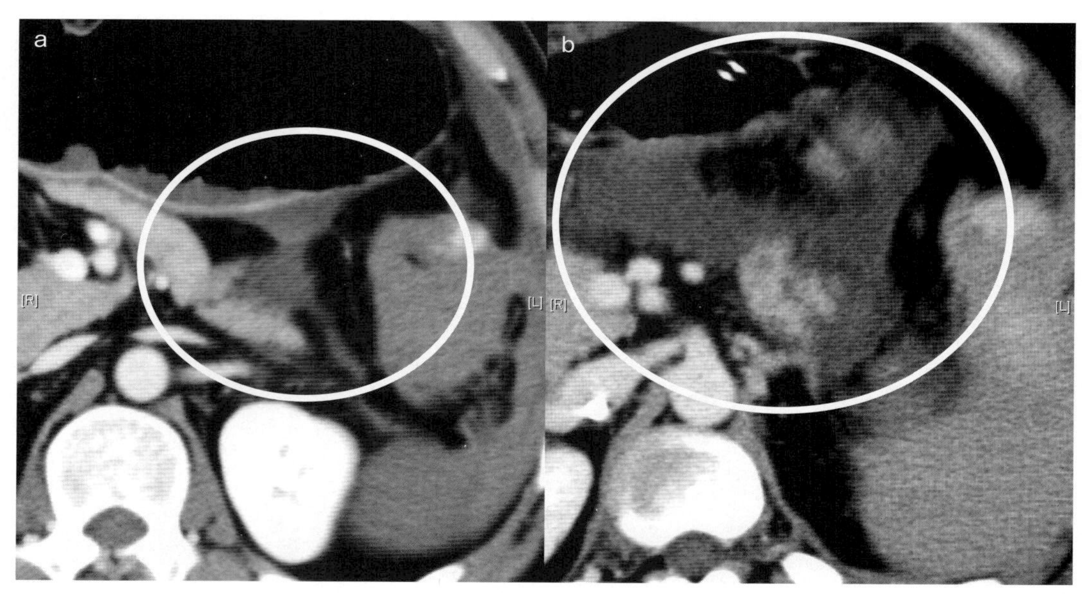

図 5

20歳代男性。オートバイを運転中，前方で停車していたトラックを避けようとしスリップして受傷。

a：受傷当日　造影平衡相・水平断　尾部に裂傷を認め，周囲に液体貯留がみられる（白丸）。なお脾は粉砕されておりextravasationを認めたため，同日緊急で血管塞栓術が行われた。

b：受傷翌日　造影平衡相・水平断　周囲の液体貯留が増加し，膵損傷の所見がより明瞭になっている（白丸）。主膵管損傷を伴う膵裂傷の診断で，膵体尾部切除術および脾摘出術が行われた。

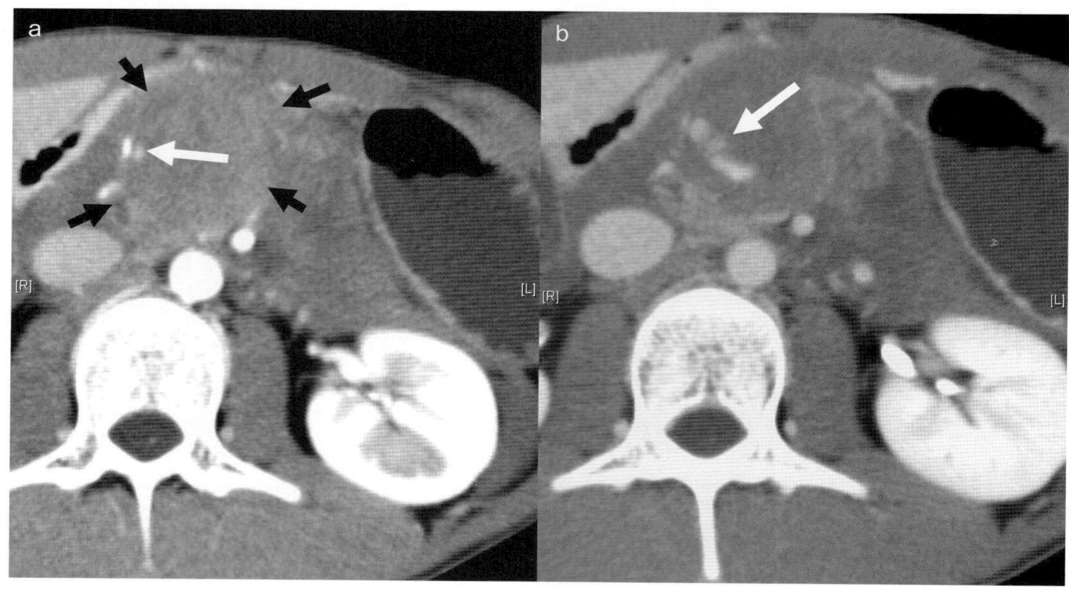

図 6

10歳代男性。バイクで走行中に転倒して受傷。受傷約2時間後，腹痛が悪化して救急要請となった。

a：受傷当日　造影動脈相・水平断　膵は全体に腫大しており，辺縁は不明瞭である。膵体部の実質内に血腫がみられ（黒矢印），内部にはextravasationを認める（白矢印）。

b：造影平衡相　Extravasationによる高吸収域が拡大している（白矢印）。

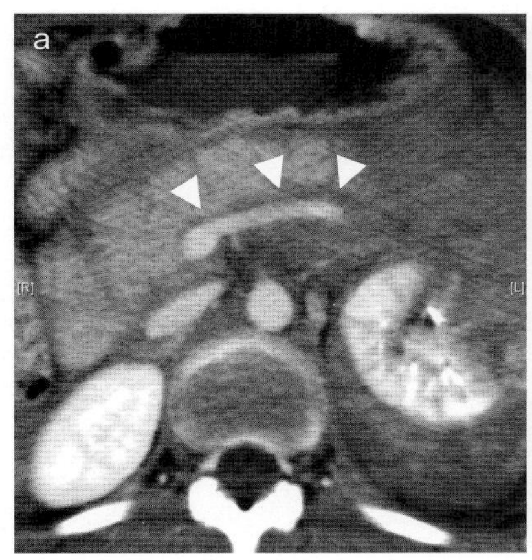

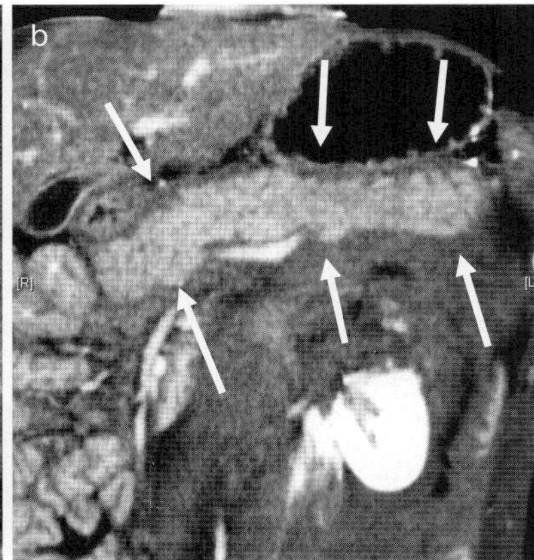

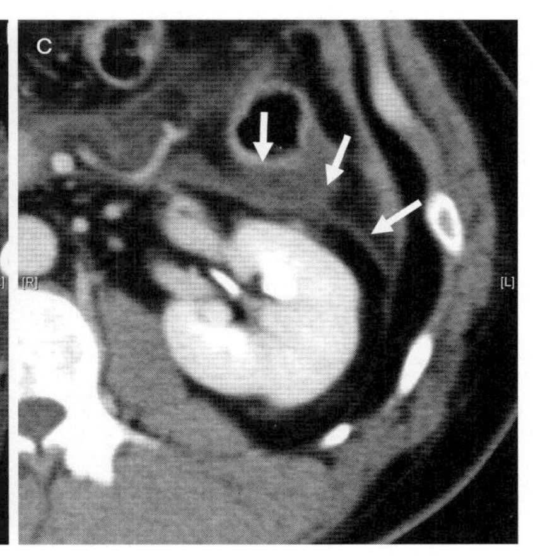

図 7

膵損傷を疑う間接所見。これらを認めた場合には慎重なフォローが望まれる。
a，b：10 歳代男性，造影平衡相・水平断　脾静脈と膵後面の間に液体貯留がみられ（白矢頭），膵体尾部周囲を中心に液体貯留や脂肪織濃度の上昇を認める（白矢印）。
c：20 歳代男性，造影平衡相・水平断　左前腎傍腔の液体貯留と腎筋膜の肥厚がみられる（白矢印）。

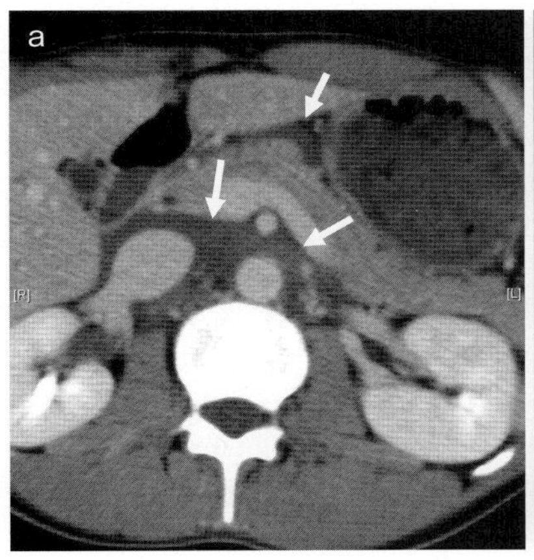

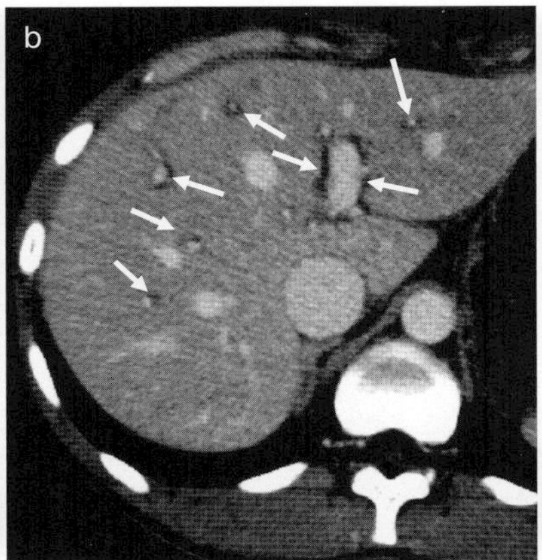

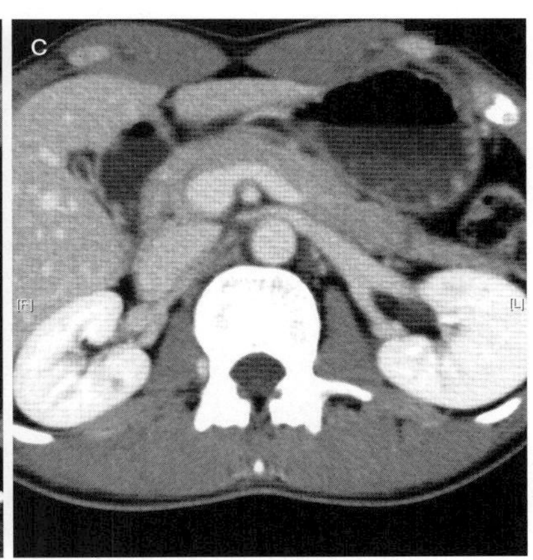

図 8

20 歳代男性。自転車で走行中に転倒して受傷。
a：受傷当日　造影平衡相・水平断　膵周囲はじめ，後腹膜には広範囲に液体貯留がみられる（白矢印）。膵損傷の可能性も考慮される。
b：門脈周囲の低吸収域（periportal edema，白矢印）や肝部下大静脈の拡張がみられており，膵周囲の所見も大量輸液に伴う変化と考えた。
c：受傷 14 日後　造影平衡相・水平断　膵周囲の液体貯留は消失した。

おわりに

膵損傷の頻度は比較的少ないが，診断が遅れると腹膜炎に伴う敗血症や，膵液漏に伴うさまざまな合併症を生じ，患者の予後に大きな影響を及ぼす。このため受傷早期での正確な診断が必要であり，CT での評価が第一選択と考えられる。CT の読影の際には，通常の横断像での評価以外に，MPR や thin slice data も用いて詳細に読影するよう心がけたい。また“このような受傷メカニズムならば，こういう損傷があるかもしれない”というように能動的に画像を観察できるようになれば，見落としを減らすことができる。CT 所見が乏しくても臨床的に膵損傷を強く疑う場合には，積極的に経過観察の CT を行う。主膵管損傷の評価については，CT のみでは判断が難しい場合には ERCP や MRCP による評価も考慮する必要がある。

参考文献

1）Huber-Wagner S, Lefering R, Qvick LM, et al.：Effect of whole-body CT during trauma resuscitation on survival：a retrospective, multicentre study. Lancet **373**：1455-1461, 2009.

2）Hajibandeh S, Hajibandeh S：Systematic review：

effect of whole-body computed tomography on mortality in trauma patients. J Inj Violence Res **7**：64-74, 2015.

3) Panda A, Kumar A, Gamanagatti S, et al.：Evaluation of diagnostic utility of multidetector computed tomography and magnetic resonance imaging in blunt pancreatic trauma：A prospective study. Acta Radiol **56**：387-396, 2015.

4) Wong YC, Wang LJ, Fang JF, et al.：Multidetector-row computed tomography（CT）of blunt pancreatic injuries：Can contrast-enhanced multiphasic CT detect pancreatic duct injuries? J Trauma **64**：666-672, 2008.

5) Wong YC, Wang LJ, Lin BC, et al.：CT grading of blunt pancreatic injuries：Prediction of ductal disruption and surgical correlation. J Comput Assist Tomogr **21**：246-250, 1997.

6) Moschetta M, Telegrafo M, Malagnino V, et al.：Pancreatic trauma：The role of computed tomography for guiding therapeutic approach. World J Radiol **7**：415-420, 2015.

7) 宗像浩司，水沼仁孝，坂本学映：膵損傷．臨放 **60**：1470-1476，2015.

8) Rekhi S, Anderson SW, Rhea JT, et al.：Imaging of blunt pancreatic trauma. Emerg Radiol **17**：13-19, 2010.

9) 日本外傷学会，日本救急医学会(監修)：Trauma Imaging．外傷初期診療ガイドライン，日本外傷学会外傷初期診療ガイドライン改訂第５版編集委員会，第５版，227-239，へるす出版，2016.

10) 一ノ瀬嘉明，松本純一，船曳知弘，ほか：外傷パンスキャンの読み方．画像診断 **33**：1517-1526，2013.

11) Venkatesh SK, Wan JM：CT of blunt pancreatic trauma―A pictorial essay. Eur J Radiol **67**：311-320, 2008.

12) Gordon RW, Anderson SW, Ozonoff A, et al.：Blunt pancreatic trauma：evaluation with MDCT technology. Emerg Radiol **20**：259-266, 2013.

13) 松本純一，一ノ瀬嘉明，森本公平，ほか：外傷のIVRに必要な画像診断の実際．臨床画像 **31**：635-641，2015.

14) Cirillo RL Jr, Koniaris LG：Detecting blunt pancreatic injuries. J Gastrointest Surg **6**：587-598, 2002.

15) Kumar A, Panda A, Gamanagatti S：Blunt pancreatic trauma：A persistent diagnostic conundrum? World J Radiol **8**：159-173, 2016.

16) Debi U, Kaur R, Prasad KK, et al.：Pancreatic trauma：A concise review. World J Gastroenterol **19**：9003-9011, 2013.

17) Gupta A, Stuhlfaut JW, Fleming KW, et al.：Blunt trauma of the pancreas and biliary tract：A multimodality imaging approach to diagnosis. Radiographics **24**：1381-1395, 2004.

18) Dreizin D, Bordegaray M, Tirada N, et al.：Evaluating blunt pancreatic trauma at whole body CT：Current practices and future directions. Emerg Radiol **20**：517-527, 2013.

19) Lane MJ, Mindelzun RE, Sandhu JS, et al.：CT Diagnosis of blunt pancreatic trauma：Importance of detecting fluid between the pancreas and the splenic vein. AJR Am J Roentgenol **163**：833-835, 1994.

20) Kleber C, Buschmann CT：Clinical implications of immediate or later periportal edema in MS-CT trauma scans：surrogate parameter of intravenous fluid status and venous congestion. Emerg Radiol **20**：197-202, 2013.

＊　　＊　　＊

胆と膵 Vol. 39（1） p. 31～34，2018

膵外傷の MRI/MRCP 診断

小澤　瑞生[1)]・山口　晴臣[2)]・五ノ井　渉[2)]・森阪　裕之[1)]・市川　智章[1)]

要約：膵外傷を疑う際の画像診断における第一選択は CT であるが，その診断能は決して高くなく，とくに予後と関連する主膵管損傷の正確な評価は困難である場合が少なくない。また，ERCP による主膵管損傷の正診率は高いが，侵襲性が高く合併症が多いうえ，緊急で施行できる施設が限られるという問題点がある。検査時間が長い点や検査室に持ち込める医療機器が限られるなど制約はあるものの，MRCP を用いることで非侵襲的に主膵管損傷の有無を評価することが可能となる。また，MRI では膵実質損傷と同時に他臓器損傷に関する評価も行うことができ，これら画像所見の理解は重要である。

Key words：MRI，MRCP

はじめに

腹部外傷のなかで膵損傷は比較的まれであり，その割合は 0.4～5.9％とされている。欧米では銃創をはじめとする穿通性外傷が多いが，本邦では交通外傷などによる鈍的外傷が 89.0～95.1％と大部分を占めている[1)]。膵は後腹膜臓器であり膵損傷が単独で存在することは少なく，肝損傷をはじめとする他の腹部臓器損傷を合併することが多い。

実際に膵損傷が疑われた場合，第一に選択されるモダリティは CT であることに議論の余地はなく，膵実質の損傷の程度，および合併症を評価できる。膵損傷に対する CT の感度は 47.2～80％と決して高くはないが[1,2)]，近年の MDCT の進歩や再構成方法の改善によりより正確に評価可能となっている。

MRI/MRCP の膵損傷の評価における役割はあくまで補助的ではあるが，後述するように膵管損傷の有無の評価が膵損傷の予後にもっとも大切であり，MRI/MRCP の果たす役割は少なくない。本稿では膵損傷の診断において MRI/MRCP を CT と併用することの利点および実際の診断のポイントに関して概説する。

Ⅰ．膵損傷の臨床

膵損傷はまれなうえに特異的な臨床症状はなく，さらに他臓器損傷の合併頻度が高いこともあり診断は容易ではないが，血管損傷などを伴うと急速に重篤化する可能性があり早期の正確な診断が非常に重要となる[3)]。

膵は後腹膜において椎体腹側に固着した臓器であり，圧排により椎体との間で挟まれて損傷を受ける。膵損傷は体部の損傷が 2/3 を占める。残りが頭部と尾部である。単独で膵損傷が起こることは少なく，9 割以上の症例で肝，腎，脾，副腎など周囲臓器との合併損傷をきたす[4)]。

Ⅱ．膵損傷の分類

膵損傷の臨床において，本邦では日本外傷学会の膵損傷分類が頻用されている（表 1）。Ⅰ型は膵被膜の連続性が保たれており，膵液の腹腔内への漏出がみられないものを指し，実質の挫滅や実質内血腫が含まれる。

Ⅱ型は膵被膜が損傷され，1/2 未満の実質損傷を伴うもので，主膵管の損傷がみられないものである。

Usefulness of Magnetic Resonance Imaging and Magnetic Resonance Cholangiopancreatography in the Assessment of Pancreatic Trauma
Mizuki Ozawa et al
1）埼玉医科大学国際医療センター画像診断科（〒350-1298 日高市山根 1397-1）
2）東京大学医学部附属病院放射線科

表 1 膵損傷分類 2008（日本外傷学会，文献 3 より引用）

膵損傷分類 2008（日本外傷学会）		
Ⅰ型	被膜下損傷	subcapsular injury
Ⅱ型	表在性損傷	superficial injury
Ⅲ型	深在性損傷	deep injury
Ⅲa	単純深在性損傷	simple deep injury
Ⅲb	複雑深在性損傷	complex deep injury

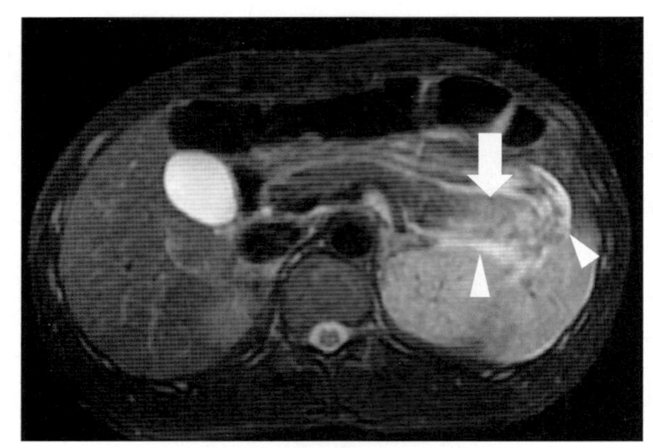

図 2 40 歳代，男性，交通外傷
膵尾部の損傷部位に一致して高信号域を認める（矢印）。CT に比較して，損傷部位および範囲の評価が容易である。膵周囲には液体貯留が認められ（矢頭），膵液漏や仮性囊胞の合併の評価に有用である。

Ⅲ型は 1/2 以上の実質損傷があるか，主膵管の損傷を伴うものをいう。

Ⅲa は 1/2 以上の損傷があるが，主膵管損傷を伴わないものであり，Ⅲb は実質損傷の程度にかかわらず，主膵管損傷が認められるものをいう。

これら分類に即して治療方針を決定していくことになるが，とくに重要になるのが主膵管損傷の有無である。主膵管損傷がないと判断されれば保存的加療やドレナージ術の適応となるが，主膵管損傷が認められる場合は外科手術が必要となる。また，主膵管損傷がみられることで死亡率の上昇や晩期合併症の増加がみられることが報告されている[5]。

Ⅲ．膵損傷の診断に MRI/MRCP は必要か

前述の通り，膵損傷のマネージメントを行ううえで主膵管損傷の有無の評価は非常に重要な要素である。近年の CT は画質が良好で血管および実質の詳細な評価が可能であるが（図 1），炎症や出血などでコントラストが低下する場合は主膵管損傷の有無を評価することは困難なことがある。主膵管損傷の診断を行ううえでもっとも感度が高いのは内視鏡的逆行性胆管膵管造影検査（endoscopic retrograde cholangiopancreatography：ERCP）であり，膵管からの造影剤漏出を確認することで確診に至ることができる。しかしながら夜間緊急に ERCP が施行できる体制をもつ施設は多くない。ERCP 後膵炎などの合併症も多いことから患者の全身状態によっては施行が困難な例もあり，そのような症例では主膵管損傷の診断に難渋する。

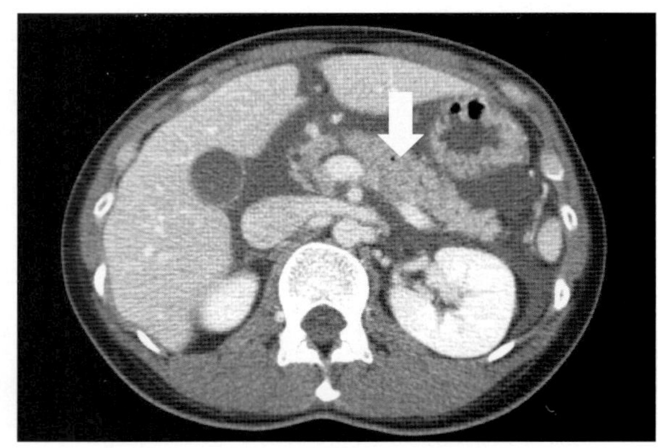

図 1 腹部造影 CT
20 歳代，女性，交通外傷。
膵体部に造影不良域がみられ，同部の損傷が疑われる（矢印）。主膵管の損傷も示唆されるが，正確な評価は困難である。

磁気共鳴胆管膵管撮像法（magnetic resonance cholangiopancreatography：MRCP）は ERCP と異なり侵襲的でなく，施行者の熟練度に依存しないという利点がある。また CT と比較して組織コントラスト，とくに膵管のように水成分を有する組織の描出に優れる。他の撮像法と組み合わせることで膵実質のみならず他臓器損傷の有無や腹腔内の液体貯留に関する情報も得ることが可能である。

一方，CT と異なり撮像に長時間を要する点や，MRI の特性上検査室内に磁性体を持ち込むことができず，多くの医療機器が付属することが予想される外傷患者には不向きであるという事実もある。さらに，ERCP には診断に引き続いて膵管ステント留置などの非手術療法に移行できるメリットがある[1,6]。

このように膵損傷および主膵管損傷の評価において，MRI/MRCP は CT，ERCP を凌駕するものではないものの，症例によっては有用な場合があり，その画像所見を知っておくことは意義がある。

Ⅳ．膵損傷の MRI/MRCP 診断の実際

1．脂肪抑制 T2 強調像

脂肪抑制 T2 強調画像では膵実質の損傷は実質の信号上昇として描出される（図 2）。膵液漏や仮性囊胞な

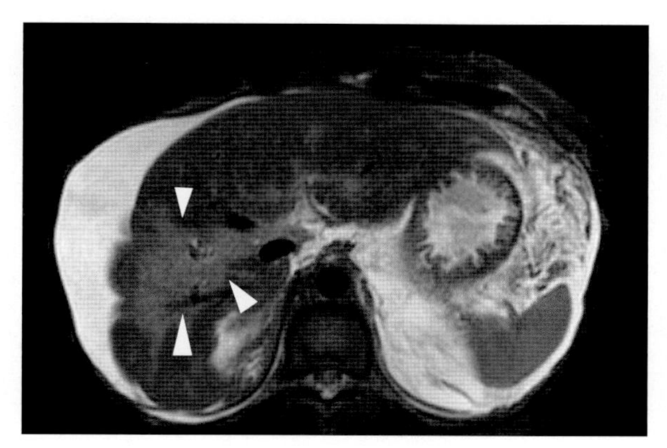

図 3　図 1 と同一症例
肝被膜下に広範な T2 強調画像高信号域が広がっており，肝損傷の所見である（矢頭）。膵外傷が存在する症例では他臓器の損傷の合併が多く認められる点に留意する必要がある。

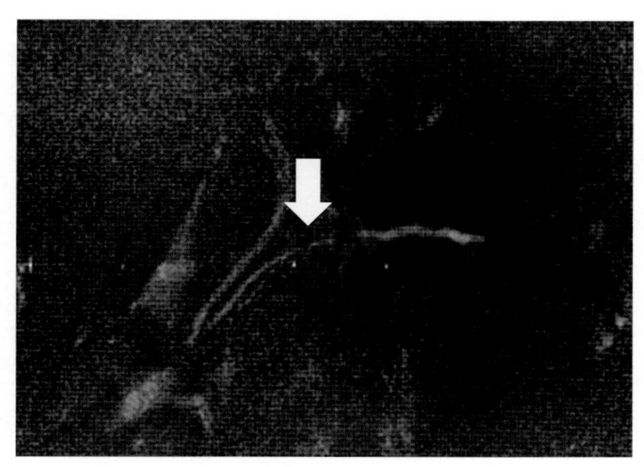

図 5　図 1 と同一症例の MRCP
膵体部主膵管に断裂像が認められ（矢印），CT で指摘された膵体部の損傷箇所に一致する。このように MRCP では主膵管損傷が容易に評価可能である。

ど膵周囲の貯留の評価に T2 強調像が有用である[4,7,8]。肝損傷など周囲臓器の評価も可能である（図 3）。

2．脂肪抑制 T1 強調像

正常な膵実質は腺房細胞のもつ豊富な膵酵素のタンパクにより高信号を示す。損傷や炎症により実質が傷害されると，T1 値の低下，および T1 強調像での信号低下がみられる（図 4）。CT より優れた組織コントラストである。造影後は損傷部位に一致して造影不良域が認められ，診断が容易となる。また腹腔内や臓器の新鮮な出血は T1 強調像で高信号を示すため評価が容易となる。

3．MRCP

主膵管損傷の評価には MRCP が有用であり，主膵管の途絶像として描出される（図 5）。MRCP の主膵管損傷の診断における感度 91%，特異度 100% との報告があり，これは ERCP に匹敵する結果であった[9]。また

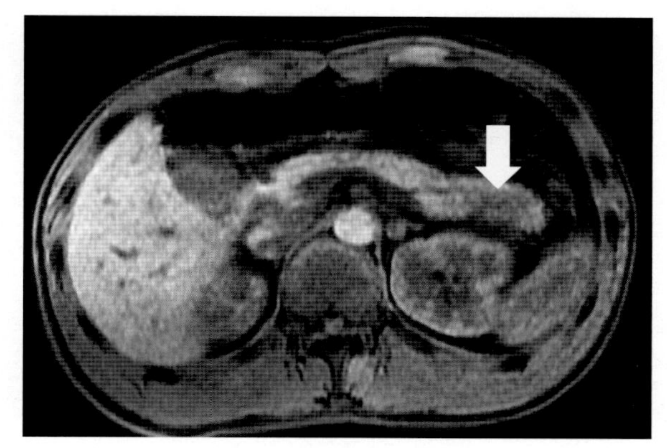

図 4　図 2 と同一症例
膵尾部の損傷部位に一致して，実質の高信号域の低下を認める（矢印）。

ERCP では膵管損傷部位や貯留による途絶がある場合に，遠位側の評価が困難であるが，MRCP では遠位側も評価できるメリットがある[7,8]。

おわりに

膵損傷の MRI および MRCP 診断のポイントに関して概説した。

主膵管損傷の有無は手術適応の判断基準となり，死亡率の上昇や晩期合併症の増加に関与していることから，適切な画像検査を選択し早期に診断することで患者の予後を改善できる。

膵損傷の画像検査として CT が第一選択となることは言うまでもないが，MRI/MRCP を追加あるいは代行検査として行うことで得ることのできる情報は少なくない。

参考文献

1）宮坂義浩，大塚隆生，山田大輔，ほか：腹部外傷による膵損傷（膵炎）．胆と膵 **35**：1195-1198，2014.
2）小林慎二郎，小泉　哲，野田顕義，ほか：膵損傷に対する治療戦略．日腹部救急医会誌 **32**：1181-1185，2012.
3）膵損傷分類 2008（日本外傷学会）．日本外傷学会臓器損傷分類 2008，48，2008.
4）Gupta A, Stuhlfaut JW, Fleming KW, et al.：Blunt trauma of the pancreas and biliary tract：a multimodality imaging approach to diagnosis. Radiographics **24**：1381-1395, 2004.
5）Potoka DA, Gaines BA, Leppäniemi A, et al.：Management of blunt pancreatic trauma：what's new? Eur J Trauma Emerg Surg **41**：239-250, 2015.
6）Rekhi S, Anderson SW, Rhea JT, et al.：Imaging of blunt pancreatic trauma. Emerg Radiol **17**：13-19, 2010.

7) Fulcher AS, Turner MA, Yelon JA, et al.：Magnetic resonance cholangiopancreatography（MRCP）in the assessment of pancreatic duct trauma and its sequelae：preliminary findings. J Trauma **48**：1001-1007, 2000.
8) Soto JA, Alvarez O, Múnera F, et al.：Traumatic disruption of the pancreatic duct：diagnosis with MR pancreatography. AJR Am J Roentgenol **176**：175-178, 2001.
9) Drake LM, Anis M, Lawrence C：Accuracy of Magnetic Resonance Cholangiopancreatography in identifying Pancreatic Duct Disruption. J Clin Gastroenterol **46**：696-699, 2012.

* * *

膵外傷の ERCP 診断

栗栖　　茂[1)]

要約：膵損傷の治療方針は主膵管損傷の有無によって決定され，主膵管損傷を有する場合には膵切除などの積極的手術が必要となる。主膵管損傷の診断には緊急内視鏡的逆行性膵管造影（ERP）がもっとも有用である。現在では外傷に対する ERP の有用性に関しては広くコンセンサスが得られており，ステント活用の可能性を含めて ERP の有用性は益々確立しつつあるといえるが，現場の一部においては今なお ERP の施行に躊躇する現実もある。本稿では膵外傷に対する緊急 ERP の症例を供覧しつつ，緊急 ERP の有用性，適応と限界，手技のポイント，リスク，術中 ERP のコツなどにつき述べる。

Key words：ERP，ERCP，膵損傷，外傷

はじめに

外傷性膵損傷の治療方針決定においては主膵管損傷の有無がポイントとなり，主膵管損傷を伴う場合には原則として膵切除が必要である。

主膵管損傷の診断に関しては緊急内視鏡的逆行性膵管造影（ERP）がもっとも有用である[1～6)]。また膵管ステントを活用した治療の報告も増加しつつあり，膵管ステントという選択肢を得て，膵損傷における緊急 ERP の役割はますます重要性を増しつつあるといえる[2,7)]。しかし外傷症例に対する ERP に対して消化器内科サイドの抵抗感が強い施設も存在するのが現状でもある。

本稿では膵外傷急性期における緊急 ERP 診断を中心に，自験例を提示しつつ，その有用性と問題点について述べる。なお外傷晩期合併症としての仮性囊胞や主膵管狭窄に関しては今回は言及しない。またステント治療の詳細は別稿（内視鏡治療）を参照されたい。

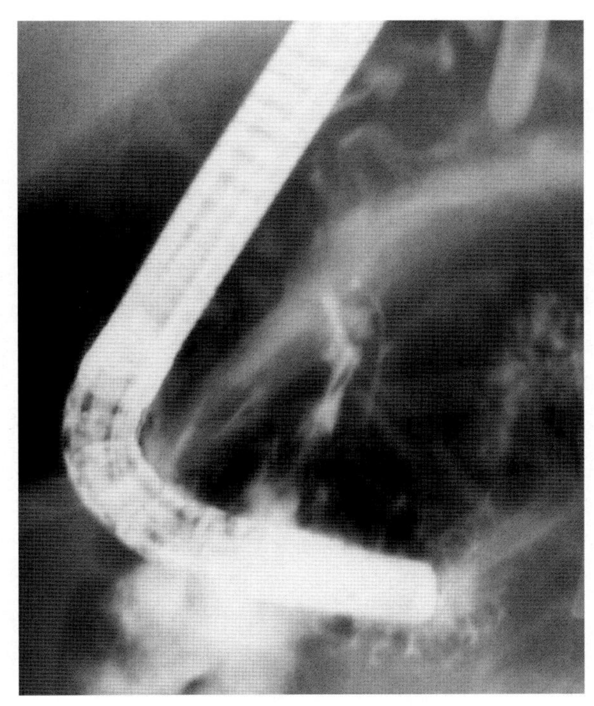

図 1　膵頭部主膵管断裂＋側壁損傷

Ⅰ．症　　例

膵外傷に対する緊急 ERP の実例を供覧する。図 1，2 は膵頭部主膵管損傷によって緊急 PD を必要とした症例の緊急 ERP である。図 1 では主膵管完全断裂とと

Endoscopic Retrograde Cholangio-Pancreatography for Patients with Pancreatic Trauma
Shigeru Kurisu
1）岩崎病院（〒 769-1102 三豊市詫間町松崎 2780-426）

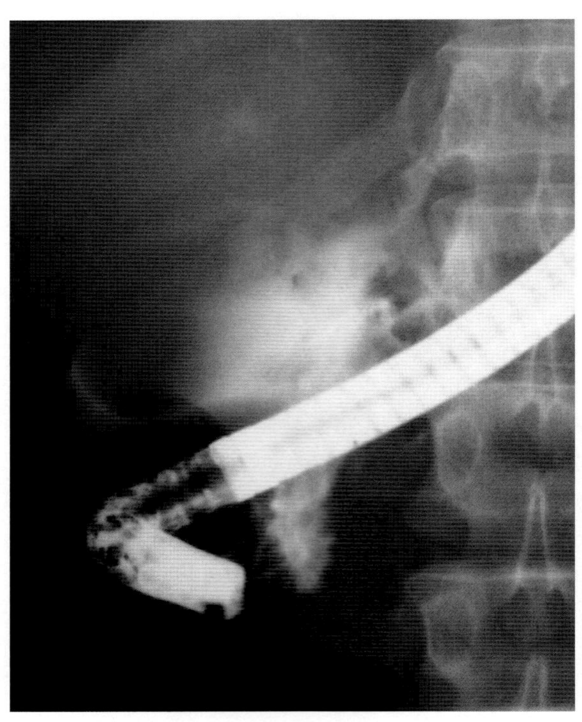

図 2　膵頭部剝離・挫滅

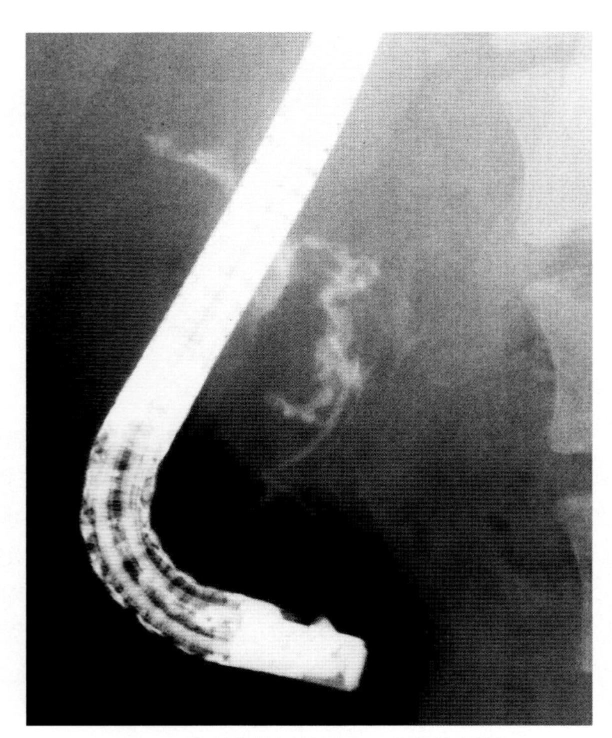

図 3　膵頭体境界付近での主膵管断裂

もに乳頭近傍の主膵管側壁からも造影剤が漏出している。図 2 は膵頭部高度挫滅例で，主膵管は全く造影されず，乳頭から注入された造影剤はすべて後腹膜腔に漏出している。

図 3 は膵頭体境界付近での完全断裂で，膵頭部温存の限界と考えられた症例である。図 4 は典型的膵体部断裂症例である。造影剤が大量に漏出した後では図 1 と一見類似した所見を呈するが，ERP 像の動画記録をコマ送りで観察すると主膵管断裂部からの造影剤漏出のみであることが明確に診断可能となる（図 5）。

図 6 は膵体部主膵管側壁損傷で，大量の造影剤漏出がみられるが主膵管は膵尾部まで連続性が保たれており，現在であればステント治療の適応症例と考えられた症例である。本例は膵実質損傷が軽微であったため開腹ドレナージとしたが，術後約 1ヵ月間にわたって大量の膵瘻を生じた。21 年後の MRCPA 3D 像では損傷部に狭窄を認めるが尾側主膵管の拡張はみられない（図 7）。

開腹後にはじめて膵損傷が明らかとなり，術中 ERP を施行した症例の術中 ERP 透視画像を図 8 に示す。ERP，ENPD 挿入によってはじめて主膵管損傷部位が確認可能となり，主膵管修復を確実に施行し得た（図 9a, b）。

Ⅱ．膵損傷の治療方針

膵損傷の治療方針選択においては，主膵管損傷の有無が最大のポイントとなる。主膵管損傷を伴わない損傷，すなわち日本外傷学会膵損傷分類 2008 における Ⅰ，Ⅱ，Ⅲa 型損傷の場合にはドレナージ，膵実質縫合など膵を温存する術式でよいが，主膵管損傷を伴うⅢb 型損傷においては，膵切除，主膵管再建等の積極的手術が必要となる[1,2]。

膵体尾部損傷の場合には主膵管損傷有無が不明なまま膵体尾部切除（DP）を施行し，結果的に過剰手術となってもそれほど大きな問題とはならない場合が多いが，膵頭部損傷の場合には侵襲の大きな膵頭十二指腸切除（PD）を安易に施行するわけにはゆかない。すなわち膵頭部損傷の可能性を有する症例においては ERP によって主膵管損傷有無に関する正確な診断情報を得ることがとくに重要となる。

Ⅲ．他の診断手段と ERP

膵実質損傷の存在診断に関しては造影 CT が極めて有用であるが，高度の実質挫滅が MDCT でも見逃されることがあり，ことに治療の困難な膵頭部損傷の正確な状況が CT で診断困難なことも少なくない。また CT による主膵管損傷有無の診断は膵体部完全断裂以

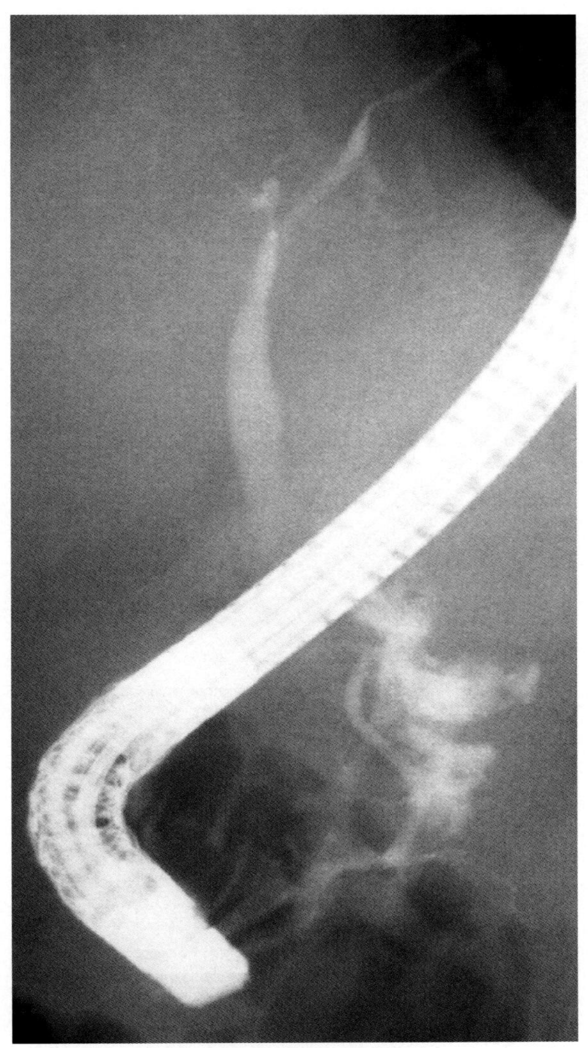

図 4　膵体部主膵管断裂

外では一般に不可能である。

磁気共鳴胆管膵管造影（MRCP）は外傷急性期には一般に無力なことが多い。セクレチン負荷MRCPの有用性の報告もあるが，急性期における主膵管損傷の診断能力に関してはERPに遠く及ばない。ただし術後症例を含めて遠隔期における経過観察にはMRCPは極めて有用で必須の検査である。

超音波内視鏡（EUS）による主膵管損傷診断の報告もあるが，ERPに比して診断精度は劣り，ステント活用可能という意味でもERPのほうが遥かに有用性が高い。

Ⅳ．緊急ERPの歴史

膵損傷に対するERPはかつては禁忌とされていた。Gougeonら[8]は1976年膵外傷に対するERPを最初に報告したが，これらは術後20日以上経過した症例であった。江間ら[9]は受傷後早期の緊急ERPを1982年に報告し，われわれは緊急ERPがもっとも有用な膵頭部損傷に対する緊急ERP診断と緊急PDによる救命例を1985年以来報告するとともに[10,11]この症例の26年後の長期予後についても報告した。Takishimaら[3]はERP所見分類を提唱した。

Ⅴ．緊急ERPの適応と禁忌

1．緊急ERPの適応に関する考え方

膵損傷の存在診断のみであればCTのみで診断可能な症例は多く，あえてERPを施行する必然性は乏しい。侵襲的検査を施行する以上，単に診断のための診断というだけでなく，偶発症のリスクを上回る利益が期待できる合理的判断が必要である。

2．よい適応症例

主膵管損傷が疑われる症例，ことに膵頭部損傷が緊急ERPのもっともよい適応である。手術の難易度は損傷部位によって大差があり，膵頭部損傷に対して侵襲が大きく高度の手技を必要とするPDを行う必要があるか否かの判断は外科医にとって極めて切実な問題となるからである。なお膵外傷に対する緊急PDの場合，患者の状態や術者の技量によっては二期的または三期的再建を施行する計画的分割手術を考慮してよい[1,2]。

ステントの活用が期待できる症例も緊急ERPのよい適応である。ステントによる非手術的治療（NOM）が期待できる症例のみならず，手術例でもステントや経鼻膵管ドレナージ（ENPD）が極めて有用な場合がある[1,3,6]。

CTで膵実質損傷と血腫の鑑別が困難であり，膵損傷を否定する必要がある症例もERPの適応としてよいと考えられる。

3．禁忌，施行困難例

1）全身状態不良例

多発外傷，出血性ショックなど全身状態が極めて不良な症例ではERPの施行は不可能である。このような症例では必要に応じて後述する術中ERPを考慮してよい。ただしこのような症例は必ずしも従来考えられていたほど多くはないかもしれない。膵外傷の報告は重症外傷を多く扱う高次救急施設からのものが多く，症例の背景に偏りの存在する可能性があるが，膵単独損傷症例は受傷直後の全身状態が比較的良好で二次救急施設に分散している可能性が少なくないと考えられるからである。兵庫県淡路医療圏の初期～三次救急症例を一手に引き受ける施設における自験例の場合，全身状態不良で緊急ERPを施行できなかった症例はⅢb

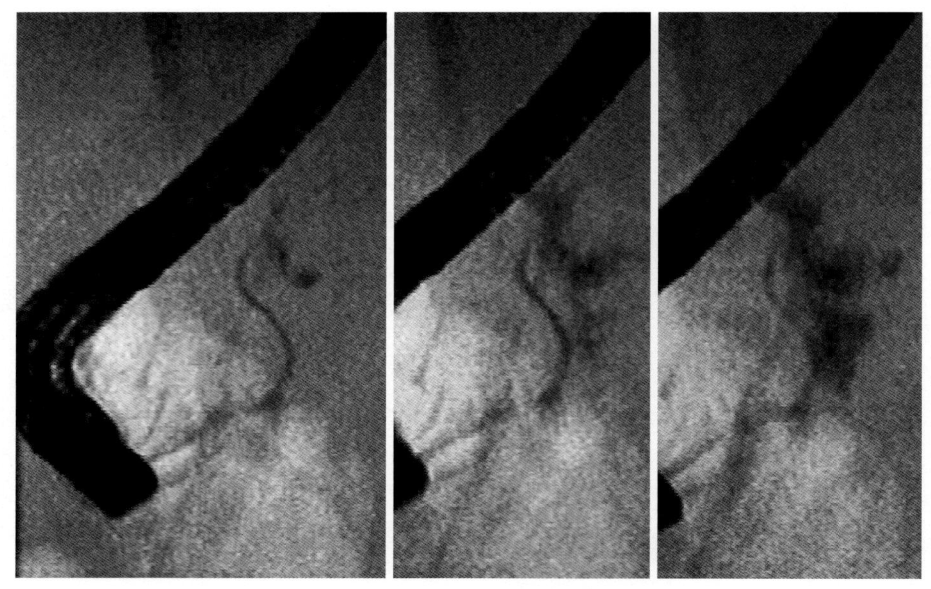

図 5　ERP 像動画記録のコマ送り

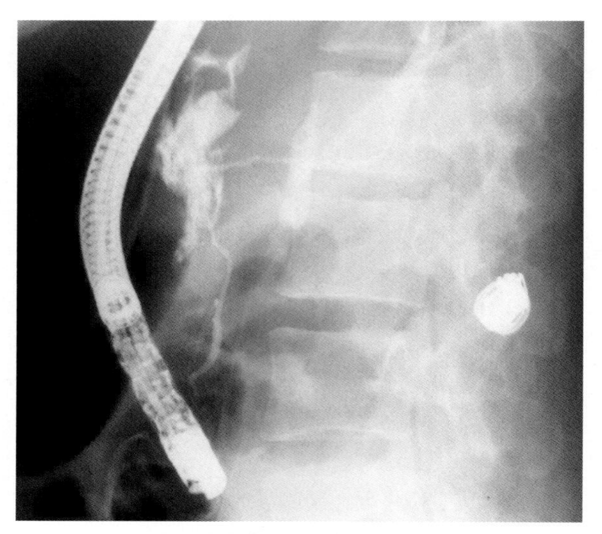

図 6　膵体部主膵管側壁損傷

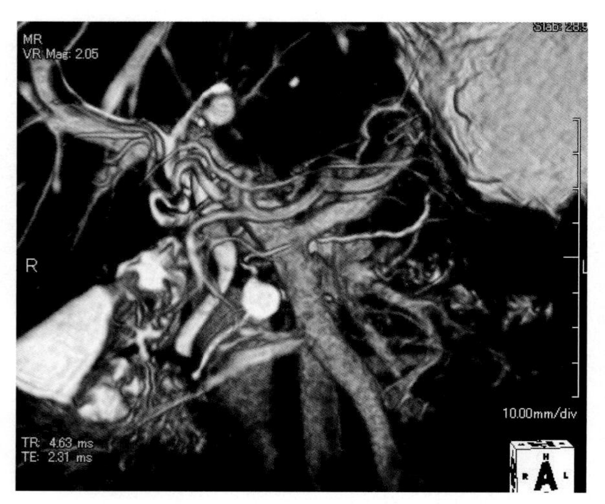

図 7　図 6 症例 21 年後の MRCPA 3D 像

型損傷例の 20％に過ぎなかった[6]。

2）中等度以上の十二指腸穿孔例

汚染拡大の危険から一般には禁忌とされるが，小さな遊離腹膜穿孔例では安全に ERP を施行し得た経験がある。

個々の症例ごとに適応を判断し，必要に応じて術中 ERP の選択も考慮すべきであろう。

3）ERP なしで術式決定可能な症例

絶対的手術適応と判断され，かつ ERP 所見によって手術術式が変更される可能性が全くない症例の場合には ERP を施行する合理性はない。具体的には CT で膵の完全断裂が明らかであり，ステントの有用性も全くないと考えられる症例の場合には ERP は不要である。

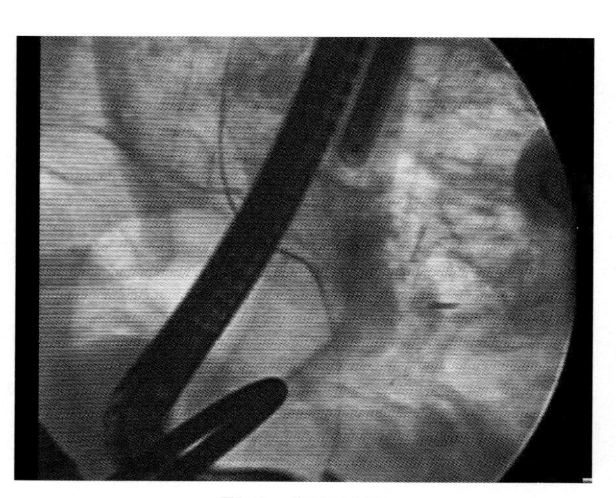

図 8　術中 ERP
漏出した造影剤と膵管ガイドワイヤー。

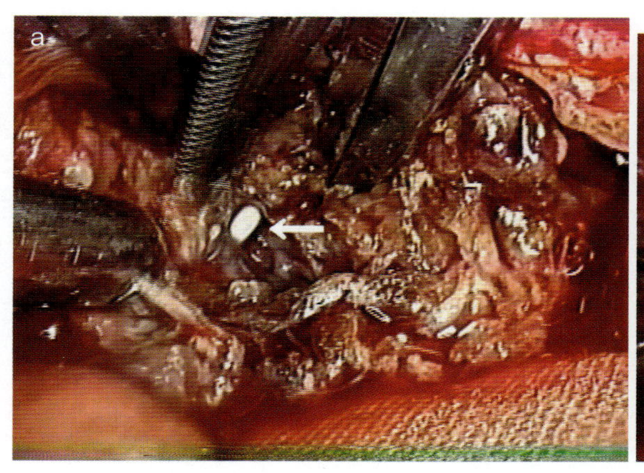

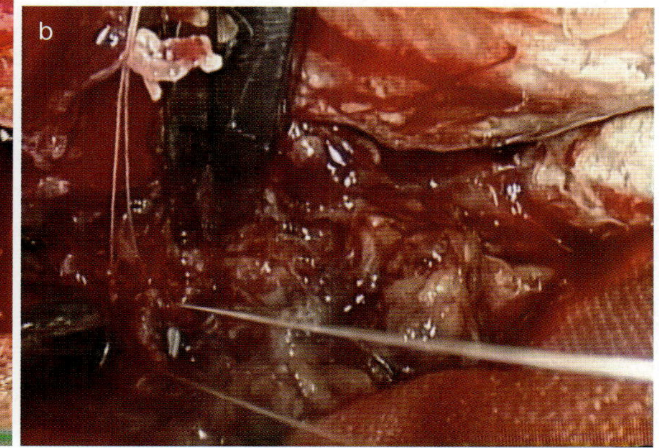

図 9

a：主膵管損傷部の ENPD，b：主膵管損傷部の修復

4）胃切除後症例の一部

胃切除後 Roux-en-Y 再建，Billroth-Ⅱ法ことに結腸前再建症例ではERPが著しく困難なことが多く，検査に長時間を要する可能性が高いので相対的禁忌と考えられる。Billroth-Ⅰ法は比較的容易にERP可能な場合が多いが症例によって難易度に差がある。

5）小児，full stomach 例など

小児の場合には全身麻酔を要し，full stomach 例では施行困難なこともあり，いずれも症例ごとに，必要に応じて術中ERPを含めて適応を検討する必要がある。

Ⅵ．緊急 ERP の手技の実際とコツ

1．前処置・麻酔・体位

通常のERPとかわるところはない。鎮痛薬を併用することもあるが sedation は原則として施行していない。体位は通常のERPと同様腹臥位がもっとも所見を得やすいが，側臥位での施行も可能である。多発外傷で胸腔ドレナージ挿入後にERPを施行した症例もある。

2．手技の実際

送気は可及的に少量としてスコープを十二指腸に進め，ストレッチして乳頭を正面視する。スコープ挿入から造影開始まで1分以内を目標としている。食物残渣で乳頭がみえにくい症例もときに経験されるが，適宜体位変換，洗浄などを施行する。膵管方向をねらってやや鈍角的に造影用カニューレを乳頭に挿管し，通常のERPと同様に造影剤を注入し撮影する。主膵管がよく造影され膵損傷が否定された場合には造影剤注入量は最小限にとどめて検査を終了する。主膵管損傷が認められた場合，その後の治療計画に従ってステント，ENPD などを留置する場合もある。

3．撮影・読影のコツ

撮影にあたってもっとも大切なポイントは，造影初期の時点で造影剤漏出部位を正確に把握することである。大量の造影剤が注入されてしまった後では，造影剤漏出部位，すなわち主膵管損傷部位の正確な診断が困難となることが少なくない。

X 線透視画像の肉眼観察と静止画撮影だけでは現実問題として造影初期の漏出像を捉えることは容易ではない場合があるが，透視画像を動画記録し，スローやコマ送り再生することによって造影初期の造影剤漏出像が明瞭に認識可能となる（図 5）[5]。損傷がわかりにくい場合には ERP 後 repeat CT の有用性も報告されている[4]。

Ⅶ．緊急 ERP のリスク

胆膵内視鏡は偶発症のリスクが高いとの認識が一般的であるが，外傷に対するERPに関する限りこの認識は全くあてはまらない。通常の内視鏡的逆行性胆管膵管造影（ERCP）および関連手技における偶発症のリスクは，手技的に困難度が高い胆管深部挿入に難渋するなかで乳頭に過剰な刺激を与えて乳頭浮腫を生じ，また膵管造影が過剰となってERCP後重症急性膵炎を生じる，という機序によるものが多く，内視鏡医はこのパターンでの偶発症を常に非常に恐れている。一方外傷に対するERPの場合には，胆管に比較して遥かに挿管容易な膵管を少量の造影剤によって造影するだけであり，偶発症発生のリスクは通常の ERCP に比較して遥かに低いと考えてよい。

とはいえ ERCP にある程度の経験を有する内視鏡医でないと緊急ERPの施行は困難であり，憩室内乳頭などで造影不成功の場合には撤退時期を的確に判断可能

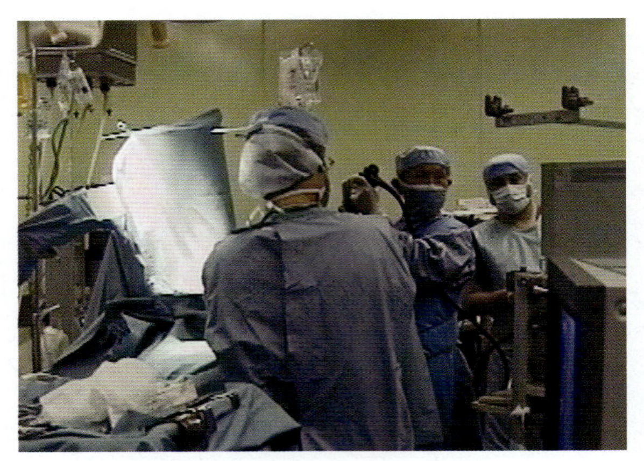

図 10 術中 ERP 施行中の筆者

な経験が必要である。

Ⅷ. 術中 ERP について

術前に膵損傷の診断がつかないまま緊急手術が施行され，開腹してはじめて膵損傷が疑われる症例は日常臨床上ときに経験される。術中の肉眼所見で主膵管損傷の有無を判断することは一般に極めて困難なことが多いが，このような場合の主膵管損傷の診断には術中 ERP がもっとも有用である。かつて施行されていた十二指腸切開経乳頭造影は健常な十二指腸に対する余計な侵襲となり，経胆嚢管的膵管造影は膵管内胆汁圧入による膵炎発生の危険性の高い無謀な手技といえる。

筆者はかつて術中 ERP は術前 ERP に比して困難であると報告したこともあったが，手術開始前から内視鏡，X 線発生装置（C アーム），X 線モニターの配置場所を適切に確保した場合には術中 ERP は必ずしも困難な手技ではない（図 10）。

おわりに

膵外傷に対する緊急 ERP によって主膵管損傷の正確な診断が可能となり，正確な診断情報に基づいて自信をもって確実な手術術式の選択が可能となる。

ERP を消化器内科に依頼する必要がある施設では，外傷症例に対する緊急 ERP や術中 ERP に対して消化器内科側に抵抗感が強い場合があるとも聞くが，緊急 ERP による診断情報の重要性，症例によってはステントの有用性，偶発症リスクの低さなどを十分説明し，適応症例に対しては可能な限り緊急 ERP を施行すべきであると考えられる。

参考文献

1）栗栖　茂：膵損傷．手術動画とシェーマでわかる外傷外科手術スタンダード，日本 Acute Care Surgery 学会編集，153-166，羊土社，2012.
2）栗栖　茂：膵外傷：緊急内視鏡的逆行性膵管造影．救急医 **38**：69-72，2014.
3）Takishima T, Hirata M, Kataoka Y, et al.：Pancreatographic Classification of Pancreatic Ductal Injuries Caused by Blunt Injury to the Pancreas. J Trauma **48**：745-751, 2000.
4）瀧島常雅，前川和彦：膵損傷の診断と治療．救急医 **19**：822-827，1995.
5）栗栖　茂，小山隆司，梅木雅彦，ほか：膵損傷に対する緊急 ERCP の意義；X 線映像ビデオ記録の有用性について．日腹部救急医会誌 **21**：1325-1331，2001.
6）栗栖　茂，八田　健，小山隆司，ほか：膵損傷の診断と治療：緊急 ERP に基くⅢ型損傷の治療．日外傷会誌 **22**：73-80，2008.
7）Lin BC, Liu NJ, Fang JF, et al.：Long-term results of endoscopic stent in the management of blunt major pancreatic duct injury. Surg Endosc **20**：1551-1555, 2006.
8）Gougeon FW, Legros G, Archambault A, et al.：Pancreatic Trauma：A New Diagnostic Approach. Am J Surg **132**：400-402, 1976.
9）江間幸雄，林　繁和，市川和男，ほか：膵損傷における緊急 ERP の意義について．Gastroenterol Endosc **24**：1708-1713，1982.
10）栗栖　茂，今井正哉，安岡俊介，ほか：膵頭部損傷の 1 例と膵損傷における緊急 ERP の意義について．第 4 回日本腹部救急診療研究会抄録集：51，1985.
11）栗栖　茂，松田昌三，安岡俊介，ほか：膵頭部外傷の診断と治療．手術 **41**：113-121，1987.

＊　＊　＊

特集
胆と膵 Vol. 39 (1) p. 41～43, 2018

これだけは知っておきたい　膵外傷のマネージメント

膵外傷のEUS診断

杉山　政則[1)]・鈴木　裕[1)]・中里　徹矢[1)]・横山　政明[1)]
小暮　正晴[1)]・松木　亮太[1)]・阿部　展次[1)]

要約：EUSは高解像度の画像が得られるため，造影CTと同様に膵外傷を正確に診断できる。EUSでは膵損傷部は境界不整な低エコー域として描出される。膵外傷に伴う膵周囲液体貯留は無～低エコー域として描出される。EUSは膵外傷例でも安全に施行可能である。腹部鈍的外傷症例で，臨床的には膵損傷の存在が疑われるがCTで膵損傷が明らかではない場合でも，EUSによって膵損傷を描出できる可能性がある。

Key words：膵外傷，EUS

はじめに

腹部鈍的外傷による膵外傷（外傷性膵損傷）が疑われる症例の診断にはCTが広く用いられている。しかしCT所見が軽微で膵損傷部を同定することが困難な場合がある。EUSは高解像度画像が得られるため，膵胆道腫瘍の精査に広く用いられている。われわれははじめて膵外傷や急性膵炎などの急性膵疾患にもEUSを応用し，積極的に行ってきた[1～3)]。一般にEUSは膵外傷の診断に用いられることは少ないが，有用である可能性がある。本稿では膵外傷診断におけるEUSの意義を述べる。

Ⅰ．自験例の検討

腹部鈍的外傷による膵損傷の6例において，急性期に造影CTとEUSの両者を施行した。いずれも上腹部に圧痛を認め，高アミラーゼ血症を呈した。

CTでは6例すべてで膵損傷部が造影されない領域として描出された。膵損傷の部位は，膵頭部1例，膵頸部1例，膵体部3例，膵体尾部移行部1例であった。膵損傷分類ではⅠ型（被膜下損傷）2例，Ⅱ型（表在性損傷）1例，Ⅲa型（単純深在性損傷）1例，Ⅲb型（複雑深在性損傷。主膵管損傷を伴う）2例であった。5例で膵周囲（網嚢，膵被膜下，膵背側後腹膜）に液体貯留がみられた。5例でERCPを行い，2例で主膵管損傷を認めたが（Ⅲb型），残り3例では主膵管損傷を認めなかった。

EUSは膵外傷症例においても安全に施行できた。EUSは鎮静下あるいは気管挿管全身麻酔下（手術を前提に）に行った。3例ではEUSとERCPを連続的に施行した。

EUSでは全例において膵損傷部は境界不整な低エコー域として描出された。Ⅲb型の2例では，膵の完全断裂を認め，主膵管損傷と診断できた（図1）。残りの4例中2例では損傷のない主膵管を全長にわたり描出できたが，残り2例では膵損傷部近傍で主膵管を描出できず，主膵管損傷の有無を診断できなかった（図2）。またCTで膵周囲液体貯留を認めた5例において，CTと同様に液体貯留を認め，無～低エコー域として描出された。

前述の6例以外に，腹部鈍的外傷後に上腹部圧痛と軽度高アミラーゼ血症を認め膵外傷が疑われる4例で造影CTとEUSを施行した。いずれの検査でも膵に異常を認めず，その後の経過観察でも膵に異常はみられなかった。

EUS for Diagnosing Pancreatic Trauma
Masanori Sugiyama et al
1）杏林大学外科（〒181-8611 三鷹市新川6-20-2）

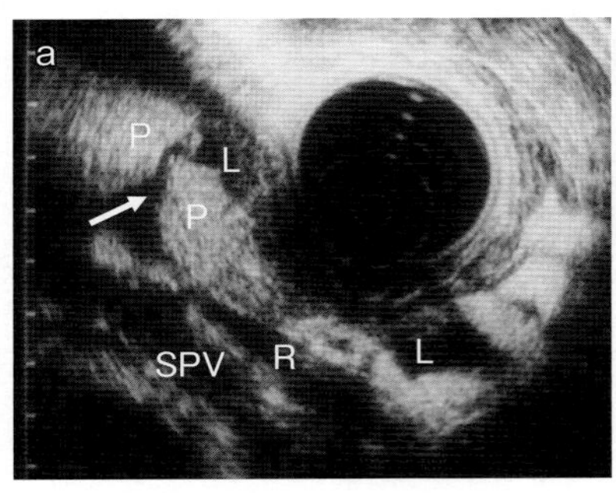

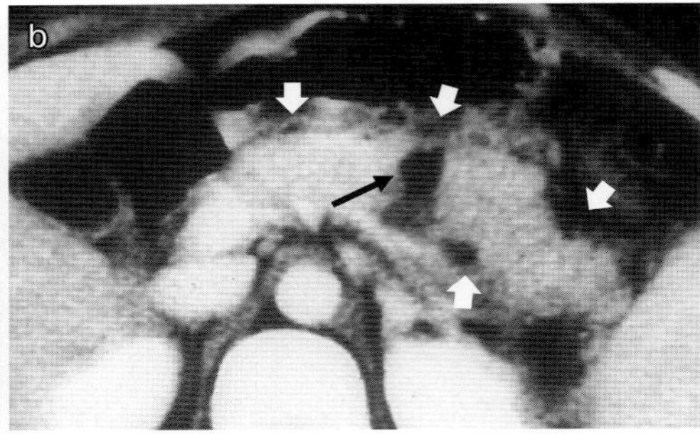

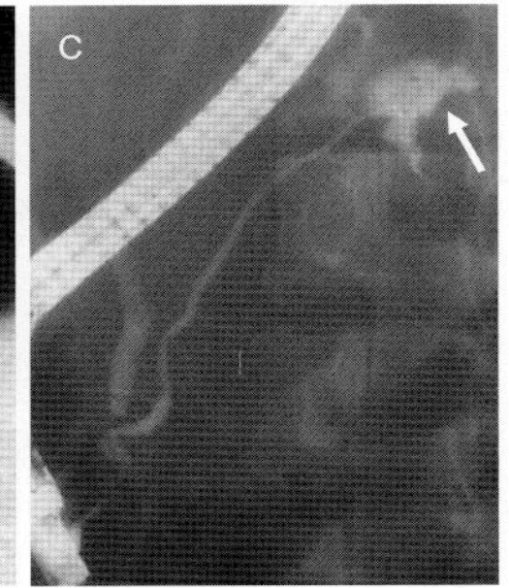

図 1　膵外傷（Ⅲb 型）

a：EUS　膵（P）の体尾部境界で完全断裂（矢印）を認める。網嚢（L）と膵背側後腹膜腔（R）に液体貯留を認める。脾静脈（SPV）。

b：造影 CT　膵体尾部境界で完全断裂（黒矢印）を認める。網嚢と膵背側後腹膜腔に液体貯留（白矢印）を認める。

c：ERCP　膵体尾部境界で主膵管の途絶と膵液漏出（矢印）を認める。

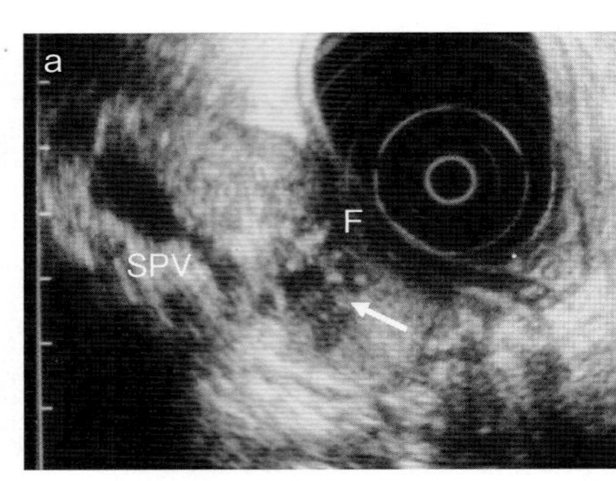

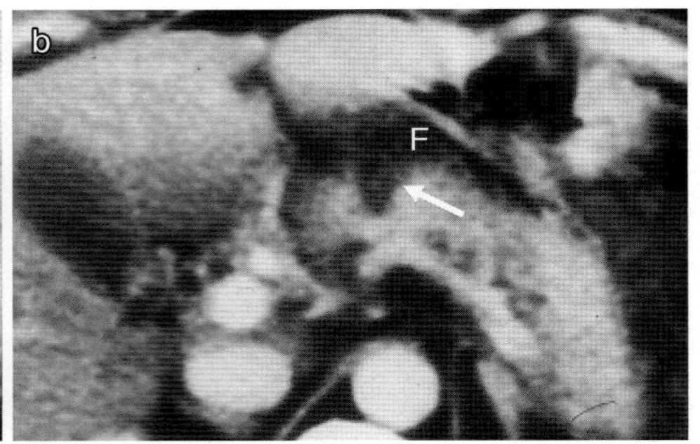

図 2　膵外傷（Ⅰ型）

a：EUS　膵体部に境界不整な低エコー域（被膜下損傷，矢印）を認める。膵被膜下に液体貯留（F）を認める。脾静脈（SPV）。

b：造影 CT　膵体部に境界不整な造影不領域（矢印）を認める。膵被膜下に液体貯留（F）を認める。

Ⅱ．考　　察

膵外傷（外傷性膵損傷）の診断において，CT は第一選択の検査法であり，検出率が高い。しかし，膵外傷例，とくに受傷直後での症例では，時に CT 所見が軽微なことがある。CT で膵自体に病変がない，あるいは軽微であっても，膵周囲の液体貯留が存在する場合は膵外傷を疑う必要がある。

体外式超音波は腹部外傷の診断に使用されることも多いが，腹部外傷症例では膵そのものの描出が困難な場合が多く，膵病変の検出率も低い。むしろ膵外傷に起因する仮性嚢胞の経過観察に用いられることが多い。ERCP は膵管損傷の診断にもっとも鋭敏であるが，侵襲性であるため膵外傷のスクリーニングには適していない。

EUS は腸管ガスや皮下脂肪層に邪魔されずに，膵および膵周囲組織の描出が可能である。また高解像度画像が得られる。われわれの検討では，膵外傷の診断において EUS は CT と同様に高い検出率をもっていることが示された[1]。EUS では膵損傷部は低エコー領域として描出される。また網嚢内あるいは膵背側の後腹膜腔の液体貯留は無～低エコー域として正確に描出される。膵の完全断裂を描出できた症例では，当然「主膵管損傷あり」と診断できる。しかし完全断裂例以外では，膵損傷部近傍で主膵管を描出することができず，主膵管損傷の有無を正確に診断することが困難なこともある。

EUS は CT と異なり，放射線被曝がない，造影剤が不要，ベッドサイドでも施行可能，反復施行が可能，などの利点を有している。CT が発達した現状では，膵外傷の診断において EUS の重要性はさほど高くはない。しかし腹部鈍的外傷症例で，臨床的には膵損傷の存在が疑われるが CT で膵損傷が明らかではない場合でも，EUS によって膵損傷を描出できる可能性がある。ただし，残念ながらわれわれはそのような症例をまだ経験していない。

おわりに

EUSは膵外傷の診断に用いられることは少ないが，CTと同様に高い診断能を有している。

参考文献

1）Sugiyama M, Atomi Y, Kuroda A, et al.：Endoscopic ultrasonography for diagnosing blunt pancreatic trauma. Gastrointest Endosc **44**：723-725, 1996.
2）Sugiyama M, Wada N, Atomi Y, et al.：Diagnosis of acute pancreatitis：value of endoscopic sonography. AJR Am J Roentgenol **165**：867-872, 1995.
3）Sugiyama M, Atomi Y：Acute biliary pancreatitis：the roles of endoscopic ultrasonography and endoscopic retrograde cholangiopancreatography. Surgery **124**：14-21, 1998.

胆と膵　36巻臨時増刊特大号

医学図書出版ホームページでも販売中
http://www.igakutosho.co.jp

ERCPマスターへのロードマップ（DVD付）

企画：糸井　隆夫

序文：ERCPマスター，マイスター，マエストロ

【処置具の最新情報】

・診療報酬からみた胆膵内視鏡手技とERCP関連手技処置具のup-to-date

【基本編】

・主乳頭に対するカニュレーションの基本―スタンダード法，Wire-guided Cannulation法，膵管ガイドワイヤー法―
・副乳頭へのカニュレーション Cannulation of the Minor Papilla
・内視鏡的乳頭括約筋切開下切石術（Endoscopic Sphincterotomized Lithotomy：EST-L）
・EPBD（＋EST）＋胆管結石除去
・EPLBD（＋EST）＋胆管結石除去
・経乳頭的胆管・膵管生検　細胞診
・膵石除去・膵管ドレナージ
・胆管ドレナージ（良悪性）（ENBD，PS）
・胆管ドレナージ（MS）
・急性胆嚢炎に対する経乳頭的胆嚢ドレナージ

【応用編】

・スコープ挿入困難例に対する対処法
・プレカット
・電子スコープを用いた経口胆道鏡検査
・POCS（SpyGlass）（診断・治療）
・経口膵管鏡（電子スコープ，SpyGlass）
・内視鏡的乳頭切除術
・十二指腸ステンティング（ダブルステンティングも含めて）
・Roux-en-Y再建術を中心とした，術後腸管再建症例に対するシングルバルーン内視鏡を用いたERCP
・術後腸管の胆膵疾患に対するダブルバルーン内視鏡治療

【トラブルシューティング編】

・スコープ操作に伴う消化管穿孔
・デバイス操作に伴う後腹膜穿孔―下部胆管の局所解剖も含めて―
・EST後合併症（出血，穿孔）
・胆管，膵管閉塞困難例（SSR，Rendez-vous法）
・胆管内迷入ステントの回収法
・胆管メタルステント閉塞（トリミング，抜去）―十二指腸ステントとあわせて―
・膵管プラスチックステント迷入に対する内視鏡的回収法
・胆管結石嵌頓
・膵管結石嵌頓―膵管結石除去時のバスケット嵌頓に対するトラブルシューティング―

【座談会】

・ERCPマスターへのロードマップをこれまでどう描いてきたか，これからどう描いていくのか？

今回の胆と膵臨時増刊特大号のメニューは、
ERCPマスターへのロードマップ（DVD付）
でございます。

＊前　菜：*処置具の最新情報*
＊メインディッシュ：
基本編、応用編、トラブルシューティング編
～28名のエキスパートによる動画（DVD）解説付～
＊デザート：
座談会「ERCPマスターへのロードマップをこれまでどう描いてきたか，これからどう描いていくのか？」
～ページの向こうに広がるERCPの世界を
どうぞご堪能下さい！

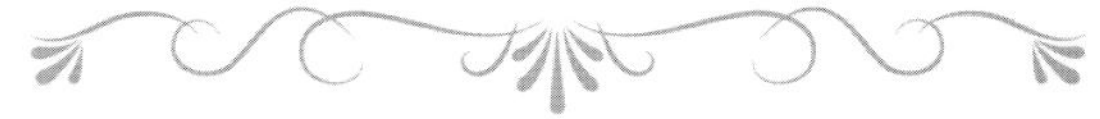

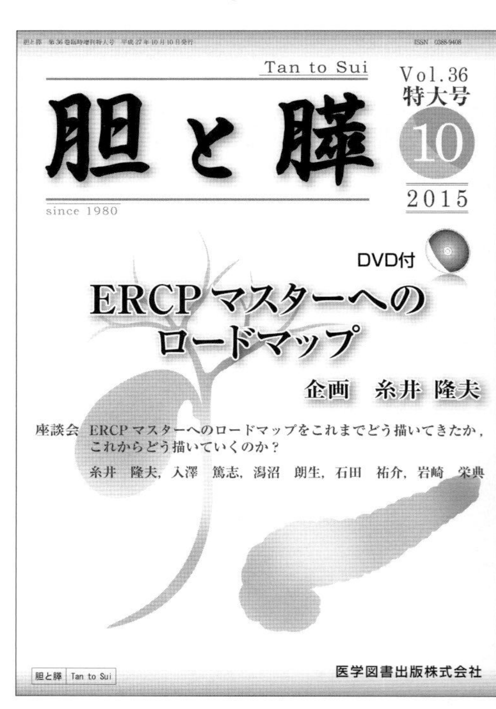

本体5,000円＋税

医学図書出版株式会社

膵外傷の治療体系

若狭　悠介[1)]・木村　憲央[1)]・袴田　健一[1)]

要約：膵外傷は解剖学的特徴から他臓器損傷を合併することが多い。膵損傷に伴う隣接血管や実質臓器損傷による腹腔内出血への対応が救命のため最優先となる。十二指腸やその他腸管損傷による消化液腹腔内漏出の回避も必要である。膵損傷については，主膵管損傷の有無が治療方針・術式選択において重要なポイントとなる。適切な術式選択や合併症回避のため，術前に可能な限り内視鏡的逆行性胆管膵管造影（endoscopic retrograde cholangiopancreatography：ERCP）による主膵管損傷の評価を行うことが望ましい。主膵管損傷の所見が認められない場合には，非手術的治療（non-operative management）やステント治療も可能である。主膵管損傷が認められる場合には，膵縫合・膵管再建もしくは膵切除が必要となるが，術後の膵内外分泌機能低下を最小限にするため，可能な限り膵温存を図るべきである。全身状態が不安定な症例に対してはdamage control surgeryを選択し，全身状態改善後に二期的に根治的手術を行う。

Key words：主膵管損傷，内視鏡的逆行性胆管膵管造影（endoscopic retrograde cholangiopancreatography：ERCP）

はじめに

膵損傷は腹部外傷の2～16％を占めるとされ[1～9)]，本邦では90％以上が鈍的外傷である[5)]。60～80％に他臓器損傷が認められ，1症例あたり平均3.5～4.5臓器の損傷を伴うとされるため，病態が多様でありしばしば治療選択を困難としている[1,6,7,10)]。ただし，膵外傷は比較的まれであり一施設あたりの経験症例数は少ないため，経験を積むのが困難である。したがって，治療法に関して非手術症例の適応や術式選択など，標準的治療が確立されていないのが現状である[11)]。

Ⅰ．治療方針

図1に膵外傷治療のフローチャートを示す。膵外傷における治療の原則として優先順位は，①出血コントロール，②消化液漏出の回避，③膵損傷の局所制御となる[12)]。初期診療で腹腔内出血による出血性ショックと診断された場合には，止血による救命目的に躊躇なく緊急開腹手術を選択する。バイタルが安定している場合には，まず造影CTを施行し，他臓器損傷を含めた膵損傷の程度を評価する。消化管穿孔や大血管損傷などが判明した場合にはすぐさま開腹術へ移行すべきであるが，前述を伴わない場合は全身状態が許容すれば可能な限り術前もしくは術中内視鏡的逆行性胆管膵管造影（endoscopic retrograde cholangiopancreatography：ERCP）による主膵管損傷有無の評価を行うべきである。本間ら[13)]は，膵外傷におけるERCP所見を，①irregular type：主膵管の壁不整，②lateral leak type：造影剤の露出は認めるが主膵管が全長にわたり造影されるもの，③cut off：主膵管が中途までしか造影されないもの，④cut off and leak type：主膵管が中途までしか造影されず断端から造影剤の露出が認められるものに分類しており，①は保存的治療が可能で，②～④は手術適応としている。主膵管損傷があった場合は膵切除，あるいは膵縫合・膵管再建を含めた手術

Treatment Management of Pancreatic Trauma
Yusuke Wakasa et al
1) 弘前大学大学院医学研究科消化器外科学講座
（〒036-8562 弘前市在府町5）

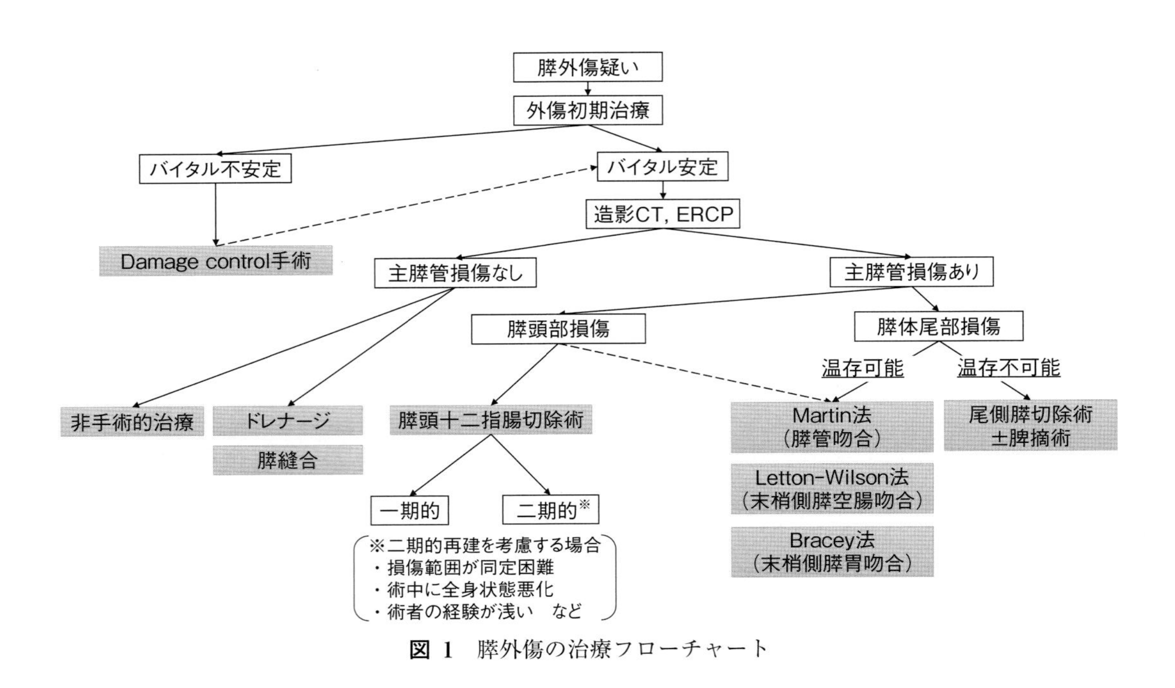

図 1　膵外傷の治療フローチャート

表 1　膵損傷分類 2008（日本外傷学会）

Ⅰ型	被膜下損傷	subcapsular injury
Ⅱ型	表在性損傷	superficial injury
Ⅲ型	深在性損傷	deep injury
	a：単純深在性損傷	simple deep injury
	b：複雑深在性損傷	complex deep injury

［Appendix］
　膵内胆管を損傷しているときはB，Vater 乳頭部を損傷しているときはVPと表記する。
［形態分類の説明］
　Ⅰ型：膵被膜の連続性が保たれて，膵液の腹腔内漏出がない損傷形態である。この損傷形態の中には，実質の挫滅（contusion）や実質内血腫を含む。
　Ⅱ型：被膜が損傷され，実質損傷の深さは実質径の 1/2 未満とする。そして主膵管の損傷を伴わないものをいう。
　Ⅲ型：実質径の 1/2 以上の実質損傷，または主膵管の損傷を伴うものをいう。
　a は実質径の 1/2 以上の損傷があるが，主膵管損傷を伴わないものをいう。b は実質径損傷の程度に拘わらず，主膵管損傷を生じたものをいう。
［記載方法］
　部位は上腸間膜静脈・門脈左縁より右側を頭部，左側を体尾部とし，さらに体尾部は二等分し，右側を体部，左側を尾部とする。頭部を（Ph），体部を（Pb），尾部を（Pt）で表す。

（文献 16 より引用）

が原則であるが，側壁損傷や限局的な造影剤漏出のみであれば，検査に引き続いて膵管ステントを挿入し，不要な手術回避や術中ガイドに使用することも可能である[9)]。以上より，ERCP は膵外傷においてもっとも信頼性の高いモダリティーであるといえる。磁気共鳴胆管膵管造影（magnetic resonance cholangiopancreatography：MRCP）については，低侵襲であり施行者の熟練度に依存しない点でERCPより優れている。しかし，膵管損傷の診断には評価が一定しておらず，現時点では膵外傷急性期の膵管損傷評価においてコンセンサスは得られていない[9,14,15)]。待機手術例の膵管評価や術後の経過観察など，診断・治療までの時間に比較的余裕のある場合には有用である。

Ⅱ．術式選択

　術前画像診断と術中所見より，日本外傷学会膵損傷分類 2008[16)]（表 1）や米国外傷外科学会臓器損傷スケール（American Association for the Surgery of Trauma；Organ Injury Scale：AAST-OIS)[17)]（表 2）をもとに損傷程度が分類され，治療選択がなされる。膵損傷分類Ⅰ型，AAST-OIS Grade Ⅰ，すなわち，膵実質に血腫や挫滅がみられても，膵被膜の連続性が保たれ膵液の漏出がなければ，膵損傷への処置は不要で

表 2 American Association for the Surgery of Trauma Organ Injury Scale for the Pancreas

Grade	Type of Injury	Description of Injury
Ⅰ	Hematoma	Minor contusion without duct injury
	Laceration	Superficial laceration without duct injury
Ⅱ	Hematoma	Major contusion without duct injury or tissue loss
	Laceration	Major laceration without duct injury or tissue loss
Ⅲ	Laceration	Distal transection or parenchymal injury with duct injury
Ⅳ	Laceration	Proximal transection or parenchymal injury involving ampulla
Ⅴ	Laceration	Massive disruption of pancreatic head

（文献 17 より引用）

ある。程度によっては膵管ステントを使用した非手術的治療（non-operative management）や膵周囲のドレナージのみにとどめる。ただし，軽微な膵液漏による症状増悪の可能性も考慮し，厳重な経過観察と緊急手術可能な体制は必要である。膵損傷分類ⅡおよびⅢa型，AAST-OIS GradeⅡといった，主膵管損傷を伴わない膵実質損傷では，止血処置とドレナージ，あるいは膵実質縫合閉鎖による治療が可能である。ただし，膵管損傷や組織欠損がないのに深く縫合閉鎖するのは，手術操作に起因する膵管損傷や術後仮性嚢胞などの原因となるため避けるべきである。主膵管損傷が不明な場合には，膵損傷部周囲のドレナージのみにとどめ，主膵管損傷の有無を評価した後，二期的に根治術を行う。主膵管損傷なしと判断した場合でも，時に太い分枝膵管損傷を合併していることがあるため，術前ERCP や術中所見より前述が疑われる場合には主膵管損傷に準じて慎重に膵切除，あるいはステント治療を考慮しなければならない[11]。

膵体尾部において主膵管損傷を伴う場合（膵損傷分類Ⅲb 型，AAST-OIS GradeⅣおよびⅤ）には，膵体尾部切除術はもっとも単純で安全な術式として広くすすめられている[1,11,18,19]。しかし，時に膵の大部分を切除しなければならない膵体尾部切除術においては，術後の膵内分泌機能を少しでも温存するため可能な限り膵温存を図るべきである。温存手術は損傷部位が限局している場合，全身状態が安定している場合，重篤な他臓器損傷がない場合においてよい適応と考えられる。実際には，離断部をトリミングして主膵管を閉鎖したのち実質を縫合閉鎖し，尾側残膵と Roux-en-Y 挙上空腸との膵腸吻合（Letton-Wilson 法）[20]もしくは膵胃吻合（Bracey 法）[21]などが選択される。やや特殊な方法として，膵頭部主膵管断端を閉鎖せず，膵頭部および膵体尾部との Roux-Y 挙上空腸吻合（Jones & Shires 法）[22]が報告されているが，膵空腸吻合が 2ヵ所となる不利があるため現実的には選択されることはほとんどない術式である[23]。再建膵実質損傷が軽度であり，全身状態が安定している場合には主膵管再建膵縫合術も選択肢の一つとなり得る（Martin 法）[24]。膵の十分な授動と挫滅部のデブリードマン，適切なステント留置がポイントとされる[23]。前述以外で，再建操作による合併症ハイリスク症例や手術時間が許容されない場合においては，膵体尾部切除術を選択するのが望ましく，その際には脾温存が可能か否かについての判断が重要である。脾摘後重症感染症発生のリスクをかんがみて，とくに若年者に対しては安易に脾摘術を選択せず，できるだけ脾温存の可能性を探るべきである。脾温存可能な場合には，脾動静脈を温存する方法と，脾の血流を短胃動静脈にゆだねて脾動静脈を切離する Warshaw 法がある[25]。前者では，脾動静脈からの分枝血管を丁寧に処理する必要があり，手技は煩雑である。細血管処理にエネルギーデバイスが有効であるが，出血の多い術野ではうまく活用できない場合もあることを念頭におく必要がある。一方，後者では細血管を処理する煩雑な手技は不要であるが，短胃動静脈や脾を損傷しないよう十分な注意が必要であり，長期的には左側門脈圧亢進症や胃静脈瘤の発生に注意しなければならない[26]。

膵頭部において主膵管損傷を伴う場合では，損傷が膵頭部離断などの限局性損傷（Grade Ⅳ）においては前述のような膵温存手術が可能な場合もある。しかし，頭部残存膵がわずかで膵断端を閉鎖することが困難であり，やむなく膵頭十二指腸切除術を選択せざるを得ないケースも少なくない[23]。膵頭部実質の高度な挫滅（Grade Ⅴ），膵内胆管や乳頭部損傷，広範に及ぶ十二指腸損傷を伴う場合には膵頭十二指腸切除術の適応となる。ただし，損傷範囲が同定困難，あるいは術者の経験が浅く手術が長時間に及ぶ場合は，術中に外傷死の 3 徴（代謝性アシドーシス，低体温，凝固異常）出現を含む全身状態悪化をきたす可能性を常に念頭におき，すぐさま damage control surgery に方針転換し，二期的手術に移行できる準備をしておく必要がある。

Ⅲ．長期成績

代表的な晩期合併症としては，糖尿病・栄養障害などの膵内外分泌機能低下があげられる。膵内外分泌機能の長期成績については報告が少ないものの，膵外傷治療後3～5年以上経過した患者において内分泌機能低下が15.8～35.7%，外分泌機能低下が0～33.3%程度と報告されている[27,28]。その他，膵腸吻合部狭窄に伴う膵炎や膵石，胆管空腸吻合部狭窄に伴う胆管炎や肝内結石症，あるいは脾摘後重症感染症など，内容や発生時期もさまざまである[29]。膵外傷による急性期の救命が可能であったとしても，前述の晩期合併症が起こりうることを想定し，患者への説明，あるいは定期的なフォローアップ体制を整えることが重要である。

参考文献

1) Jurkovich GJ, Carrico CJ : Pancreatic trauma. Surg Clin North Am **70** : 575-593, 1990.
2) Stawicki SP, Schwab CW : Pancreatic trauma : demographics, diagnosis, and management. Am Surg **74** : 1133-1145, 2008.
3) Seamon MJ, Kim PK, Stawicki SP, et al. : Pancreatic injury in damage control laparotomies : Is pancreatic resection safe during the initial laparotomy? Injury **40** : 61-65, 2009.
4) Lin BC, Chen RJ, Fang JF, et al. : Management of blunt major pancreatic injury. J Trauma **56** : 774-778, 2004.
5) 上原哲夫：腹部外傷による膵損傷の診断と治療．胆と膵 **18**：339-345，1997.
6) 清水正幸，松本松圭，船曳知弘，ほか：外傷性膵損傷に対する主膵管再建膵縫合術．日腹部救急医会誌 **31**：895-900，2011.
7) 加地正人，大友康裕，相星淳一，ほか：深在性膵損傷の治療．日腹部救急医会誌 **31**：875-882，2011.
8) 真栄城優夫：腹部の出血　出血と膵損傷．救急医 **8**：1525-1528，1984.
9) Wolf A, Bernhardt J, Patrzyk M, et al. : The value of endoscopic diagnosis and the treatment of pancreas injuries following blunt abdominal trauma. Surg Endosc **19** : 665-669, 2005.
10) 辺見　弘，前川和彦，茂木正寿，ほか：膵損傷．日外傷研会誌 **6**：195-210，1992.
11) 高橋英幸，栗栖　茂，八田　健，ほか：Ⅲb型膵損傷例の診断・治療方針．日腹部救急医会誌 **31**：889-894，2011.
12) 袴田健一，豊木嘉一，石戸圭之輔，ほか：Acute care surgery 膵頭部損傷に対する治療戦略．消外 **35**：1235-1244，2012.
13) 本間正人，辺見　弘，山本保博，ほか：ERCPを施行した膵損害症例の検討．日救急医会関東誌 **10**：126-127，1989.
14) Pata G, Casella C, Di Betta E, et al. : Extension of nonoperative management of blunt pancreatic trauma to include grade III injuries : a safety analysis. World J Surg **33** : 1611-1617, 2009.
15) 若狭悠介，木村憲央，梅津誠子，ほか：【消化器・一般外科医のための救急・集中治療のすべて】（Ⅱ章）外傷外科　部位別対処法　十二指腸損傷．臨外 **71**：178-183，2016.
16) 日本外傷学会臓器損傷分類委員会：膵損傷分類2008（日本外傷学会）．日外傷会誌 **22**：264，2008.
17) Moore EE, Cogbill TH, Malangoni MA, et al. : Organ injury scaling, II : Pancreas, duodenum, small bowel, colon, and rectum. J Trauma **30** : 1427-1429, 1990.
18) Mansour MA, Moore JB, Moore EE, et al. : Conservative management of combined pancreatoduodenal injuries. Am J Surg **158** : 531-535, 1989.
19) Patton JH Jr, Lyden SP, Croce MA, et al. : Pancreatic trauma : a simplified management guideline. J Trauma **43** : 234-241, 1997.
20) Letton AH, Wilson JP : Traumatic severance of pancreas treated by Roux-Y anastomosis. Surg Gynecol Obstet **109** : 473-478, 1959.
21) Bracey DW : Complete Rupture of the Pancreas. Br J Surg **48** : 575-576, 1961.
22) Jones RC, Shires GT : Pancreatic trauma. Arch Surg **102** : 424-430, 1971.
23) 栗栖　茂：膵損傷．手術動画とシェーマでわかる外傷外科手術スタンダード，日本 Acute Care Surgery 学会，1，153-166，羊土社，2012.
24) Martin LW, Henderson BM, Welsh N : Disruption of the head of the pancreas caused by blunt trauma in children : a report of two cases treated with primary repair of the pancreatic duct. Surgery **63** : 697-700, 1968.
25) Warshaw AL : Conservation of the spleen with distal pancreatectomy. Arch Surg **123** : 550-553, 1988.
26) 村上隆啓，加藤　崇，伊志嶺徹，ほか：Acute care surgery 膵体尾部損傷に対する術式選択．消外 **35**：1245-1252，2012.
27) Al-Ahmadi K, Ahmed N : Outcomes after pancreatic trauma : experience at a single institution. Can J Surg **51** : 118-124, 2008.
28) Morita T, Takasu O, Sakamoto T, et al. : Long-Term Outcomes of Pancreatic Function Following Pancreatic Trauma. Kurume Med J **63** : 53-60, 2017.
29) 木村昭利，豊木嘉一，石戸圭之輔，ほか：膵損傷に対する膵頭十二指腸切除術施行上の問題点．Jpn J Acute Care Surg **2**：36-41，2012.

*　　　*　　　*

特集

胆と膵 Vol. 39 (1) p. 49～54, 2018

これだけは知っておきたい　膵外傷のマネージメント

膵外傷に対する膵縫合，ドレナージ術

安藤　恭久[1)]・須藤　広誠[1)]・大島　稔[1)]・岡野　圭一[1)]・鈴木　康之[1)]

要約：外傷性膵損傷は比較的まれな損傷であり，その多くが交通外傷である。主膵管損傷のないⅡ～Ⅲa 型では，分枝膵管からの膵液漏出に対するドレナージを基本とし，可能であれば損傷部周囲をデブリドマンし縫合閉鎖する。手術操作による膵管損傷や術後仮性嚢胞の原因となる可能性もあるため，膵実質縫合をするべきか否かの評価は一定していない。損傷が挫滅のみの場合，もしくは組織の欠損が大きく縫合できない場合，広範囲の場合は膵切除術，限局している場合はドレナージ術を選択する。ドレナージに関しては逆行性感染防止に閉鎖吸引式ドレーンの使用が好ましい。基本的には待機的膵手術の術後管理と同様に行い，隠れたⅢb 型損傷やドレナージ不良による膿瘍形成にもっとも注意する。膵縫合・ドレナージ術に関するまとまった報告はないが，術後合併症として短期では難治性膵液瘻や腹腔内膿瘍，長期では仮性嚢胞があげられる。主膵管狭窄などが生じない限り膵機能低下に関する後遺症はないとされる。

Key words：外傷性膵損傷，膵縫合，膵ドレナージ，主膵管吻合

はじめに

外傷性膵損傷は，腹部外傷の 4.6～5.9％と比較的まれな損傷であり，銃創の少ない本邦では 90％以上が鈍的外傷で，その多くが交通外傷である[1,2)]。また，膵損傷の重症度は，搬入時ショック症例から保存的治療症例まで多様であり，日本外傷学会による膵損傷分類 2008 により，Ⅰ型（被膜下損傷）では保存的加療が可能であり，主膵管損傷を伴わないⅡ型（表在性損傷）およびⅢa 型（単純深在性損傷）に対しては膵縫合とドレナージでよいとされる。Ⅲb 型（複雑性深在性損傷）では，膵切除や再建が必要となることが多い[3)]。受傷からの時間が経過し外傷性膵炎が進行すると手術が著しく困難になるため，治療方針の決定には迅速かつ的確な判断が必要となる。

Suture Repair of Pancreas Laceration and/or Drainage For Pancreatic Trauma
Yasuhisa Ando et al
1) 香川大学消化器外科（〒 761-0793 木田郡三木町池戸 1750-1）

Ⅰ．診断と戦略

外傷性膵損傷の存在診断は血清アミラーゼの上昇や CT 所見でおおむね可能である。治療方針や術式の決定には主膵管損傷の有無がもっとも重要であるため，当科ではバイタルの安定した症例に限り積極的に術前内視鏡的逆行性膵管造影（ERP）を行っている[4)]。一方，搬送時ショック症例など non-responder 症例では十分な画像検査が行われずに開腹となる場合もあり，膵損傷部位の確認と術中の患者状態の状態により術式を決定する。

Ⅱ．手術の適応

膵損傷では多臓器損傷を伴うことが多く，他の臓器損傷により開腹術の適応となることがある。患者の全身状態を考慮し damage control surgery（DCS）が必要であれば，膵損傷に対しては損傷分類にかかわらず十分なドレナージのみを行う[5)]。

本稿の膵縫合・ドレナージ術が手術適応となるのは，主膵管損傷のないⅡ～Ⅲa 型である（Ⅱ型では保存的加療が選択される場合が多い）。分枝膵管からの

表 1　膵損傷に対する治療選択のアルゴリズム

Ⅰ型（被膜下損傷）	保存的治療
Ⅱ型（表在性損傷）	保存的治療，ドレナージ
Ⅲa 型（深在性損傷，主膵管損傷なし）	デブリドマン，膵縫合，ドレナージ
Ⅲb 型（複雑深在性損傷，主膵管損傷あり）	
膵頭部損傷	膵頭十二指腸切除術，ドレナージ
膵体尾部損傷	膵体尾部切除術（±脾温存術），ドレナージ（主膵管再建膵縫合）
DCS　十分な損傷部周囲のドレナージ	

膵液漏出に対するドレナージを基本とし，可能であれば損傷部周囲の挫滅部分をデブリドマンし縫合閉鎖する。刺創のように膵の損傷面が整なものは，膵縫合が選択される場合も多い。一方，手術治療までに時間が経過している場合には，膵縫合により膵液瘻や膿瘍形成などの術後合併症の頻度が増加するため，ドレナージのみが選択される場合が多い[6]（表 1）。

Ⅲ．手術手技

腹腔内にすみやかに到達でき，かつ創の延長が可能な腹部正中切開が基本となる。必要に応じて横切開を追加することもある。膵損傷を予想させる開腹時所見として，肝十二指腸間膜および傍十二指腸後腹膜，Treitz 靭帯周囲の血腫，浮腫，浸軟壊死（maceration），胆汁漏出などがある[7]。

次いで網嚢を開放して膵前面を観察する。膵単独損傷の場合大量出血はまれであり，出血部位には VIO システムのボール型電極（ソフト凝固）を用いて焼灼止血を試みて，困難な場合は polypropylene 合成吸収性縫合糸を用いて縫合止血を行う。深在性の膵体尾部損傷が疑われる場合には左側より膵脾を授動し，深在性の膵頭部損傷が疑われる場合には Kocher の授動を行い膵内胆管損傷や肝十二指腸間膜周辺の臓器損傷がないかも十分に検索する。

多臓器損傷による大量出血に対しては当然止血が優先され，常に患者の全身状態に注意を払う。とくに「外傷死の三徴（deadly triad）」といわれる低体温，代謝性アシドーシス，凝固障害の出現があれば救命を最優先し DCS を適応とする。タオルパッキングなど可及的な止血にとどめ，網嚢を開放し膵損傷部周囲にはドレーンを置いて短時間で閉腹する。

1．膵縫合

膵組織の高度の挫滅および壊死組織があればデブリドマンしたのち縫合修復を行う。縫合には atraumatic needle 付き monofilament の非吸収糸（当科では polypropylene 合成吸収性縫合糸）を使用し組織を合わせるよう愛護的に結節縫合する[8]（図 1）。

一方，膵縫合は危険かつ不必要との報告やドレナージのみで良好な経過を得たとの報告もあり，膵実質損傷に対する膵縫合の適応に関しては賛否両論である[9,10]。膵管損傷や組織欠損もないのに深く縫合するのは，手術操作による膵管損傷や術後仮性嚢胞の原因となる可能性もあるため注意が必要である。

2．ドレナージ術

損傷が軽度の挫滅のみの場合，もしくは組織の欠損が大きく縫合できない場合はドレナージ術を選択する[8]。術前および術中に主膵管損傷の確診がつかない場合や DCS 適応症例には十分なドレナージを講じ，術後経過を注意深く観察する[6]。Stone ら[11]はペンローズドレーンの代わりにサンプチューブを用いたところ合併症が 39％から 2％に減少し，Fabian ら[12]はサンプチューブと閉鎖吸引式ドレーンで比較したところ腹腔内膿瘍の発生率がおのおの 21％，3％で，閉鎖吸引式ドレーンで有意に少なかったと報告している。逆行性感染の防止には閉鎖吸引式ドレーンが好ましいとされる[13]。

ドレーン留置部位に関して当科では，膵頭部損傷の場合には，①損傷部（修復部），②Winslow 孔，（③右横隔膜下，④膵頭部背側）に，膵体尾部損傷の場合には，①損傷部（修復部），②左横隔膜下，（③膵体尾部背側）に留置することが多い（図 2）。当科ではドレーンの偏位を防止するために，適宜 loose loop による半固定を行っている[14]。ドレーンの種類は，通常膵手術と同様にガイドワイヤーでの交換操作が容易な閉鎖式吸引ドレナージ（BARD 社 Hubless Silicone Flat Drain）を用いている。腸管損傷などによる汚染が高度の場合は必要に応じて，住友ベークライト社のクリオドレーンバック® イリゲーションタイプチューブ付を用いることもある。

3．主膵管再建膵縫合術

外傷性膵頭部Ⅲb 型損傷に関しては，膵切除術が標準的に行われているが，Martin ら[15]や北野ら[16]によって報告された主膵管再建膵縫合術は理論的には優れた

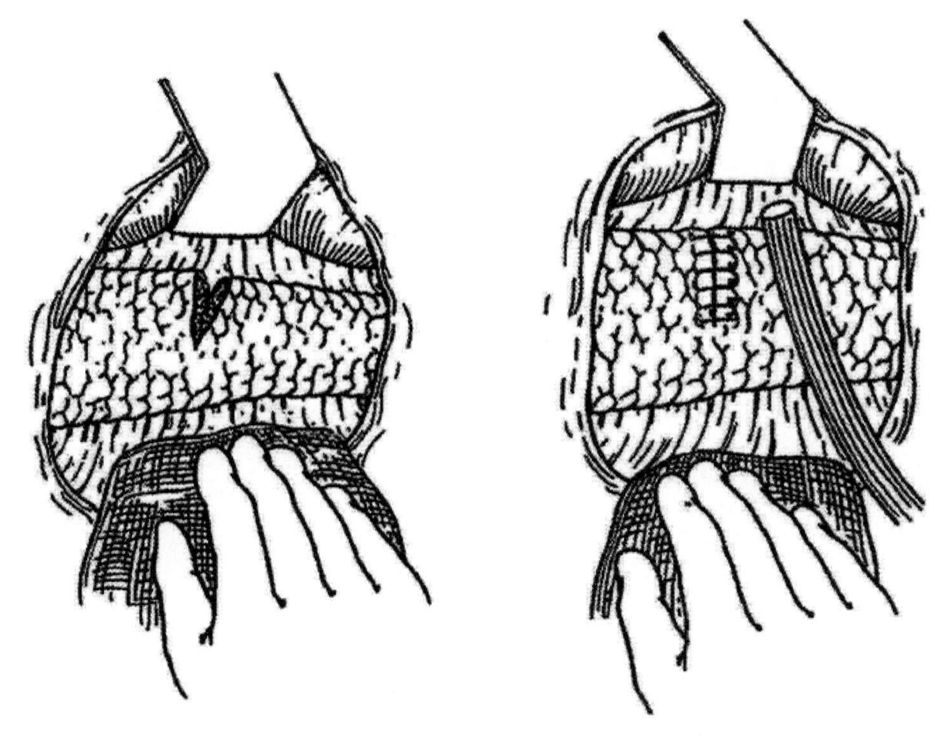

図 1　膵縫合・ドレナージ（文献8より引用）
Ⅱ～Ⅲa 型損傷に対する実質縫合と縫合終了後に挿入するドレナージ。
挫滅・壊死組織をデブリドマンしたのち atraumatic needle 付き monofilament の非吸収糸で組織を合わせるよう愛護的に結節縫合を行う。膵漏に備えドレーンを留置する。

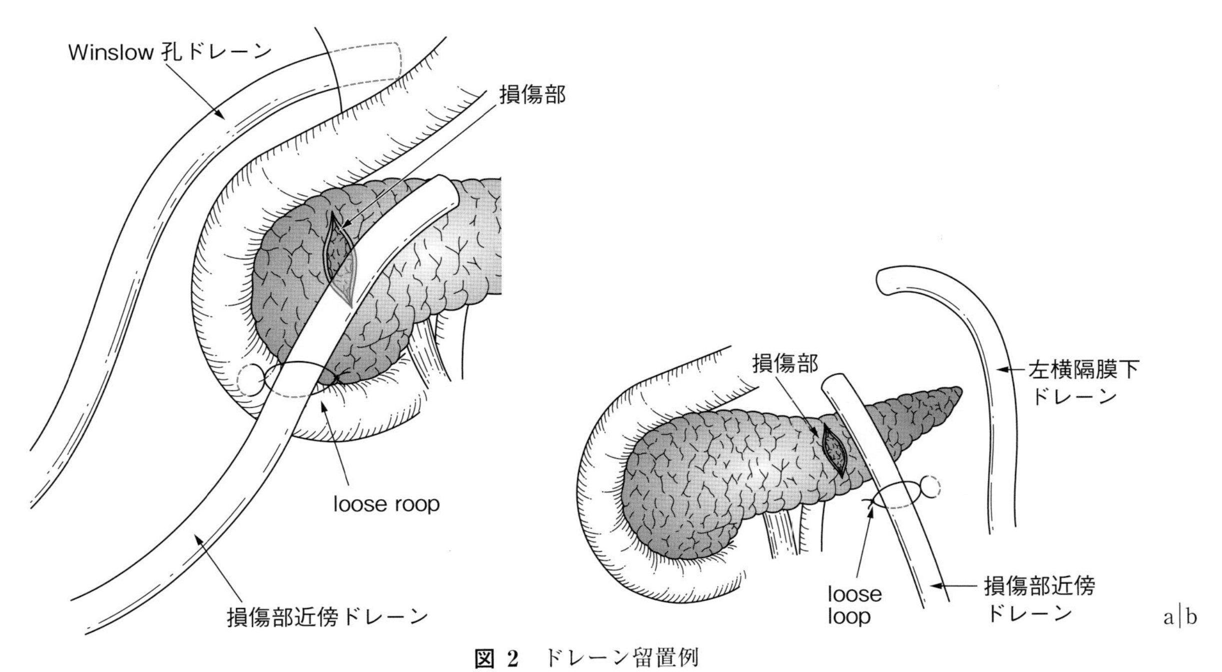

図 2　ドレーン留置例
a．膵頭部損傷
①損傷部（修復部），②Winslow 孔
（十分なドレナージが必要な場合は適宜　③右横隔膜下，④膵頭部背側　に追加する。）
b．膵体尾部損傷
①損傷部（修復部）②左横隔膜下
（十分なドレナージが必要な場合は適宜　③膵体尾部背側　に追加する。）

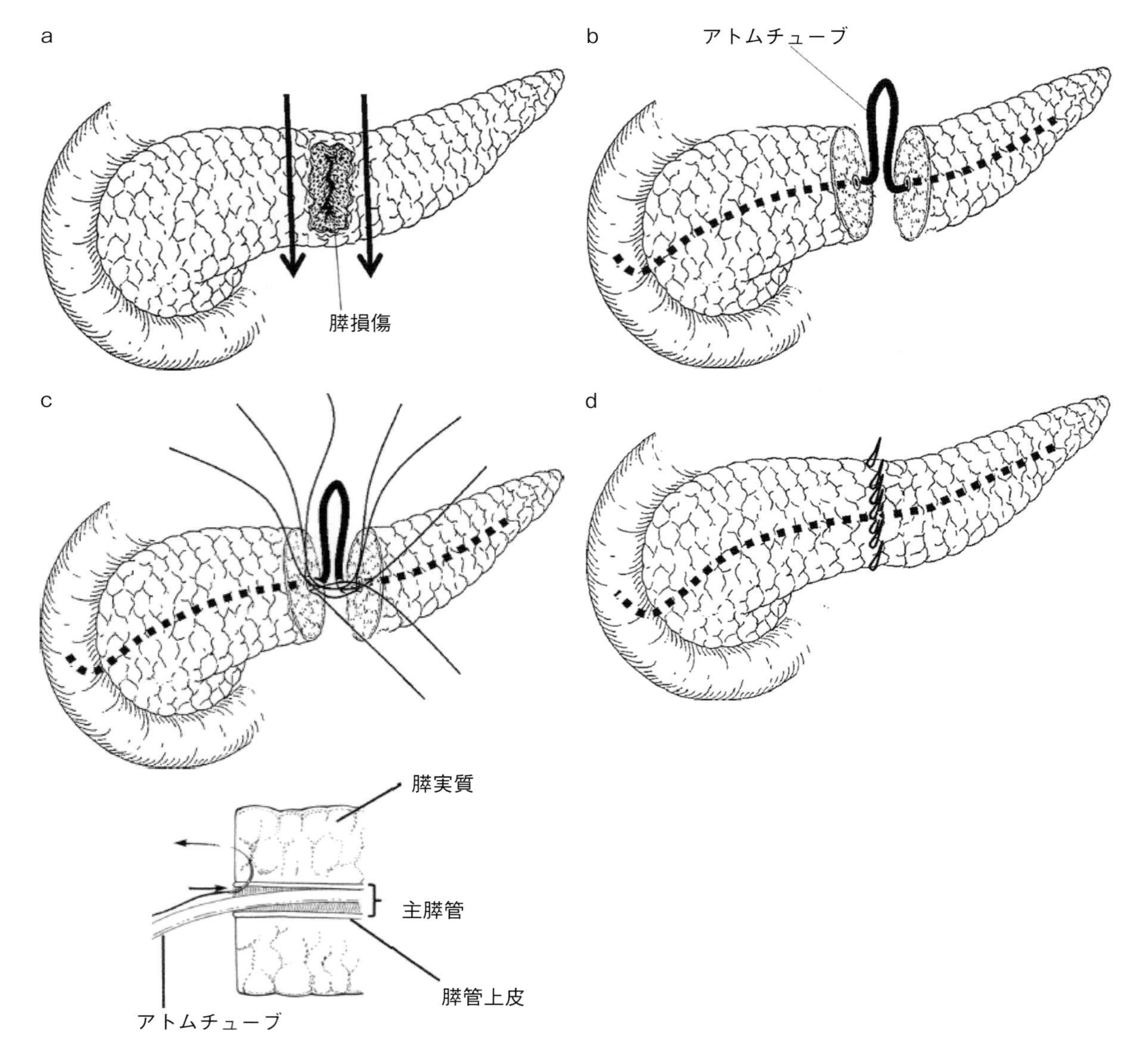

図 3　主膵管再建膵縫合術（文献 19 より引用）

a．膵のデブリドマン

損傷部周囲の止血を行いその頭尾側を 1～1.5 cm 剝離，続いてメスを用いて 5 mm のデブリドマンを行い新鮮な離断面を出す。

b．主膵管へのアトムチューブの挿入

主膵管の断端を見失わないように注意し，6 Fr アトムチューブを挿入しておく。

c．膵管膵管吻合

背側より膵管膵管吻合を開始する。6-0 Prolene® を膵管内部から膵実質へ大きくかける。アトムチューブの膵頭部の先端が Vater 乳頭部から 3～4 cm 出るようにカットする。

d．膵実質縫合

膵実質縫合は 4-0 Prolene® を用いて行い，ドレーンを膵縫合部の前後を挟むように 2 本と，Winslow 孔に 1 本留置する。

術式である。北野ら[16]はアトムチューブをロストステントとして用いる方法を報告しており，十二指腸切開により外瘻を置くMartinの方法よりもよいとされる(図3)。

しかし，主膵管狭窄や膵液瘻の合併症も報告されており，また 11～50％に死亡例が報告されており，その手術術式の適応に関しては慎重に判断すべきであると同時に，熟練した術者のみに許される術式である[18,19]。当科においては 2007 年以降にⅢb 型損傷（8 例）に対し，一期的再建で膵頭十二指腸切除術を施行したが，在院死亡例は認めず軽快している。

現在では内視鏡用膵管ステントの利用や術前にステントや経鼻膵管ドレナージ（ENPD）を留置して膵を再建する方法も選択可能である。

Ⅳ．周術期管理

基本的には待機的膵手術の術後管理と同様に行い，隠れたⅢb型損傷やドレナージ不良による膿瘍形成にもっとも注意する。通常の膵切除手術ではドレーンの早期抜去が推奨されているが，外傷症例では膵液漏出が長期にわたり，その結果ドレーンの早期抜去が難しいことが多い。腹腔ドレーン排液のアミラーゼ値の測定と細菌培養検査を適宜検査し，異常がなければ1本ずつ抜去していく。発熱や排液アミラーゼ値の上昇があれば，CTを撮像しドレナージ不全がないかを確認する。以下，一般の膵臓手術後管理と同様であるが，ドレナージ不全があればドレーン位置の調整や新たな経皮的ドレーンの留置を考慮する。排液アミラーゼ値の高値が続く場合は継続して留置し，瘻孔形成する約2週間前後以降で定期的にドレーン交換（当科ではファイコン三孔先穴ドレーン）を行いながら管理する。術後の栄養管理は経静脈栄養が多い[20]が，high-risk症例には経腸栄養が有用とする報告[21]もあり，当科では重症症例に対しては術中に上部空腸に腸瘻を造設し経腸栄養を行っている。経口摂取時期に関しても各施設の通常の術後管理に準じる。膵液瘻があっても炎症所見に乏しく，胃排出遅延もなく，術後経過が安定していれば経口摂取に問題はないと思われる[22]。また，ソマトスタチンアナログは，膵液の排出量を減らすため使用を考慮してもよいが，術後膵液瘻に対する効果は明らかとなっていない[23,24]。

また，膵液瘻はドレナージ不良があると感染を誘発し，時に大量出血や敗血症など致死的合併症に発展する可能性がある[25,26]。適切なドレナージに加え，抗菌薬投与も重要である。治療的抗菌薬は細菌感受性試験の結果を参考にするが，多くはカルバペネム系抗菌薬から開始し，適宜de-escalationを行う。さらに，感受性の低い*Pseudomonas aeruginosa*や真菌感染が問題となることもあるため注意が必要である[27]。

Ⅴ．短期・長期成績・後遺症

膵外傷後の合併症は20～40％に起こりうるといわれているが[28]，膵縫合・ドレナージ術に関するまとまった報告はない。術後合併症としては，短期では膵液瘻や腹腔内膿瘍，長期では仮性嚢胞があげられる。膵液のドレナージ不全や腹腔内膿瘍および仮性動脈瘤の形成などを認めた場合にはIVRなどの追加治療が必要で，患者状態に応じて，画像（CT，超音波検査，超音波内視鏡検査）誘導下に経皮的あるいは経消化管的ドレナージの適応となる[29,30]。膵縫合およびドレナージ術では，主膵管狭窄などが生じない限り膵機能低下に関する後遺症はない。一方，主膵管狭窄が残った場合は難治性膵液瘻や膵機能低下に移行することがある。経十二指腸乳頭あるいは経胃ルート内視鏡的に膵管ステント留置を行うなど考慮するが，手技的に難しい場合は外科的な内瘻造設や尾側膵切除術が適応になる場合もある。

参考文献

1）山元英資，原田雅光，西藤三郎，ほか：外傷性膵損傷症例の検討．日臨外会誌 **65**：3120-3124，2004.
2）小泉　哲，小林慎二郎，根岸宏行，ほか：当院における外傷性膵・十二指腸損傷症例に関する検討．日腹部救急医会誌 **32**：1151-1156，2012.
3）日本外傷学会臓器損傷分類委員会：膵損傷分類 2008（日本外傷学会）．日外傷会誌 **22**：264，2008.
4）栗栖　茂，八田　健，小山隆司，ほか：急性腹症・外傷　外傷性膵損傷に対する内視鏡の役割．消内視鏡 **22**：1509-1515，2010.
5）阪本雄一郎：損傷臓器別にみた診断と治療　膵損傷の診断と治療．救急医 **35**：334-341，2011.
6）井上潤一，本間正人，小井土雄一，ほか：膵損傷．手術 **63**：309-316，2009.
7）Soto JA, Alvarez O, Múnera F, et al.：Traumatic disruption of the pancreatic duct：diagnosis with MR pancreatography. AJR Am J Roentgenol **176**：175-178, 2001.
8）井上潤一，小井土雄一，辺見　弘，ほか：膵損傷・十二指腸損傷．外科治療 **103**：271-283，2010.
9）Moore JB, Moore EE：Changing trends in the management of combined pancreatoduodenal injuries. World J Surg **8**：791-797, 1984.
10）Boffard KD, Brooks AJ：Pancreatic trauma--injuries to the pancreas and pancreatic duct. Eur J Surg **166**：4-12, 2000.
11）Stone HH, Fabian TC, Satiani B, et al.：Experiences in the management of pancreatic trauma. J Trauma **21**：257-262, 1981.
12）Fabian TC, Kudsk KA, Croce MA, et al.：Superiority of closed suction drainage for pancreatic trauma. A randomized, prospective study. Ann Surg **211**：724-730, 1990.
13）Patton JH Jr, Lyden SP, Croce MA, et al.：Pancreatic trauma：a simplified management guideline. J

Trauma **43**：234-241, 1997.
14）Sugiyama M, Suzuki Y, Abe N, et al.：Secure placement of a peripancreatic drain after a distal pancreatectomy. Am J Surg **199**：178-182, 2010.
15）Martin LW, Henderson BM, Welsh N：Disruption of the head of the pancreas caused by blunt trauma in children：a report of two cases treated with primary repair of the pancreatic duct. Surgery **63**：697-700, 1968.
16）北野光秀，茂木正寿，奥沢星二郎，ほか：膵体部完全離断例に対する主膵管再建膵縫合術．手術 **46**：301-304, 1992.
17）Balasegaram M：Surgical management of pancreatic trauma. Cur Probl Surg **16**：1-59, 1979.
18）清水正幸，松本松圭，船曳知弘，ほか：外傷性膵損傷に対する主膵管再建膵縫合術．日腹部救急医会誌 **31**：895-900, 2011.
19）Perinel J, Mariette C, Dousset B, et al.：Early Enteral Versus Total Parenteral Nutrition in Patients Undergoing Pancreaticoduodenectomy：A Randomized Multicenter Controlled Trial（Nutri-DPC）. Ann Surg **264**：731-737, 2016.
20）Scaife CL, Hewitt KC, Mone MC, et al.：Comparison of intraoperative versus delayed enteral feeding tube placement in patients undergoing a Whipple procedure. HPB（Oxford）**16**：62-69, 2014.
21）Fujii T, Nakao A, Murotani K, et al.：Influence of Food Intake on the Healing Process of Postoperative Pancreatic Fistula After Pancreatoduodenectomy：A Multi-institutional Randomized Controlled Trial. Ann Surg Oncol **22**：3905-3912, 2015.
22）Kurumboor P, Palaniswami KN, Pramil K, et al.：Octreotide Does Not Prevent Pancreatic Fistula Following Pancreatoduodenectomy in Patients with Soft Pancreas and Non-dilated Duct：A Prospective Randomized Controlled Trial. J Gastrointest Surg **19**：2038-2044, 2015.
23）Lochan R, Sen G, Barrett AM, et al.：Management strategies in isolated pancreatic trauma. J Hepatobiliary Pancreat Surg **16**：189-196, 2009.
24）Lin BC, Chen RJ, Fang JF, et al.：Management of blunt major pancreatic injury. J Trauma **56**：774-778, 2004.
25）平川昭彦，諫山憲司，中谷壽男：外傷性膵損傷における診断と治療．日腹部救急医会誌 **31**：863-867, 2011.
26）荒木恒敏：腹部外傷と感染　実質臓器．日外感染症会誌 **8**：337-341, 2011.
27）Degiannis E, Glapa M, Loukogeorgakis SP, et al.：Management of pancreatic trauma. Injury **39**：21-29, 2008.
28）水沼仁孝，杉山宗弘，加藤弘毅，ほか：腹部鈍的外傷の IVR．映像情報 Medical **40**：566-572, 2008.
29）潟沼朗生，真口宏介，大坪真紀，ほか：仮性膵嚢胞における EUS ガイド下ドレナージ．胆と膵 **30**：751-757, 2009.

＊　＊　＊

胆と膵 Vol. 39（1） p. 55～61，2018

膵外傷に対する膵分節切除再建手術 —Letton-Wilson 法，Bracey 法—

村上　壮一[1)]・平野　　聡[1)]・中村　　透[1)]・田中　公貴[1)]・中西　喜嗣[1)]・浅野　賢道[1)]
野路　武寛[1)]・海老原裕磨[1)]・倉島　　庸[1)]・土川　貴裕[1)]・岡村　圭祐[1)]・七戸　俊明[1)]

要約：膵外傷における分節切除再建術の適応は，全身状態が安定した膵単独あるいは軽微な他臓器損傷を伴った損傷のうち，膵頭部近傍の損傷である。欧米の報告では膵切除量が 80%を超えなければ耐糖能異常の発生はほとんどないとされているが，アジア人は少ない膵切除量で 2 型糖尿病を発症する可能性があり，とくに若年者では本術式を考慮すべきである。なお，本術式の適応となる患者は，転医搬送が可能な状態が多いため，自施設で本術式が施行不能である場合には膵臓外科医への紹介を躊躇するべきではない。

Key words：膵外傷，膵分節切除再建手術，Letton-Wilson，Bracey

はじめに

“The pancreas is not your friend.” という格言は膵臓外科の困難さを的確に表現しており[1,2)]，どれだけ熟練した膵臓外科医であっても思わぬ膵液瘻に起因する DIC により患者を奪われることがある。したがって，とくに全身状態が不良な膵外傷例に対する複雑な術式は避けるべきであり，本稿で述べる「膵分節切除」は「全身状態が良好な患者」，「膵臓外科に精通した術者」，「厳重な術後管理が可能な施設」の 3 条件が揃ってはじめて考慮できる術式である。

Ⅰ．非外傷手術における膵分節切除再建手術

膵分節切除手術は郭清を必要としない膵の低悪性度手術に対して術後の膵内外分泌機能低下を防ぐ目的でしばしば行われる術式であり，外傷の場合に行われる Letton-Wilson（LW）法[3)]，Bracey 法[4)]とほぼ同様に，膵空腸吻合，もしくは胃膵吻合で再建される。2011 年より 2017 年の 7 年間に教室で施行された膵分節切除手術は 13 例，6 例が陥入法による膵胃吻合，7 例が Blumgart 変法[5)]による膵空腸吻合で再建を行った。現在行っている膵空腸吻合による再建法を図 1 に示す。頭側膵は linear stapler（Endo GIA™ Reinforced Reload with Tri-Staple™ Technology 60 mm Articulating Extra Thick）で 5 分以上圧縮した後，5 分以上かけて切離，尾側は膵管チューブを留置し不完全外瘻としたうえで，Blumgart 変法および膵管空腸粘膜吻合法（図 2）にて空腸と端側吻合を行っている。全 13 症例中 Grade C 以上の膵液瘻は膵胃吻合で再建した 1 例のみにみられた。また，術前より糖尿病に罹患していた 2 例に耐糖能の増悪がみられ，術前糖尿病の診断を受けていない 2 例の HbA1c が高値となったが，現在，無治療で経過中である。

Ⅱ．膵外傷における膵分節切除再建手術の手術適応

主膵管損傷を生じた膵外傷は，日本外傷学会臓器損傷分類 2008 において最重症のⅢb 型に分類される[6)]。Ⅲb 型膵損傷に対しては原則として緊急手術を行う

Central Pancreatectomy for Pancreatic Trauma—Letton-Wilson Procedure, Bracey Method—
Soichi Murakami et al
1）北海道大学大学院医学研究院消化器外科学教室Ⅱ
（〒 060-8638 札幌市北区北 15 条西 7）

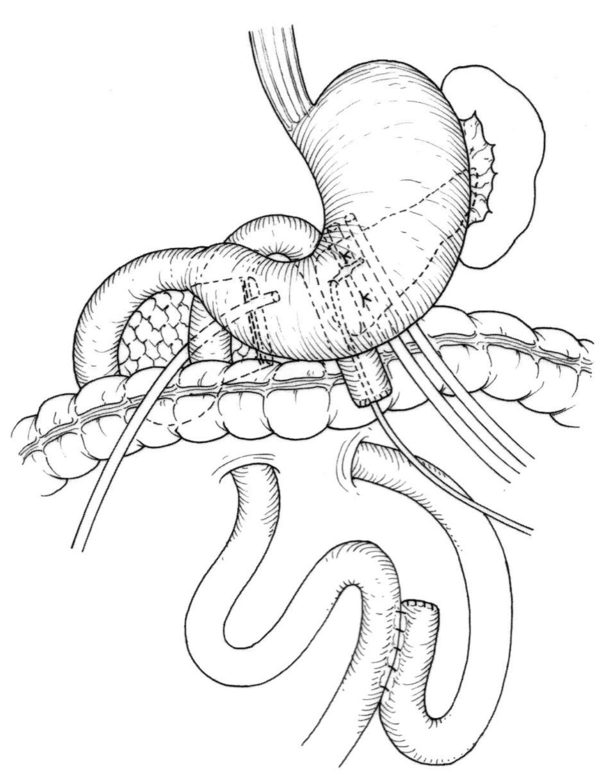

図 1 当科で膵臓良性腫瘍に対して行っている膵分節切除再建手術

頭側膵断端は可能な限り自動縫合器で閉鎖する。

尾側膵はTreitz靱帯より約20 cm肛側の空腸を自動縫合器で切離し，後結腸的に挙上した空腸腸間膜対側と，Blumgart変法および粘膜吻合で端側吻合を行う。膵管チューブは不完全外瘻とし，腹壁化した空腸断端より体外に導出する。

ドレーンは膵空腸吻合部腹側，および背側，さらに頭側膵断端にそれぞれ留置する。

が[7,8]，一般的に膵臓の単独損傷はまれであり[9～11]，他臓器損傷による出血で輸液に反応しないショック状態，あるいは手術中にdeadly triadが生じるような全身状態が不良な症例も少なくない。このような症例に対しては，上腸間膜静脈（SMV）より左側の損傷であれば頭部側を縫合閉鎖したうえでの尾側膵切除（DP），この実施もままならない症例，あるいは右側の損傷であれば，初回手術はパッキングのみを行うダメージコントロール手術（DCS）とすべきである。その後全身状態の回復を待って，二期的あるいは三期的切除で必要に応じた再建手術を行う。本術式の適応はこれらDCSを行う必要のない症例，あるいはDCS後に全身状態が改善し，十二指腸損傷を合併しておらず膵頭十二指腸切除を要しない膵頭部損傷症例となる。なお，膵実質損傷が軽微で，かつ主膵管損傷を生じている場合には，膵管-膵管吻合が施行可能とされる[12,13]が，適応症例は限定的である。

Ⅲ．膵脾機能温存手術としての意義

欧米の過去の検討では，膵切除量が膵全体の80％を超えなければ耐糖能異常は起こりにくいとされている[14,15]。また，三輪ら[16]は膵の切離線と膵切除量の関係について検討を行い，腹腔動脈直下で49％，門脈直上で65％と報告している。したがって門脈直上を超えるextended DPを施行しても80％を超えることはまれであり，これが膵外傷においてはDPを第一義に考えるべき根拠とされている。しかし，松本ら[17]は50％未満の膵切除量であっても耐糖能異常の発生が高率であったと報告している。またKodamaら[18]はコーカソイド系およびアフリカ系民族と日本人を含む東アジア系民族を比較し，東アジア系民族はインスリン分泌能が低い傾向にあり，わずかなBMI上昇によっても膵β細胞の代償機能不全からインスリン感受性が低下することを報告している。これらの結果より，日本人は同じ膵切除量でも欧米人より2型糖尿病を発症する確率が高いと推測される。したがって，全身状態に問題がなければ可能な限り尾側膵の温存を考慮すべきである。

膵分節切除手術では膵機能とともに脾機能も同時に温存される。脾摘後重症感染症（overwhelming post-splenectomy infection：OPSI）の発生は近年Sinwar[19]がまとめたReviewによると年率0.23％，生涯における発生率は5％と報告されており，従来の報告よりも高率であった。また，発症後は適切に治療を行っても，致死率は38～70％と高い。Theilackerら[20]はドイツ国内173のICUで治療を行ったOPSI患者について，同数の背景因子の一致する脾摘を行っていない重症敗血症患者と比較を行った。肺炎球菌ワクチン，インフルエンザ桿菌ワクチンについてはOPSI群のほうが有意に接種率は高かったにもかかわらず，感染への肺炎球菌の関与はOSPI群で有意に高かった。なお，死亡率に差は認めなかった。この結果はワクチン接種が切除された脾臓を代償する訳ではないことを意味するが，筆者らはワクチンの接種率がOPSI群で42％と低いことをあげ，これを改善することが重要であると結論付けている。したがって，可能な限り脾臓温存を考慮することは重要であるが，脾臓摘出が行われた患者に対してはワクチン接種を失念しないことが肝要である。

Ⅳ．本邦における膵外傷に対する膵分節切除再建手術の現状

医学中央雑誌で「(膵切除/TH or 膵切除/AL) and

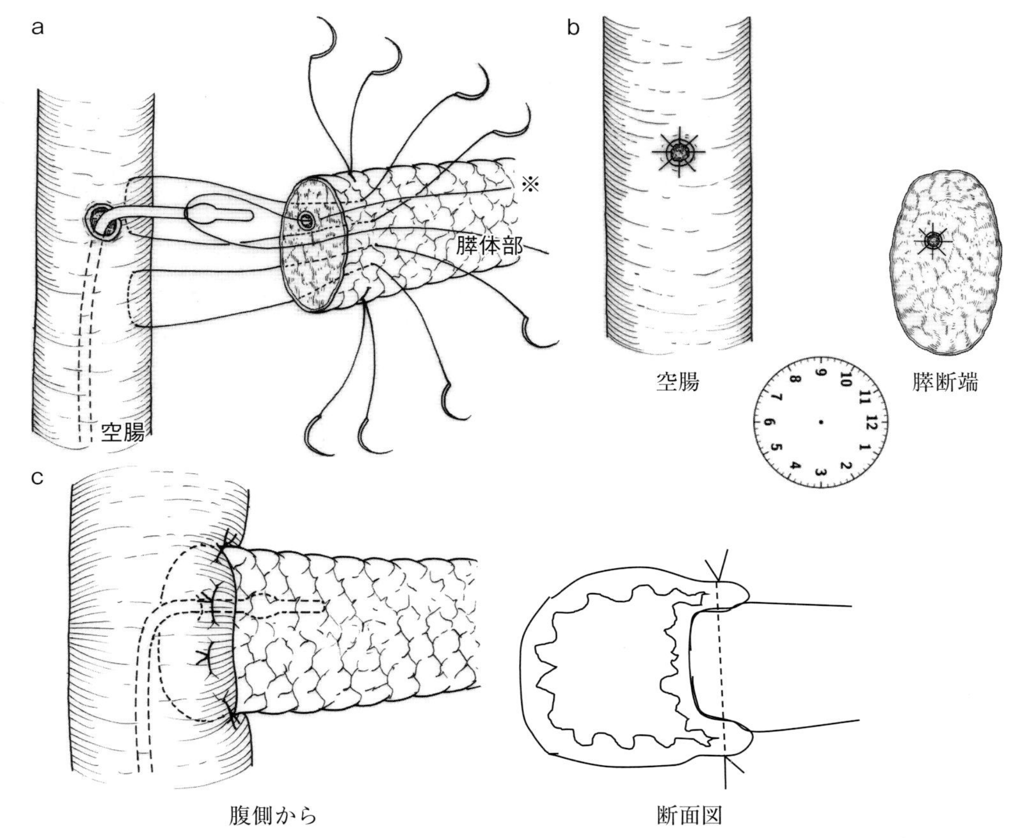

図 2 当科で行っている膵空腸吻合法（Blumgart 変法および膵管粘膜吻合法）

a：空腸漿膜筋層と膵実質に 3-0 PROLENE® を図のごとく腹側→背側→腹側の順に垂直マットレスの要領で運針するが，そのうち 1 針は主膵管を囲むようにする（Blumgart 変法）。
※膵管チューブは主膵管断端から内腔に“節”が隠れる部分まで挿入して 4-0 VICRYL RAPIDE® で固定する。

b：主膵管と空腸の吻合孔を 5-0 PROLENE® で 8 針外縛りで吻合する。糸かけは 6 時から 12 時は時計回りに行い，12 時の糸をかけた後は 4 時 30 分から 3 時，1 時 30 分と反時計回りに進める。結紮は 12 時から 6 時まで反時計回り行った後，続いて 1 時 30 分から 4 時 30 分の糸に向かう。チューブ固定の糸は 1 時方向にかける。

c：（a）でかけた Blumgart の糸をさらに空腸前壁の漿膜筋層にかけ，空腸で膵断端を包み込むように結紮する。膵切離時に頭尾側に描けた支持糸も水平マットレスの要領で空腸に運針し，包み込みを完全にする。

（創傷と損傷/TH or 外傷/AL））and（PT＝会議録除く）」の検索式で検索した症例報告もしくは原著論文のなかで，膵分節切除再建手術はこれまでに 37 例報告されている（表 1）。手術を受けた患者の平均年齢は 24（5～75）歳，16 歳未満の小児は 9 例（24.2%）であり，比較的若年者に対して行われていた。

受傷機転は 29 例で記載されており，自動車事故によるハンドル外傷が 8 例（27.6%），他者よりの障害が 5 例（17.2%），自転車ハンドル外傷 4 例（13.8%）など，膵前面より局所に強い外力が作用するものがほとんどであった。

他臓器損傷については 33 例に記載があり，膵単独損傷は 25 例（75.8%），他臓器損傷を伴うものは 8 例（24.2%），うち 2 臓器以上の損傷を合併するものは 3 例（9.1%）であり，基本的には膵臓の単独損傷もしくは軽微な他臓器損傷を伴う症例が適応とされていた。初診時の循環動態については 33 例に記載を認めたが，ショックを認めた症例は 4 例（12.1%）と少なかった。また，全例が手術時までに循環動態が安定しており，比較的状態のよい患者が膵分節切除再建術の適応とされていた。受傷から手術までの時間および初診時の方針について記載があったものは 26 例，うち初診時に手術の方針となった症例は 15 例（57.5%），経過観察の方針であったが病態悪化で 48 時間以内に手術になったものは 5 例（19.2%）であった。受傷から 48 時間以上経過後に発症，あるいは病態が判明し手術を行った

表 1 本邦における過去の膵外傷に対する膵分節切除再建手術（1）

症例	発表年	報告者	年齢	性別	受傷機転	他臓器合併損傷	初診時ショック	初療時治療方針	受傷より分節膵切除までの時間	主膵管損傷部位
1	1988	坂本	44	女	ハンドル外傷	胆管	不詳	不詳	不詳	不詳
2	1989	笠川	7	男	自転車ハンドル	−	−	保存	48 時間	SMA 直上
3	1993	西田	9	男	不詳	不詳	不詳	不詳	不詳	膵体部
4	1998	浜田	5	女	落下物による腹部打撲	−	−	保存	24 時間	SMV 直上
5	2001	清水	30	女	ハンドル外傷	−	−	保存	48 時間後	SMV 左縁
6	2001	福澤	21	女	ハンドル外傷	十二指腸下行脚穿孔，肝挫傷・被膜下血腫，腎被膜下血腫	+	手術	不詳（早期）	膵体部 2/3
7	2001	曽我	27	男	ハンマーによる殴打	右結腸穿孔	+	手術	不詳（早期）	SMV 右縁
8	2002	黒田	24	男	蹴られた	−	−	手術	11 時間	SMV 直上
9	2002	清水	29	男	ハンドル外傷	胃断裂	−	手術	3.5 時間	SMV 直上
10	2004	田中	6	男	礫創	−	−	保存	50 日	SMV 直上
11	2005	千葉	8	男	ブランコ板による鈍的外傷	空腸漿膜損傷	+	手術	当日	SMV 直上
12	2005	川辺	20	女	腹部を殴打され受傷	−	−	手術	52 日目	膵頭部
13	2007	石田	29	男	馬に蹴られ受傷	−	−	保存	2 ヵ月	SMV 直上
14	2007	石田	21	男	階段転倒による上腹部打撲	−	−	保存	2 ヵ月	SMV 直上
15	2008	尾崎	27	男	バイク事故による受傷	肝損傷	+	手術	5 時間	CA 左側
16	2008	小森	14	男	シートベルト外傷	十二指腸下行脚前壁穿孔，右胃動脈断裂，右腎損傷	−	手術	不詳	SMV 直上
17	2010	栗栖	38	男	不詳	不詳	−	不詳	不詳	不詳
18	2010	栗栖	26	男	不詳	不詳	−	不詳	不詳	不詳
19	2010	栗栖	19	男	不詳	不詳	−	不詳	不詳	不詳
20	2010	旭吉	27	女	他者に踏まれ受傷	−	−	手術	12 時間	SMV 左縁
21	2010	川崎	19	男	腹部殴打	−	−	保存	10 時間	SMV 直上
22	2010	長江	7	女	棒状物による鈍的外傷	−	−	保存	72 日	SMV 直上
23	2011	山名	48	男	自動車ハンドル	−	−	手術	360 分	SMV 左縁
24	2011	山名	28	男	自動車ハンドル	−	−	手術	205 分	SMV 左縁
25	2012	松本	75	男	鈍的外傷（詳細不明）	−	−	不詳	不詳	不詳
26	2012	山名	48	男	自動車ハンドル	−	−	手術	380 分	SMV 左縁
27	2012	山名	28	男	自動車ハンドル	−	−	手術	225 分	SMV 左縁
28	2012	小泉*	20	男	サッカー中受傷（詳細不明）	−	−	手術	不詳	SMV 直上
29	2012	小泉**	31	女	スノーボード中受傷（詳細不明）	−	−	手術	不詳	SMV 左縁
30	2012	小林**	30	女	腹部打撲（詳細不明）	−	−	手術	不詳	SMV 直上
31	2012	小林*	20	男	腹部打撲（詳細不明）	−	−	手術	不詳	不詳
32	2013	富沢	10	男	自転車ハンドル	−	−	保存	24 時間	SMV 直上
33	2013 2017	Okada*** 高田***	9	男	自転車ハンドル	−	−	手術	同日	SMV 左縁
34	2014	山添	21	女	シートベルト外傷	十二指腸損傷 肝損傷	−	手術	同日	SMV 左縁
35	2016	松田	17	男	他者の膝との接触	−	−	手術	30 時間	SMV 直上
36	2016	松田	20	男	他者の膝との接触	−	−	手術	33 日	SMV 直上
37	2016	和久	26	女	自転車ハンドル	−	−	手術	6 時間	SMA 左方

SMV：superior mesenteric vein，CA：celiac artery
*：報告者の所属する施設，経過より同一症例の可能性あり，**：年齢は異なるが，報告者の所属する施設，経過より同一症例の可能性あり，
***：同一症例であることを確認したため，一つにまとめた

表 1　本邦における過去の膵外傷に対する膵分節切除再建手術（2）

症例	術式	頭側断端閉鎖	膵消化管吻合法	膵管ドレーン	術後膵液瘻	膵液瘻以外の術後合併症	術後入院日数（日）	DMの既往	術後耐糖能増悪	術後観察期間
1	LW	不詳	不詳	不詳	−	総胆管十二指腸吻合縫合不全		不詳	−	不詳
2	LW	縫合閉鎖	陥入法	−	+	−	52	−	−	2年半
3	LW	不詳	不詳	不詳	−	−		不詳	−	不詳
4	LW	縫合閉鎖	陥入法	完全外瘻	−	−	33	−	−	7ヵ月
5	LW	主膵管結紮＋縫合閉鎖	陥入法	−	+	−	58	不詳	−	58日
6	LW	縫合閉鎖	陥入法	完全外瘻	−	右胸水	60	−	−	5年
7	LW	縫合閉鎖	不詳	不詳	+	−	40	不詳	−	1年
8	LW	主膵管結紮＋縫合閉鎖	陥入法	完全外瘻	−	急性膵炎	61	−	−	61日
9	LW	主膵管結紮＋縫合閉鎖	不詳	完全外瘻	−	−	28	−	−	28日
10	LW	不詳	不詳	留置（詳細不明）	−	−	38	−	−	3ヵ月
11	LW	縫合閉鎖	不詳	−	+	−	17	−	−	44日
12	Bracey	縫合閉鎖	不詳	不詳	−	急性胃粘膜病変	28	−	不詳	28日
13	LW	主膵管結紮	不詳	不詳	−	−	17	不詳	−	17日
14	LW	主膵管結紮	不詳	不詳	−	−	20	不詳	−	20日
15	LW	主膵管結紮＋縫合閉鎖	粘膜-粘膜縫合	完全外瘻	−	−	25	−	−	25日
16	LW	不詳	不詳	完全外瘻	−	下部胆管狭窄	35	−	−	19ヵ月
17	LW	不詳	不詳	不詳	不詳	不詳		不詳	不詳	12年
18	LW	不詳	不詳	不詳	不詳	不詳		不詳	不詳	11年
19	LW	不詳	不詳	不詳	不詳	不詳		不詳	不詳	7年
20	Bracey	主膵管結紮＋縫合閉鎖	不詳	留置（詳細不明）	−	−	31	−	−	2ヵ月
21	LW	縫合閉鎖	不詳	完全外瘻	−	腹腔内膿瘍	31	−	不詳	31日
22	LW	縫合閉鎖	粘膜-粘膜縫合＋密着	不完全外瘻	−	−	36	−	−	17ヵ月
23	LW	不詳	不詳	不詳	+	−	83	不詳	−	83日
24	Bracey	不詳	不詳	不詳	−	−	24	不詳	−	24日
25	LW	不詳	不詳	不詳	−	−	47	−	−	47日
26	LW	不詳	不詳	完全外瘻	+	−	83	不詳	−	83日
27	Bracey	不詳	粘膜ポケット法	完全外瘻	−	−	24	不詳	−（尾側膵萎縮）	7年
28	LW	不詳	不詳	不詳	−	−	51	不詳	−	51日
29	LW	不詳	不詳	不詳	−	−	21	不詳	−	21日
30	LW	不詳	不詳	不詳	−	−	20	不詳	−	20日
31	LW	不詳	不詳	不詳	−	−	51	不詳	−	51日
32	LW	主膵管結紮＋縫合閉鎖＋膵管ステント	粘膜-粘膜縫合	ロストチューブ	+	腹腔内膿瘍	45	−	−	1ヵ月半
33	LW	LS	陥入法	−	−	−	15	−	−	1年
34	LW	縫合閉鎖＋空腸漿膜筋層パッチ	粘膜-粘膜縫合	ロストチューブ	−	挙上空腸の通過障害	21	−	−	21日
35	LW	主膵管結紮＋縫合閉鎖	不詳	完全外瘻	−	−	20	−	−	20日
36	LW	主膵管結紮＋縫合閉鎖	不詳	完全外瘻	+	麻痺性イレウス	33	−	−	33日
37	Bracey	主膵管結紮＋縫合閉鎖	陥入法	−	−	−	28	−	−	8年

LS：linear stapler，LW：Letton-Wilson，DM：diabetes mellitus

症例は6例（23.1%）報告されていた。詳細不明の6例を除く31例全例が主膵管損傷を伴うⅢb型膵損傷で，損傷部位はSMV直上が15例（48.4%），SMV左縁が9例（29.0%），SMV右縁が1例（3.2%）と全体で25例（80.6%）が膵頸部での主膵管損傷であった。

再建術式はLW法が32例（86.5%），Bracey法が5例（13.5%）であった。頭側膵断端について記載があったのは21例，うち主膵管を結紮し縫合閉鎖したものが8例（38.1%），縫合閉鎖のみ8例（38.1%），その他主膵管を結紮し縫合閉鎖し，さらに乳頭部に膵管ステントを留置したもの，主膵管結紮のみ，縫合閉鎖に空腸漿筋層パッチを加えたもの，自動吻合器を使用したものがそれぞれ1例（4.8%）であった。膵消化管吻合の詳細について記載があったのは12例，うち陥入法が7例（58.3%），膵管-粘膜吻合が3例（25%），膵管-粘膜吻合に密着法を追加したもの，粘膜ポケット法がそれぞれ1例（8.3%）であった。膵管チューブについては16例に記載があり，完全外瘻11例（68.8%），ロストステント2例（12.5%），不完全外瘻が1例（6.3%），詳細不明であるが留置したとの記載があったものが2例（12.5%）であった。

合併症については34例に記載があり，膵液瘻は8例（23.5%）で発生していた。膵液瘻以外の術後合併症としては，腹腔内膿瘍が2例（5.9%），総胆管十二指腸吻合縫合不全，胸水，急性胃粘膜病変，下部胆管狭窄，挙上空腸の通過障害，イレウスがそれぞれ1例（2.9%）報告されていた。なお，膵胃吻合（PG）については膵空腸吻合（PJ）に比較し膵液瘻が少ないとする報告があり[21,22]，これを根拠に膵液瘻が懸念される症例にはBracey法が選択されていたが，最近，Chengら[23]により報告されたPGとPJのrandomized controlled trial研究のReviewによると，膵液瘻の発生を含め，PGとPJのどちらが有利であるかを結論付けることはできなかったとしている。このようにLW法とBracey法には大きな差は認められないことから，手術を行う施設あるいは術者がもっとも手慣れた方法を選択するのがよいと考えられる[24]。また，尾側残膵が短い場合には，膵胃吻合は困難となり，膵空腸吻合が選択される。

V．術後管理，外来フォロー

基本的に膵分節切除再建手術は全身状態が良好な症例に対して行われるため，術後管理は一般的な膵切除手術に準じる[25]。膵液瘻の発生は11～37%ともっとも頻度が高い合併症であるが[26～28]，排液が1日200 mL以下であれば適切なドレナージで自然軽快することも多く[7]，手術終了時のドレーン配置が重要である。ただし，長期のドレーン留置は逆行性感染が懸念されるため，当科ではInternational Study Group（ISGPF）の基準[29,30]に従い術後4日目のドレーンアミラーゼ値を測定し，「施設正常上限値の3倍を超えなければドレナージすべき膵液瘻はない」と判定し，翌日ドレーンを抜去している。なお，この基準はISGPFにより2005年に公表されたが，本文では前述のごとく記載されているものが要約では「血清アミラーゼ活性の3倍以上」と記載されていたため長らく混乱をきたしていたが，2017年に新基準が公表され記載が前者に統一されたこともあり，収束にむかいつつある。

1日200 mLを超える膵液瘻が生じた場合も，水分・栄養管理を適切に行うことで改善する場合が多いが，長期間改善しない場合や，700 mLを超える膵液瘻が続く場合には手術を考慮する必要がある[31]。ソマトスタチンアナログは術後膵液瘻に対する効果は明らかとなっていないが[32,33]，膵液の分泌量を抑制することはできるため，排液量が多く体液量管理に難渋する症例には使用を考慮してもよいと思われる。

膵液瘻が生じた場合には，CTにてドレナージが良好か否かを確認することが重要である[24]。吻合周囲に液体貯留が存在すれば，膵液の貯留と考えIVRによるドレナージ，あるいは超音波内視鏡下の経胃的ドレナージをすみやかに施行し，仮性動脈瘤を形成させないことが肝要である。なおCTにて仮性動脈瘤を認めた場合にはただちに塞栓術を行うべきである[24]。

おわりに

本稿で紹介した術式は，一分一秒を争う全身状態不良例に対しては適応ではない。したがって，他院を含め膵臓外科専門家に相談する時間は十分にあるはずであり，自身あるいは自施設が膵臓手術に慣れていないことを理由に健常な尾側膵や脾臓の温存をあきらめるべきではない。

参考文献

1）Hadjicostas P, Malakounides N, Varianos C, et al.：Radiofrequency ablation in pancreatic cancer. HPB（Oxford）**8**：61-64, 2006.
2）栗栖　茂，梅木雅彦：膵損傷．臨外**71**：173-177, 2016.
3）LETTON AH, WILSON JP：Traumatic severance of pancreas treated by Roux-Y anastomosis. Surg Gynecol Obstet **109**：473-478, 1959.

4) Bracey DW：Complete rupture of the pancreas. Br J Surg **48**：575-576, 1961.
5) Fujii T, Sugimoto H, Yamada S, et al.：Modified Blumgart anastomosis for pancreaticojejunostomy：technical improvement in matched historical control study. J Gastrointest Surg **18**：1108-1115, 2014.
6) 日本外傷学会臓器損傷分類委員会：膵損傷分類 2008（日本外傷学会）．日本外傷学会臓器損傷分類 2008, http://www.jast-hp.org/archive/sonsyoubunruilist.pdf, 48, 2008.
7) 日本外傷学会外傷専門診療ガイドライン編集委員会：4．膵損傷の治療戦略．外傷専門診療ガイドライン JETEC, 100-109, へるす出版, 2014.
8) 栗栖　茂：膵損傷．日本 Acute Care Surgery 学会編，手術動画とシェーマでわかる外傷外科手術スタンダード，153-166, 羊土社, 2012.
9) 村上　隆，加藤　崇，伊志嶺徹，ほか：【Acute care surgery】膵体尾部損傷に対する術式選択．消外 **35**：1245-1252, 2012.
10) Takishima T, Sugimoto K, Asari Y, et al.：Characteristics of pancreatic injury in children：a comparison with such injury in adults. J Pediatr Surg **31**：896-900, 1996.
11) 上原哲夫：腹部外傷による膵損傷の診断と治療．胆と膵 **18**：339-345, 1997.
12) Martin LW, Henderson BM, Welsh N：Disruption of the head of the pancreas caused by blunt trauma in children：a report of two cases treated with primary repair of the pancreatic duct. Surgery **63**：697-700, 1968.
13) 北野光秀：腹部外傷手術への挑戦．日外傷会誌 **31**：71-78, 2017.
14) Balasegaram M：Surgical management of pancreatic trauma. Curr Probl Surg **16**：1-59, 1979.
15) Cogbill TH, Moore EE, Morris JA Jr, et al.：Distal pancreatectomy for trauma：a multicenter experience. J Trauma **31**：1600-1606, 1991.
16) 三輪晃一，米村　豊，萩野　茂，ほか：膵切除量と膵内分泌機能の臨床研究．日消外会誌 **13**：856-862, 1980.
17) 松本　尚，三輪晃一，津川浩一郎，ほか：胃全摘に伴う膵体尾部切除症例の Quality of life—膵切除後糖尿病の発生を中心に—．日外会誌 **94**：1244-1248, 1993.
18) Kodama K, Tojjar D, Yamada S, et al.：Ethnic differences in the relationship between insulin sensitivity and insulin response：a systematic review and meta-analysis. Diabetes Care **36**：1789-1796, 2013.
19) Sinwar PD：Overwhelming post splenectomy infection syndrome-review study. Int J Surg **12**：1314-1316, 2014.
20) Theilacker C, Ludewig K, Serr A, et al.：Overwhelming Postsplenectomy Infection：A Prospective Multicenter Cohort Study. Clin Infect Dis **62**：871-878, 2016.
21) Aroori S, Puneet P, Bramhall SR, et al.：Outcomes comparing a pancreaticogastrostomy（PG）and a pancreaticojejunostomy（PJ）after a pancreaticoduodenectomy（PD）. HPB（Oxford）**13**：723-731, 2011.
22) McKay A, Mackenzie S, Sutherland FR, et al.：Meta-analysis of pancreaticojejunostomy versus pancreaticogastrostomy reconstruction after pancreaticoduodenectomy. Br J Surg **93**：929-936, 2006.
23) Cheng Y, Briarava M, Lai M, et al.：Pancreaticojejunostomy versus pancreaticogastrostomy reconstruction for the prevention of postoperative pancreatic fistula following pancreaticoduodenectomy. Cochrane Database Syst Rev **9**：CD012257, 2017.
24) 浅野賢道：5．外傷性膵損傷に対する治療戦略．外科 **77**：1251-1255, 2015.
25) 高田　実，安保義恭，中村文隆，ほか：8．膵体尾部・脾損傷．消外 **40**：195-206, 2017.
26) Kao LS, Bulger EM, Parks DL, et al.：Predictors of morbidity after traumatic pancreatic injury. J Trauma **55**：898-905, 2003.
27) Patton JH Jr, Lyden SP, Croce MA, et al.：Pancreatic trauma：a simplified management guideline. J Trauma **43**：234-241, 1997.
28) Vasquez JC, Coimbra R, Hoyt DB, et al.：Management of penetrating pancreatic trauma：an 11-year experience of a level-1 trauma center. Injury **32**：753-759, 2001.
29) Bassi C, Dervenis C, Butturini G, et al.：Postoperative pancreatic fistula：an international study group（ISGPF）definition. Surgery **138**：8-13, 2005.
30) Bassi C, Marchegiani G, Dervenis C, et al.：The 2016 update of the International Study Group（ISGPS）definition and grading of postoperative pancreatic fistula：11 Years After. Surgery **161**：584-591, 2017.
31) Vassiliu P, Toutouzas KG, Velmahos GC：A prospective study of post-traumatic biliary and pancreatic fistuli. The role of expectant management. Injury **35**：223-227, 2004.
32) Nwariaku FE, Terracina A, Mileski WJ, et al.：Is octreotide beneficial following pancreatic injury? Am J Surg **170**：582-585, 1995.
33) Martineau P. Shwed JA, Denis R：Is octreotide a new hope for enterocutaneous and external pancreatic fistulas closure? Am J Surg **172**：386-395, 1996.

＊　　＊　　＊

胆と膵 35巻臨時増刊特大号

医学図書出版ホームページでも販売中
http:www.igakutosho.co.jp

膵炎大全
～もう膵炎なんて怖くない～
企画：伊藤 鉄英

巻頭言

Ⅰ. 膵の発生と奇形
- 膵臓の発生と腹側・背側膵
- 膵の発生と形成異常―膵管癒合不全を中心に―
- 膵・胆管合流異常
- 先天性膵形成不全および後天性膵体尾部脂肪置換

コラム①：異所性膵
コラム②：膵動静脈奇形

Ⅱ. 膵炎の概念と分類
- 急性膵炎発症のメカニズム
- 膵炎の疫学―全国調査より―
- 急性膵炎の診断基準、重症度判定、初期診療の留意点～Pancreatitis bundles～
- 急性膵炎の重症化機序
- 慢性膵炎臨床診断基準および早期慢性膵炎の概念
- 慢性膵炎に伴う線維化機構

Ⅲ. 膵炎の診断
- 膵炎診断のための問診・理学的所見の取り方
- 膵炎診断のための生化学検査
- 急性膵炎 / 慢性膵炎診断のための画像診断の進め方
- 膵炎における膵内分泌機能検査
- 膵炎における膵外分泌機能検査

Ⅳ. 膵炎の治療
- 急性膵炎に対する薬物療法
- 慢性膵炎の病態に応じた薬物治療と臨床的位置づけ
- 膵炎に対する手術適応と手技
- 重症急性膵炎に対する特殊治療―膵局所動注療法とCHDF
- 膵炎に対する内視鏡治療―経乳頭インターベンションからネクロゼクトミーまで
- 膵炎に対する生活指導および栄養療法
- 膵性糖尿病の病態と治療
- 膵石を伴う膵炎に対するESWL

Ⅴ. 膵炎各論
- アルコール性膵炎
- 胆石性急性膵炎
- 遺伝性膵炎・家族性膵炎
- 薬剤性膵炎
- 高脂血症に伴う膵炎
- ERCP後膵炎
- 肝移植と急性膵炎
- ウイルス性急性膵炎
- 術後膵炎
- 高カルシウム血症に伴う膵炎
- 虚血性膵炎
- Groove膵炎
- 腫瘤形成性膵炎
- 腹部外傷による膵損傷（膵炎）
- 妊娠に関わる膵炎
- 膵腫瘍による閉塞性膵炎：急性膵炎は小膵癌や悪性膵管内乳頭粘液性腫瘍の診断契機か？
- 自己免疫性膵炎
- 炎症性腸疾患に伴う膵炎

コラム③：膵性胸水・腹水
コラム④：Hemosuccus pancreaticus
コラム⑤：嚢胞性線維症に伴う膵障害

膵臓の発生から解剖、先天性異常から膵炎の概念、分類、様々な成因で惹起される膵炎のすべてを網羅した1冊！これを読めば「もう膵炎なんて怖くない！

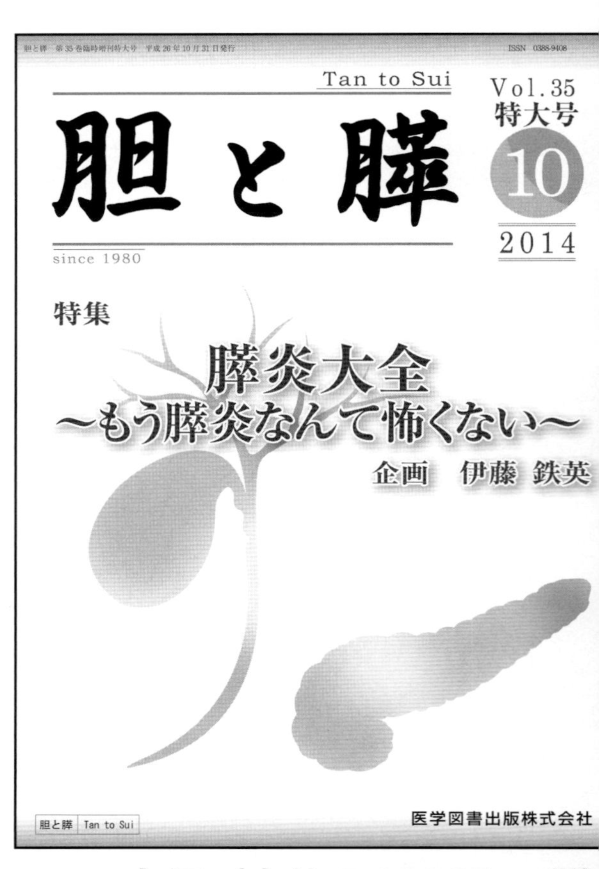

Tan to Sui
Vol.35
特大号
胆と膵
10
2014
since 1980
特集
膵炎大全
～もう膵炎なんて怖くない～
企画　伊藤 鉄英
医学図書出版株式会社

定価（本体5,000円＋税）

胆と膵 Vol. 39 (1) p. 63～68, 2018

膵外傷に対する膵切除術

小林慎二郎[1)]・井田　圭亮[1)]・瀬上　航平[1)]・星野　博之[1)]
片山　真史[1)]・小泉　　哲[1)]・大坪　毅人[1)]

要約：膵切除の適応になりうる膵外傷は主膵管損傷を伴い，膵実質の損傷が高度で non operative management（NOM）が不能，さらに外科的ドレナージや修復術だけではリスクを伴う場合である。外傷手術では出血の制御と感染のコントロールが優先順位であり，そのうえでチームのスキル，時間的猶予，患者の年齢などを十分考慮してから膵切除するか否かを選択すべきである。膵切除後には膵内外分泌機能低下が生じて長期的な問題となる可能性があるので，膵外傷に対する膵切除は極力避けたい術式であるが，他の治療法では救命困難と判断された場合には躊躇なく行う必要があり，その場合には慣れた手技と術式を行うべきである。

Key words：膵外傷，外傷性膵損傷，膵切除，膵性糖尿病

はじめに

膵外傷は比較的まれであり，それぞれの施設だけでは治療経験を得る機会が少ない[1)]。また，膵臓には周囲の臓器や脈管との複雑な解剖学的特徴と，強力な外分泌機能という生理学的特徴があるために治療が難渋し，死亡率は9～34％と高い[2,3)]。膵外傷による早期死亡の多くは出血が原因であるが，晩期死亡は主膵管損傷が関係しており[4,5)]，適切な治療（術式）と管理を行われなければ急性期は乗り越えられても最終的な救命はできない。本稿では膵外傷に対する膵切除術について述べるが，膵切除術自体のリスクや臓器機能温存を考慮すると，できるだけ避けたい術式であり，他稿で述べられている膵を温存する治療や術式では救命不可能と判断された場合にのみ施行されるべきと考える。

I．外傷における膵切除の適応

膵切除の適応となりうる膵外傷は主膵管損傷を伴う膵損傷，すなわち日本外傷学会膵損傷分類ではⅢb型[6)]，American Association for the Surgery of Trauma Organ Injury Score（AAST-OIS）ではⅢ以上である[7)]。しかし，Eastern Association for the Surgery of Trauma の膵損傷治療ガイドラインではエビデンスレベルの高い研究報告が少ないという理由から AAST-OIS のⅢ/Ⅳであっても膵切除は条件つきの推奨，Ⅴでは推奨するための根拠となるデータはないとしている[8)]。よって，膵外傷における膵切除の適応は主膵管損傷を伴う高度な膵実質損傷であり，non operative management（NOM）が不能で，さらに外科的ドレナージや修復手術だけではリスクを伴う場合と考えられ，現状では頸部より尾側の損傷に対する尾側膵切除術は受け入れられるが，膵頭部損傷に対する膵頭十二指腸切除術はごく限られた状況でしか推奨されていない[9)]。外傷全般における外科治療の優先順位は，①出血の制御，②感染のコントロール，③臓器（機能）の修復であり[10)]，膵外傷においてはさらに時間的猶予，術者とチームのスキル，切除範囲および術式，患者の年齢などを十分考慮し，切除しない場合よりもよい結果が期待できると判断された場合に膵切除を選択する。

Pancreatectomy for Pancreatic Trauma
Shinjiro Kobayashi et al
1）聖マリアンナ医科大学消化器・一般外科（〒216-8511 川崎市宮前区菅生 2-16-1）

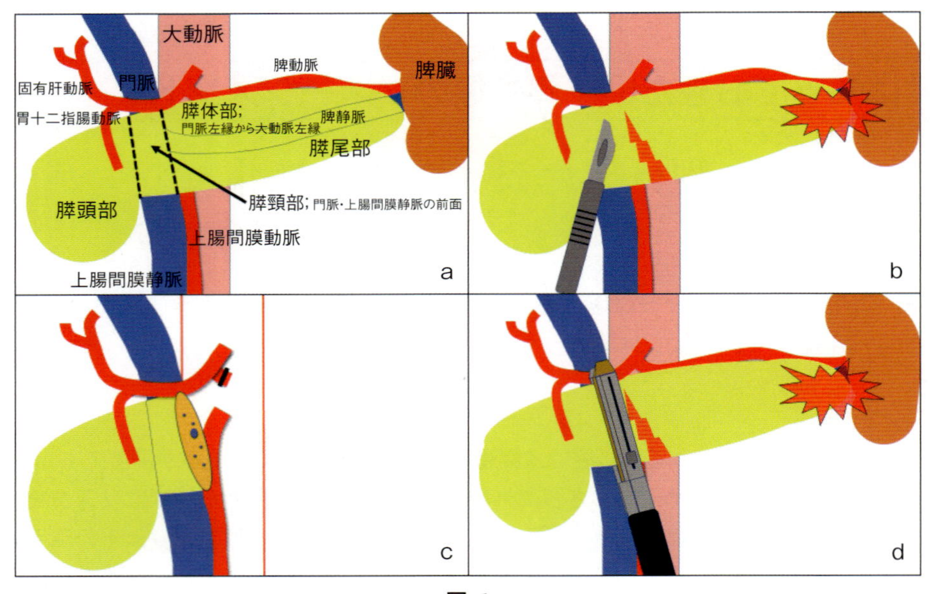

図 1

a ：膵と周囲の解剖
b ：メスでの膵切離
c ：メスでの膵切離後
主膵管断端は縫合閉鎖を行う。膵実質の断端はfish mouthなどの手技で閉鎖する。
d ：器械縫合機での膵切離

Ⅱ. 尾側膵切除術（distal pancreatectomy：DP）（図 1）

鈍的損傷の場合，膵における損傷部位として頻度が高いのは椎体と前方の外力によって挟まれる膵頸部であり，これよりも尾側の損傷に対して適応と成り得る切除術式は尾側膵切除術（DP）である。

腫瘍外科においては脾臓を合併切除するDPを標準術式として，脾臓および脾動静脈を温存するDP（spleen-preserving distal pancreatectomy：SPDP）や[11]，短胃動静脈の血流だけを残して脾臓を温存するWarshaw手術など[12]，機能温存縮小手術がある。脾臓摘出後には脾臓摘出後重症感染症（OPSI）などのリスクが生じるため[13]，摘出すべき損傷が脾臓にない場合は脾臓温存を考慮すべきではあるが，SPDPは膵臓に出入りする脾動静脈の細かな枝を丁寧に処理する必要があり，手技が煩雑な高難度の手術なので[14]，外傷での緊急手術には不向きな術式と考える。また，Warshaw手術は手技的には簡便であるものの，術後に脾梗塞や胃静脈瘤が発生することもあり，安全性については議論が残っている[15]。よって，外傷における脾臓温存のDPは膵臓手術の経験豊富な術者が執刀する場合に限って行われるべきである[8]。

DPにおける膵切離法には，メスなどで鋭的に切離した後に手縫いで膵断端処理を行う方法と，器械縫合器で切離を行う方法があり，膵液瘻の発生率はほぼ同等と考えられている[16]。ただし器械縫合器での膵切離は手技が簡便で術者による技量の差が出にくい一方で，切離部位の厚みが厚い場合や硬化膵では膵液瘻の発生が高率となることを理解しておくべきである[17]。

Ⅲ. 膵頭十二指腸切除術（pancreatoduodenectomy：PD）（図 2）

膵頭部の損傷で，主膵管のみでなく（膵内）胆管の損傷を合併していること，乳頭部付近もしくは広範な十二指腸の損傷を合併していること，膵頭十二指腸領域に広範な出血を合併していることが膵頭十二指腸切除術（PD）の適応条件となる[18]。PDは切除範囲が多く，手術時間が長く，出血量も多い極めて侵襲度・難易度が高い術式の一つであり，日常診療におけるPDでも合併症発生率が40%，死亡率は2.8%で[19]，熟練者が関与しても死亡率は1.2%と報告されており[20]，外傷患者に適応するには問題点が多い術式といえる[21]。実際，外傷におけるPDの死亡率は1980年代までは50%前後と報告され[22,23]，近年では13～15%まで改善しているが[24,25]，決してよい成績とはいえない。

時間と状況，マンパワーなどに余裕があれば1回の手術ですべての再建まで終了させる1期的なPDを行

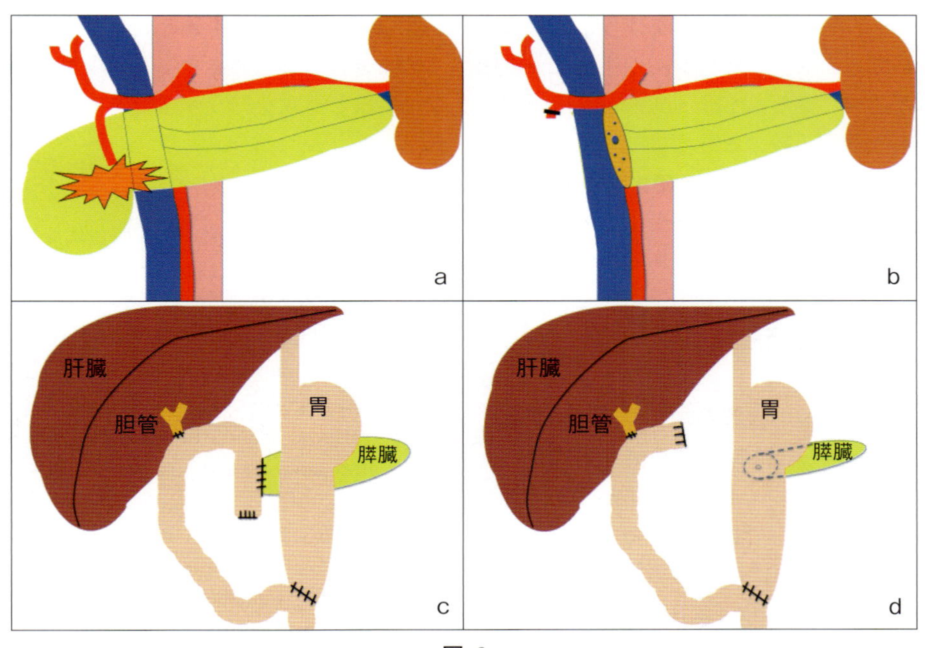

図 2

a：膵頭部外傷
主膵管に至る損傷のみでなく，（膵内）胆管の損傷，乳頭部付近もしくは広範な十二指腸の損傷，膵頭十二指腸領域の広範な出血のいずれかを認めた際には PD の適応となる。
b：切除後
胆管，膵，消化管のいずれも外瘻にして初回手術を終えることもある。
c：PD の完成図（文献 34 より引用改変）
膵空腸吻合後。
d：PD の完成図
膵胃吻合後。

うことも許容される場合もあろうが，2 期的に行う PD よりもよい結果が得られなければ行う意義は低く[24～26]，膵頭部外傷は多くの場合で全身状態がよくないので 2 期的 PD を考慮したほうが賢明と考えられる[27～29]。

初回手術時には主膵管損傷の有無を判断することが難しく，PD の適応自体を悩む場合には出血を確実にコントロールし，消化管損傷があれば修復したうえで膵周囲のドレナージのみに留める，いわゆるダメージコントロールで終わらせる[8,25]。また，初回手術で PD が必要と判断し切除まで行った場合も，完全非再建で終わらせるのか，膵消化管吻合，胆管空腸吻合，消化管吻合のどこまで終わらせるのかを全身状態および時間的猶予やチームのスキルに応じて的確に決断する必要がある。文献的には初回手術時では消化管再建だけを行ったものや[30]，消化管再建と胆管空腸吻合のみを行い 2 期目で膵消化管再建を行ったものが報告されているが[31～33]，当院では初回手術で膵空腸吻合と消化管再建を行い，2 期目で胆管空腸吻合を行って良好な成績が得られている[34]。PD における最大の課題は膵消化管吻合であり[35]，膵消化管吻合部の合併症，すなわち膵液瘻が致命的になりうることは周知のことである。外傷による全身状態不良の患者が，さらに PD 後に重篤な膵液瘻を合併したら救命できない可能性もある。決して重篤な手術合併症を起こしてはならないという理由から，外傷においては PD を 1 回の手術で完成させないほうがよいとわれわれは考えている。膵消化管吻合を 2 期目手術で行う場合は，初回手術で膵臓の切離と完全外瘻化を行い，2 期目手術の際に初回手術で生じた癒着を剝離してから膵の吻合を行う必要があるので煩雑になりうる。実際，Gupta らは初回手術で膵消化管吻合を行わなかった 5 例の 2 期的 PD のうち，1 例において癒着が高度なことを理由に 2 期目の膵消化管吻合を断念している[30]。膵消化管吻合には，膵と挙上空腸を吻合する膵空腸吻合と，胃と吻合する膵胃吻合があるが，外傷においてどちらがよいということはなく，日頃から行っている慣れた手技を行うべきである。

また，PD は年間手術件数（hospital volume）が多い施設ほど術後合併症発生率や死亡率が低いといわれているが[36]，Lahiriら[37]は主膵管損傷を伴うような膵外傷においては経験豊かな肝胆膵外科医が手術にかかわるべきであると述べている。High volume centerで死亡率が低い理由は手術手技の習熟だけでなく，周術期管理にも慣れているので合併症の発生が少ないこと[38]，さらに経験豊富なので合併症が発生しても対応に慣れており，大事に至らないからである。

Ⅳ．長期成績

膵外傷に対する膵切除後の残膵機能についての研究は少ないが，Mansfieldら[39]は膵外傷症例で退院時にインスリンが必要になったのはDPでは0%，PDでは29%と報告している。また，外傷におけるDP後の耐糖能異常はまれであるとの報告もある[40,41]。一方，Moritaら[42]は膵外傷の内分泌障害は35.7%，外分泌障害は33.3%に発生したと報告している。

一般に，膵切除後は膵内外分泌機能低下が問題となる[43]。門脈左縁を境界とした膵頭部の体積は膵全体の50〜60%，体尾部は40〜50%であり[44]，イヌを用いた動物実験によれば，正常膵では糖尿病を発現しない切除限界は74%と報告されているが[45]，実際の日常診療における膵切除症例では20.6〜40%に術後の膵性糖尿病が発現する[44,46,47]。また，膵切除後には脂肪肝（non-alcoholic fatty liver disease：NAFLD）をきたす症例が少なくない。膵切除後のNAFLD発生機序はいまだ不明であるが，膵外分泌機能低下に伴う脂肪吸収障害による脂肪酸欠乏と，内分泌機能低下に伴う高血糖によって，肝臓で糖質から脂肪への変換が亢進して発生するのではないかと考えられており，Katoら[48]はPD後の37%でNAFLDが発生したと報告している。

膵切除後の残膵機能について詳細に検討した研究対象の多くは非外傷性疾患であり，これらは腫瘍の存在によって膵が線維化を起こしていることが多く，またmargin確保のために膵切除量が多くなることもある。よって，正常膵であることが多い外傷症例においてもこれらの長期合併症が同程度発生するとはいいがたいが，膵切除後には膵内外分泌機能低下が生じて長期的な問題となる可能性があるので，膵外傷においては機能温存を十分に考慮した治療戦略が必要と考えられる。

おわりに

膵外傷に対する外科治療において，術後合併症や膵機能温存を考慮して膵切除は極力避けたい術式である。しかし，救命が第一であることは言うまでもなく，他の術式では救命困難と判断された場合には躊躇なく切除を行う必要があり，その場合には日常診療で慣れた手技と術式を行うべきである。

参考文献

1）小林慎二郎，小泉　哲，野田顕義，ほか：膵損傷に対する治療戦略．日腹部救急医会誌**32**：1181-1185，2012.
2）Iacono C, Zicari M, Conci S, et al.：Management of pancreatic trauma：A pancreatic surgeon's point of view. Pancreatology **16**：302-308, 2016.
3）Ragulin-Coyne E, Witkowski ER, Chau Z, et al.：National trends in pancreaticoduodenal trauma：interventions and outcomes. HPB（Oxford）**16**：275-281, 2014.
4）Bradley EL 3rd, Young PR Jr, Chang MC, et al.：Diagnosis and initial management of blunt pancreatic trauma：guidelines from a multiinstitutional review. Ann Surg **227**：861-869, 1998.
5）Thomas H, Madanur M, Bartlett A, et al.：Pancreatic trauma--12-year experience from a tertiary center. Pancreas **38**：113-116, 2009.
6）日本外傷学会臓器損傷分類委員会：膵損傷分類2008（日本外傷学会）．日外傷会誌**22**：459，2008.
7）Pancreas injury scale. Injury Scoring Scale, A Resource for Trauma Care Professionals Table 10. www.aast.org/library/traumatools/injuryscoringscales.aspx
8）Ho VP, Patel NJ, Bokhari F, et al.：Management of adult pancreatic injuries：A practice management guideline from the Eastern Association for the Surgery of Trauma. J Trauma Acute Care Surg **82**：185-199, 2017.
9）Biffl WL, Moore EE, Croce M, et al.：Western Trauma Association critical decisions in trauma：management of pancreatic injuries. J Trauma Acute Care Surg **75**：941-946, 2013.
10）Jacobs LM, Luk SS：Advanced trauma operative management. American college of surgeons committee on trauma 2nd edition, Ciné-Med, Connecticut, 2010.
11）Kimura W, Inoue T, Futakawa N, et al.：Spleen-preserving distal pancreatectomy with conservation of the splenic artery and vein. Surgery **120**：885-890, 1996.
12）Warshaw AL：Conservation of the spleen with distal pancreatectomy. Arch Surg **123**：550-553, 1988.
13）Diamond LK：Splenectomy in childhood and the hazard of overwhelming infection. Pediatrics **43**：886-889, 1969.
14）木村　理：膵臓．肝胆膵高難度外科手術，日本肝胆膵外科学会高度技能専門医制度委員会 編，第2版，27-41，医学書院，2016.
15）Elabbasy F, Gadde R, Hanna MM, et al.：Minimally

invasive spleen-preserving distal pancreatectomy : Does splenic vessel preservation have better postoperative outcomes? A systematic review and meta-analysis. Hepatobiliary Pancreat Dis Int **14** : 346-353, 2015.
16) Diener MK, Seiler CM, Rossion I, et al. : Efficacy of stapler versus hand-sewn closure after distal pancreatectomy (DISPACT) : a randomized, controlled multicentre trial. Lancet **377** : 1514-1522, 2011.
17) Kawai M, Tani M, Okada K, et al. : Stump closure of a thick pancreas using stapler closure increases pancreatic fistula after distal pancreatectomy. Am J Surg **206** : 352-359, 2013.
18) Phelan HA, Velmahos GC, Jurkovich GJ, et al. : An evaluation of multidetector computed tomography in detecting pancreatic injury : results of a multicenter AAST study. J Trauma **66** : 641-646, 2009.
19) Kimura W, Miyata H, Gotoh M, et al. : A Pancreaticoduodenectomy Risk Model Derived From 8575 Cases From a National Single-Race Population (Japanese) Using a Web-Based Data Entry System : The 30-Day and In-hospital Mortality Rates for Pancreaticoduodenectomy. Ann Surg **259** : 773-780, 2014.
20) Otsubo T, Kobayashi S, Sano K, et al. : Safety-related outcomes of the Japanese Society of Hepato-Biliary-Pancreatic Surgery board certification system for expert surgeons. J Hepatobiliary Pancreat Sci **24** : 252-261, 2017.
21) van der Wilden GM, Yeh D, Hwabejire JO, et al. : Trauma Whipple : do or don't after severe pancreaticoduodenal injuries? An analysis of the National Trauma Data Bank (NTDB). World J Surg **38** : 335-340, 2014.
22) Yellin AE, Rosoff L Sr : Pancreatoduodenectomy for combined pancreatoduodenal injuries. Arch Surg **110** : 1177-1183, 1975.
23) Feliciano DV, Martin TD, Cruse PA, et al. : Management of combined pancreatoduodenal injuries. Ann Surg **205** : 673-680, 1987.
24) Thompson CM, Shalhub S, DeBoard ZM, et al. : Revisiting the pancreaticoduodenectomy for trauma : a single institution's experience. J Trauma Acute Care Surg **75** : 225-228, 2013.
25) Krige JE, Nicol AJ, Navsaria PH : Emergency pancreatoduodenectomy for complex injuries of the pancreas and duodenum. HPB (Oxford) **16** : 1043-1049, 2014.
26) Krige JE, Kotze UK, Setshedi M, et al. : Surgical Management and Outcomes of Combined Pancreaticoduodenal Injuries : Analysis of 75 Consecutive Cases. J Am Coll Surg **222** : 737-749, 2016.
27) Girard E, Abba J, Cristiano N, et al. : Management of splenic and pancreatic trauma. J Visc Surg **153** : 45-60, 2016.
28) Girard E, Abba J, Arvieux C, et al. : Management of pancreatic trauma. J Visc Surg **153** : 259-268, 2016.
29) Sharma AK : Management of pancreaticoduodenal injuries. Indian J Surg **74** : 35-39, 2012.
30) Gupta V, Wig JD, Garg H : Trauma pancreaticoduodenectomy for complex pancreaticoduodenal injury. Delayed reconstruction. JOP **9** : 618-623, 2008.
31) Delcore R, Stauffer JS, Thomas JH, et al. : The role of pancreatogastrostomy following pancreatoduodenectomy for trauma. J Trauma **37** : 395-400, 1994.
32) Miyagawa S, Makuuchi M, Kawasaki S, et al. : Second-stage pancreatojejunostomy following pancreatoduodenectomy in high-risk patients. Am J Surg **168** : 66-68, 1994.
33) Sekino Y, Kobayashi A, Takagi S, et al. : Successful treatment for combined pancreatoduodenal injury by a second-stage pancreatojejunostomy following pancreatoduodenectomy. Hepatogastroenterology **51** : 1674-1675, 2004.
34) Kobayashi S, Segami K, Hoshino H, et al. : Two-Stage Pancreatoduodenectomy in Which Pancreatojejunostomy Performed in First Stage for Pancreatic Trauma. JOP **18** : 420-425, 2017.
35) 小林慎二郎，大坪毅人：膵消化管吻合．新世代の膵癌診療・治療バイブル．藤井　努，川井　学 編集，第1版，190-196，メディカ出版，2017.
36) Birkmeyer JD, Siewers AE, Finlayson EV, et al. : Hospital volume and surgical mortality in the United States. N Engl J Med **346** : 1128-1137, 2002.
37) Lahiri R, Bhattacharya S : Pancreatic trauma. Ann R Coll Surg Engl **95** : 241-245, 2013.
38) Kobayashi S, Ooshima R, Koizumi S, et al. : Perioperative care with fast-track management in patients undergoing pancreaticoduodenectomy. World J Surg **38** : 2430-2437, 2014.
39) Mansfield N, Inaba K, Berg R, et al. : Early pancreatic dysfunction after resection in trauma : An 18-year report from a Level I trauma center. J Trauma Acute Care Surg **82** : 528-533, 2017.
40) Balasegaram M : Surgical management of pancreatic trauma. Curr Probl Surg **16** : 1-59, 1979.
41) Cogbill TH, Moore EE, Morris JA Jr, et al. : Distal pancreatectomy for trauma : A multicenter experience. J Trauma **31** : 1600-1606, 1991.
42) Morita T, Takasu O, Sakamoto T, et al. : Long-Term Outcomes of Pancreatic Function Following Pancreatic Trauma. Kurume Med J **63** : 53-60, 2017.
43) Yamaguchi K, Yokohata K, Ohkido M, et al. : Which is less invasive--distal pancreatectomy or segmental resection? Int Surg **85** : 297-302, 2000.
44) 川原田嘉文，田岡大樹，矢野隆嗣：膵切除後の問題点．胆と膵 **16**：661-667，1995.
45) Mizumoto R, Yano T, Sekoguchi T, et al. : Resectability of the pancreas without producing diabetes, with

special reference to pancreatic regeneration. Int J Pancreatol **1**：185–193, 1986.

46) White MA, Agle SC, Fuhr HM, et al.：Impact of pancreatic cancer and subsequent resection on glycemic control in diabetic and nondiabetic patients. Am Surg **77**：1032–1037, 2011.

47) Bock EA, Hurtuk MG, Shoup M, et al.：Late complications after pancreaticoduodenectomy with pancreaticogastrostomy. J Gastrointest Surg **16**：914–919, 2012.

48) Kato H, Isaji S, Azumi Y, et al.：Development of nonalcoholic fatty liver disease（NAFLD）and nonalcoholic steatohepatitis（NASH）after pancreaticoduodenectomy：proposal of a postoperative NAFLD scoring system. J Hepatobiliary Pancreat Sci **17**：296–304, 2010.

胆と膵 Vol. 39 (1) p. 69～75, 2018

膵外傷に対する内視鏡治療

松波　幸寿[1)]・祖父尼　淳[1)]・土屋　貴愛[1)]・鎌田健太郎[1)]・田中　麗奈[1)]
殿塚　亮祐[1)]・本定　三季[1)]・向井俊太郎[1)]・藤田　　充[1)]・山本健治郎[1)]
朝井　靖二[1)]・黒澤　貴志[1)]・糸井　隆夫[1)]

要約：外傷性膵損傷の治療は，主膵管損傷を伴わなければ保存的加療が可能である場合が多い。一方で主膵管損傷を伴う膵損傷の標準的治療は外科的開腹術であるが，近年では内視鏡を用いた低侵襲な治療も行われてきている。しかし膵損傷ではしばしば膵液瘻や膵周囲液体貯留を併発し治療に難渋する症例も少なくない。本稿では内視鏡的治療が可能な外傷性膵損傷における実際の手技について概説する。

Key words：内視鏡治療，内視鏡的逆行性膵管造影，内視鏡的膵管ステンティング，超音波内視鏡下膵管ドレナージ

はじめに

外傷性膵損傷は腹部外傷の3～5%を占めるとされるが[1)]，膵臓は後腹膜臓器であるため膵臓単独損傷の早期では理学的所見が乏しい。とくに鈍的損傷の際はその診断は困難な場合があり，重篤な状態に陥りやすく，また死亡率も高い[1～3)]。外傷性膵損傷における内視鏡的逆行性膵管造影検査（endoscopic retrograde pancreatography：ERP）の役割は主膵管損傷の診断のみならず，引き続き内視鏡的膵管ステンティング（endoscopic pancreatic stenting：EPS）を行えることである。さらに近年では経乳頭的なアプローチが困難な症例に対して，超音波内視鏡（endoscopic ultrasonography：EUS）を用いた外傷性膵損傷の治療の有用性に関する報告もみられる[4)]。しかしドレナージの適応やタイミング，アプローチ方法などいまだ確立していない。本稿では当院での経験を踏まえ，外傷性膵損傷に対するERPおよびEUSを用いた膵管ドレナージの手技や適応につき概説する。

Ⅰ．膵損傷分類

世界的にもっとも多く用いられている膵損傷の分類はAmerican Association for the Surgery of Trauma（AAST）分類[5)]（表1）であり，損傷の重症度はCT所見や術中所見によって推定される。日本では日本外傷学会の膵損傷分類2008[6)]（表2）が主に用いられている。実質損傷の程度によってⅠ～Ⅲ型まで分類されるが，最重症のⅢb型は膵実質の損傷の程度にかかわらず，主膵管損傷を伴うものと定義されている。

Ⅱ．外傷性膵損傷に対する非手術的マネージメント

膵損傷の治療は膵管損傷の有無により大きく異なる。US，CTではしばしば主膵管損傷の詳細な評価は困難であることが多いが，ERPはリアルタイムに膵管や造影剤の膵管外への漏出を描出できるため，主膵管損傷の有無を正確に診断できるモダリティーであり有用な検査といえる[7)]。しかしながらERCP後膵炎も危惧されるため，その適応は慎重に見極めるべきであ

Endoscopic Management for Traumatic Pancreatic Injury
Yukitoshi Matsunami et al
1）東京医科大学臨床医学系消化器内科学分野（〒160-0023　新宿区西新宿6-7-1）

表 1 AAST 分類（American Association for the Surgery of Trauma Organ Injury Scale による Pancreatic organ injury scale）

Grade	Type of Injury	Injury Description
Ⅰ	Hematoma	Minor contusion without duct injury
	Laceration	Superficial laceration without duct injury
Ⅱ	Hematoma	Major contusion without duct injury or tissue loss
	Laceration	Major laceration without duct injury or tissue loss
Ⅲ	Laceration	Distal transection or parenchymal injury with duct injury
Ⅳ	Laceration	Proximal transection or parenchymal injury involving ampulla
Ⅴ	Laceration	Massive disruption of pancreatic head

表 2 日本外傷学会の膵損傷分類 2008

Ⅰ型	被膜下損傷	subcapsular injury
Ⅱ型	表在性損傷	superficial injury
Ⅲ型	深在性損傷	deep injury
a．	単純深在性損傷	simple deep injury
b．	複雑深在性損傷	complex deep injury

膵損傷分類 2008（日本外傷学会）

る。また膵周囲の血管損傷の合併があり循環動態が不安定な場合は，ERP を省略して IVR や開腹手術を行うほうが望ましい場合もある。よって腹部損傷の患者でERPが適応となるのは，血行動態の安定している患者でCT，MRCP で主膵管損傷が疑われ内視鏡治療をめざす場合，または臨床所見で主膵管損傷が疑われるが，CT や MRCP で膵管損傷の診断が困難な場合などである。栗栖ら[8]は，緊急 ERP の適応を，①主膵管損傷が疑われる膵頭部損傷，②CT で膵実質損傷と周囲血腫との鑑別が困難であり膵損傷を否定する必要がある，③膵管ステント適応の判断目的，としている。またERPの禁忌としては，全身状態不良の場合や十二指腸穿孔を合併している場合，また膵臓の完全断裂が他のモダリティーで明らかで手術適応の場合，としている。膵損傷に対するマネージメントのガイドラインとして米国の Eastern Association for the Surgery of Trauma（EAST）から出されているEAST 2016 Guidelines[9]がある。それによると，AAST 分類 grade Ⅰ またはⅡの損傷（日本外傷学会の膵損傷分類 2008 におけるⅠ～Ⅲa 型に相当する）においては非手術的マネージメントを推奨している。つまり被膜下損傷のみのⅠ型やⅡ型，Ⅲa 型などの被膜損傷を伴う裂傷であっても，他臓器損傷の合併や活動的出血がなければ保存的加療が可能であるとされる。Lee ら[10]の報告によると 22 例の主膵管損傷を伴わない AAST 分類 grade Ⅰ およびⅡの膵損傷のうち，膵液瘻を発症したのはわずか 1 例のみで，その他は全例保存的加療が可能であったとしている。一方で AAST 分類 gradeⅢ，Ⅳなどの主膵管損傷を伴う重症例（日本外傷学会の膵損傷分類 2008 におけるⅢb 型）では膵切除が推奨されている。しかし近年は内視鏡を用いた非手術的マネージメントによってⅢb 型膵損傷においても手術を回避できたとする症例報告が散見され[11～13]，低侵襲治療の有用性が認識されつつある。

Ⅲ．外傷性膵損傷に対する内視鏡治療の実際

膵損傷の合併症発生率は 24～50％とされる[2,4,14～17]。合併症には膵液瘻や膵周囲液体貯留などが含まれ，これらの合併症はしばしば内視鏡的治療の適応となることがある。

1．膵液瘻（pancreatic fistula）

膵液瘻は膵損傷のもっとも多い合併症であり，その発症率は 5～37％とされる[7,14～16,18]。膵液瘻は膵管損傷や膵管断裂の結果として生じる膵液の漏出と定義されるが，膵損傷のみならず，膵術後や急性膵炎，慢性膵炎に随伴して起こる場合もある。Disconnected pancreatic duct syndrome（DPDS）は壊死性膵炎や膵損傷に伴う主膵管の完全断裂によって尾側主膵管が頭部側の主膵管と完全に離断され，結果として尾側膵からの膵液が膵液瘻として膵外へ流出し嚢胞や膵性胸水などを形成する病態である。膵液瘻や DPDS は CT や ERP，MRCP などで評価が可能である。とくに ERP を施行した際に DPDS を疑うべき所見として造影剤の膵外漏出や，主膵管と交通を有する膵周囲液体貯留や膵液瘻の存在などがあげられる[19]。膵液瘻の初期治療は腹痛などの症状の有無や液体貯留の場所によって変わってくる。無症候性の場合は腸管安静やオクトレオチドなどの保存的加療の適応である[15]。症候性で腹痛が持続する場合は膵管ドレナージの適応となる。膵管ドレナージのオプションとしては経乳頭的ドレナージ，経皮的ドレナージ，外科的ドレナージ，また特殊な方法として超音波内視鏡ガイド下経消化管的ドレナージがあげられる。なかでも経乳頭的ドレナージは膵液瘻においてもっとも選択される治療法である。治

療のエンドポイントは膵液の内瘻化で，断裂部を閉鎖させ膵液瘻からの膵液の漏出を消失させることである。膵管ステント留置の適応として，高橋[12]は，①中等度以下の膵実質損傷（AASTⅢ or Ⅳ），②主膵管からの造影剤漏出が膵実質の範囲を超えない，③主膵管側壁損傷で主膵管の連続性が保たれ尾側主膵管が造影される，などをあげているが明確な基準は存在せず，さらなる症例の集積が必要としている。経乳頭的ドレナージは膵管ステンティング（EPS）と経鼻膵管ドレナージチューブ留置術（endoscopic naso-pancreatic drainage：ENPD）に大きく分けられる。当院ではより重症な患者で膵液のドレナージのモニタリングが必要と考えられる症例においてはENPDを第一選択としている。チューブは経鼻胆管ドレナージ用の5 Fr逆α型チューブを主に用いている。そして全身状態が安定した後に二期的にEPSを留置している。EPSは主に5 Frや7 Frのフラップ付きのプラスチックステントを留置している。ステントを留置する際は，膵管減圧の意味を含め内視鏡的膵管口切開術（endoscopic pancreatic sphincterotomy：EPST）を追加することもある。EPSおよびENPDともに断裂部を越さずに手前の膵管内に留置するのみでも膵液を十二指腸へ流出させ，膵管内圧を減少させることができるが，理想は膵管断裂部を越えて尾側へ橋渡しする形でステントを留置することであり，よりドレナージ効果が高くなるとされる[20〜22]。Alexakisら[23]によると，膵液瘻（膵外傷以外の成因も含む）に対する経乳頭的内視鏡治療の成功率は85〜100％であったとしている。膵管ステンティングの偶発症として急性膵炎，腹痛，穿孔や胆管炎などがあげられる[24]。膵管ステント長期留置に伴う晩期偶発症としてステント閉塞による膵炎やステント逸脱，膵管内ステント迷入などがあげられる。また膵管損傷自体によるものだけでなく，膵管ステント長期留置に伴って慢性的な膵管変化を引き起こすこともあるため，慎重に経過観察を行い，適宜ステント交換を行うべきである[24,25]。ステント交換のタイミングに関する一定のコンセンサスは得られていないが，当院ではステント閉塞予防のため3ヵ月毎にステント交換を行い，半年〜1年程経過し，膵液瘻の消失を確認した後にステントフリーをめざしている。経乳頭的アプローチで治療し得た外傷性膵損傷の1例を提示する。

症例1：40歳代女性。腹部外傷で当院に救急搬送となった。来院時の意識は清明でバイタルサインに問題はなかったが，著明な心窩部圧痛を認め，造影CTで膵頭部損傷を認め（図1a）当科コンサルトとなった。サンドスタチン，ミラクリッドなどの治療を開始すると同時に主膵管損傷評価目的にERPを施行した（図1b）。ERPで膵頭部からの造影剤の漏出を認めⅢb型膵損傷および膵液瘻と診断しドレナージ目的に漏出部を越えてENPDを留置した（図1c）。入院25日目にENPD造影施行し，リークがないことを確認しEPSを行った（図1d）。入院32日目のフォローアップのCTで膵液瘻の改善を認め（図1e），43日目に退院となった。以降3ヵ月毎に3回ステント交換を行い，ステント留置から1年後の膵管造影で膵液瘻がないことを確認してステントフリーとした。以後症状の再燃を認めていない。

また，時に経乳頭的アプローチが困難な膵液瘻の症例も経験する。具体的には膵管カニュレーション困難例や膵管破綻・狭窄が著明でGWを尾側へ誘導できない症例，また炎症に伴う十二指腸閉塞による乳頭到達困難例などである。そのような症例において経皮的ドレナージは一つのオプションだが，膵液瘻は皮膚との外瘻を合併し瘻孔が閉鎖しない例が5〜10％存在するため，その適応は，内視鏡的や手術的ドレナージの失敗例や困難例に限られる[26,27]。当院では超音波内視鏡下膵管ドレナージ術（EUS-guided pancreatic duct drainage：EUS-PD）も経乳頭的ドレナージ困難な膵液瘻のドレナージのオプションの一つとして行っている[28]。しかしながら本手技はInterventional EUSのなかでもっともチャレンジングな手技の一つであり，出血や膵炎などの偶発症発生率が16.2％と高く[29]，現時点では確立された手技ではないため，多数例の経験のある限られた施設でのみ行われるべきと考えている。EUS-PDアプローチで治療し得た外傷性膵損傷の1例を提示する[30]。

症例2：9歳男児。下校時に転倒し，腹部を強打した。膵損傷の診断で前医に入院となり，CTで膵体部に膵管破綻を認めたため（図2a）ドレナージ目的にENPD留置を試みたが，破綻部を越えることは困難であった（図2b）。ご両親の強い希望で内視鏡的加療目的に当院紹介となった。当院で再度経乳頭的ドレナージを試みたが，膵管破綻部から尾側の主膵管へのガイドワイヤー突破は困難であったため，EUS-PDに移行した。まず破綻部より尾側の主膵管を22 Gで穿刺し（図2c），造影すると膵液の主膵管からの漏出を認めた（図2d）。ガイドワイヤーで順行性に破綻部突破を試みたが困難であったため，破綻部にガイドワイヤーを留置したまま（図2e），EUSを抜去した。スコープを十二指腸鏡に入れ替え，ERPを行い経乳頭的に破綻部へ留置したEUS-PDからのガイドワイヤーを把持し（図2f），そのまま鉗子口内へ引き込み，ランデブー法で，

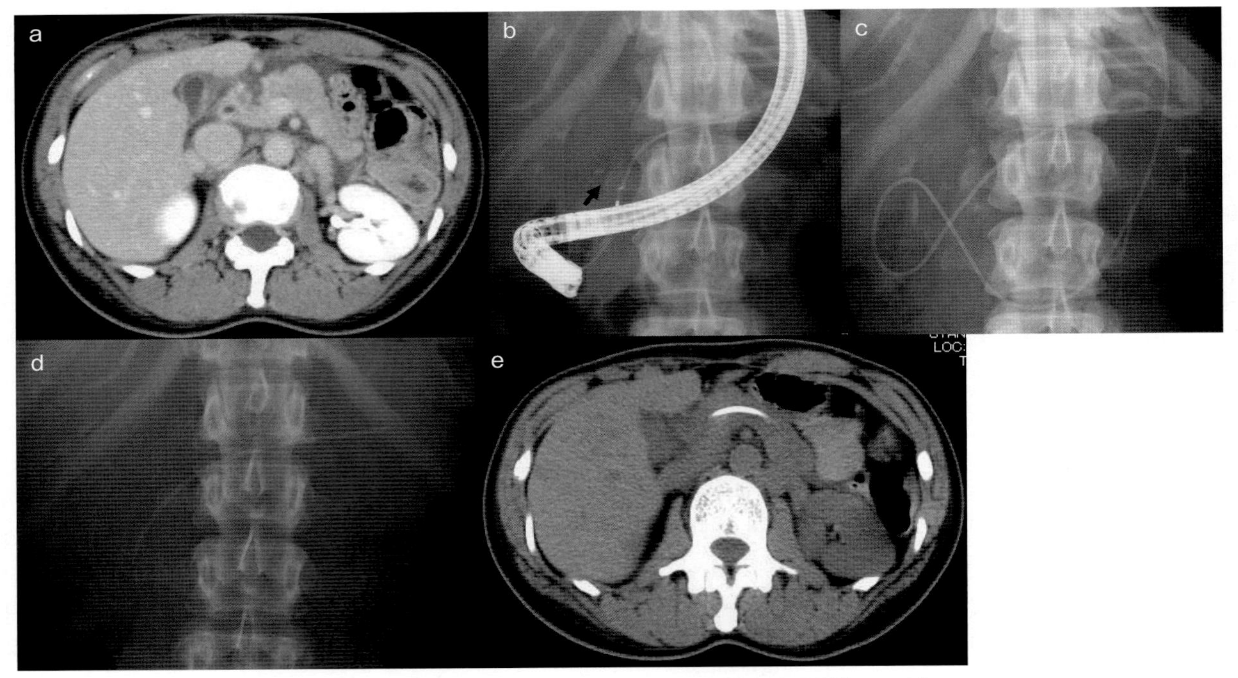

図 1　経乳頭的アプローチで治療し得た外傷性膵損傷の 1 例
a：造影 CT で膵頭部に主膵管損傷による膵液瘻（Ⅲb 型膵損傷）を認めた。
b：ERP で膵頭部主膵管からの造影剤の漏出を認めた（矢印）。
c：5 Fr ENPD を膵頭部の主膵管損傷部を橋渡しする形で留置した。
d：ENPD 25 日後に ENPD を抜去し 5 Fr 12 cm EPS を留置した。
e：単純 CT で膵液瘻の改善を認めた。

尾側膵管へのアプローチを可能とした。さらに尾部まで別のガイドワイヤーを進め（図 2g），最終的に 5 Fr 9 cm の EPS を留置した（図 2h）。その後 7ヵ月間 EPS を留置しステントフリーとすることができた。

2．膵周囲液体貯留（peripancreatic fluid collection：PFC）

2013 年のアトランタ分類[31]の改定に伴い用語の定義や概念が大きく変わった。膵周囲液体貯留（PFC）は慢性膵炎や腫瘍などに伴う膵管破綻から形成される pancreatic pseudocyst（PPC），急性膵炎後の局所合併症である acute necrotic collection（ANC）/walled-off necrosis（WON），膵切除や外傷などによる膵液瘻によって膵周囲に発生した液体貯留病変の総称である。膵損傷に合併した仮性囊胞の治療報告例が多数散見されるが，本稿では膵周囲液体貯留と総称する。膵損傷における膵周囲液体貯留の発症率は 30%とされ，前述の DPDS によって膵液瘻をきたし，膵液漏出が持続した結果として fluid collection を形成する。この PFC に感染を併発し，抗生剤などの保存療法のみではコントロール不良で，発熱や腹痛が持続する場合には膵周囲液体貯留ドレナージの適応である。これら膵周囲液体貯留病変に対するドレナージには外科的，経皮的，経乳頭的などあるが，近年では超音波内視鏡を用いた経消化管的ドレナージ（endoscopic ultrasonograpy-guided transenteric drainage：EUS-TD）が広く行われるようになってきた。さらにドレナージのみで改善しないような多くの壊死物質を含む WON などの症例では内視鏡的ネクロセクトミー（direct endoscopic necrosectomy：DEN）も行われている。EUS-TD の偶発症として出血や穿孔，ステント迷入・逸脱などがあげられ，DEN の偶発症として出血や囊胞穿破，空気塞栓などがあげられる[32]。比較的サイズが小さく，膵頭部よりの病変で主膵管との交通を有する PFC の症例では経乳頭的ドレナージの適応となるが，サイズの縮小が得られない場合や，感染を合併した PFC の際は主に経消化管ルートを用いて治療を行っている。EUS-TD で治療し得た外傷性膵損傷の 1 例を提示する。

症例 3：30 歳代男性。腹部外傷を受傷し近医受診し腹部 CT を施行するも明らかな異常所見を認めず帰宅した。その後も上腹部痛の持続および腹満を認めたため受傷 25 日目に当院を受診した。CT を施行したところ，外傷性膵損傷および随伴する巨大な膵周囲液体貯留を認め（図 3a, b）同日緊急入院となった。発熱，腹痛の有症候性で液体貯留は 20 cm 大とサイズも大きく，保存的加療ではコントロール困難と判断し，入院 6 日目に同膵周囲液体貯留に対して EUS-TD を施行し

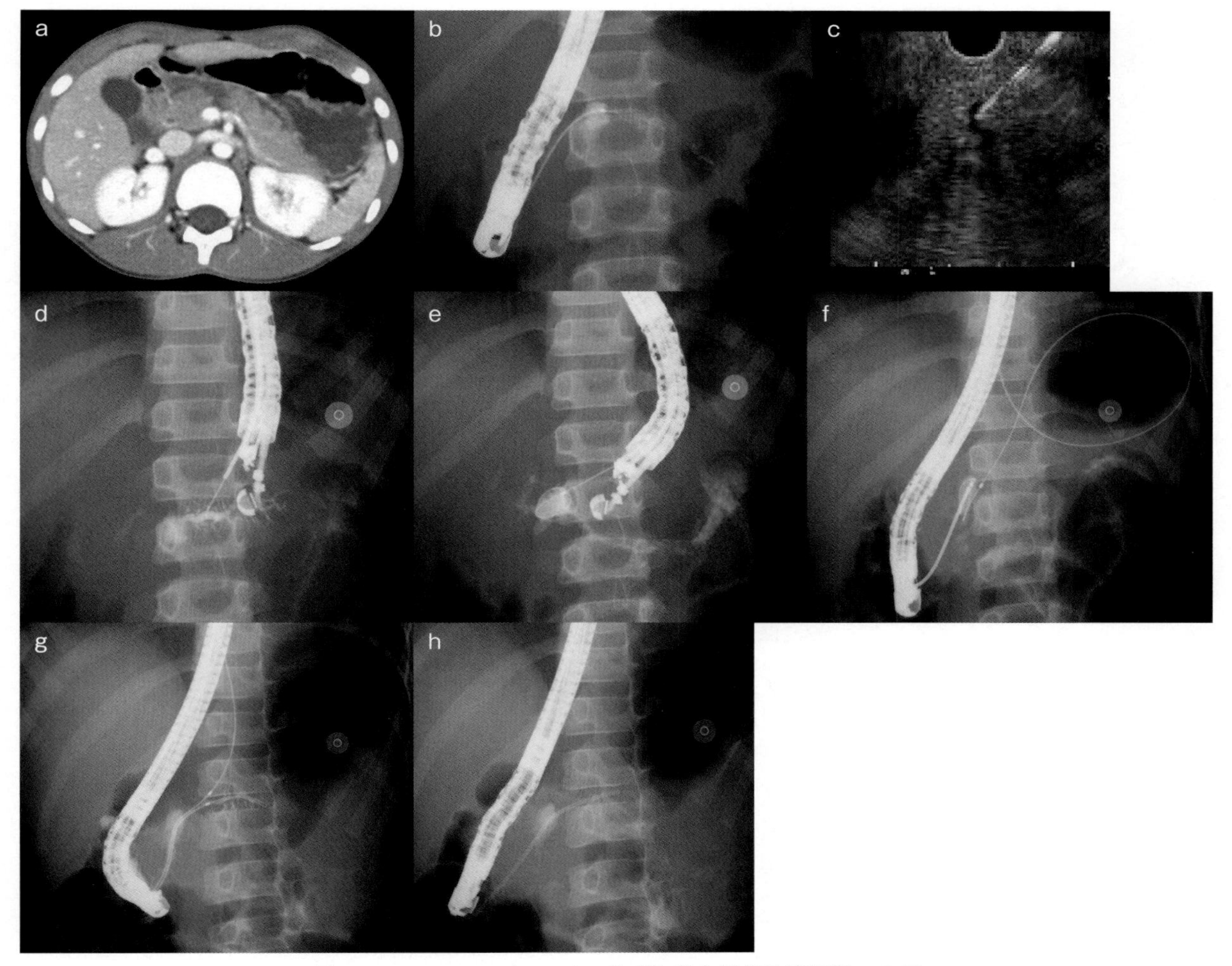

図 2 EUS-PD アプローチで治療し得た外傷性膵損傷の1例

a：造影CTで膵体部に主膵管損傷による膵液瘻（Ⅲb型膵損傷）を認めた。
b：ドレナージ目的にENPD留置を試みたが，破綻部を越えることは困難であった。
c：EUS下に22G針で主膵管を穿刺した。
d：膵管造影すると造影剤の主膵管外への漏出を認めた。
e：ガイドワイヤーで順行性に破綻部突破を試みたが困難であったため，破綻部にガイドワイヤーを留置したままEUSを抜去した。
f：十二指腸鏡を挿入し，ERPを行い経乳頭的に破綻部に留置したEUS-PDからのガイドワイヤーを生検鉗子で把持し，そのまま鉗子口内へ引き込み，ランデブー法で，尾側膵管へのアプローチを可能とした。
g：10Frソーヘンドラダイレーターを用いて，2本目のGWを尾側膵管へ誘導した。
h：最終的に5Fr 9cmのEPSを留置した。

た。まずEUSで胃内より膵周囲液体貯留を描出し19G針を用いて穿刺した（図3c）。ガイドワイヤーを液体貯留内にループを作って長めに留置し，6Fr通電ダイレーターで拡張し，さらに6mmの胆道拡張用バルーンを用いて瘻孔を拡張した。最終的に7Fr 7cmの両端ピッグテイル型プラスチックステントと6Frの経鼻ドレナージチューブを留置し内外瘻を行った（図3d）。ドレナージのみでは感染のコントロールが不十分であったため，入院16日目と20日目にDENを追加した（図3e）。入院24日目のCTでfluid collectionの消失を確認し（図3f），内瘻のプラスチックステントを留置したまま入院30日目に退院となった。治療後のフォローアップとして，Arvanitakisら[33]によるRCTではステント抜去群では再発率が高いとの報告もあり，当院では内瘻のプラスチックステントを抜去せず経過観察を行っているが，その後症状の再発なく経過している。

おわりに

外傷性膵損傷の治療について内視鏡治療を中心に解説した。ERCP，EUSを用いた内視鏡治療は外傷性膵

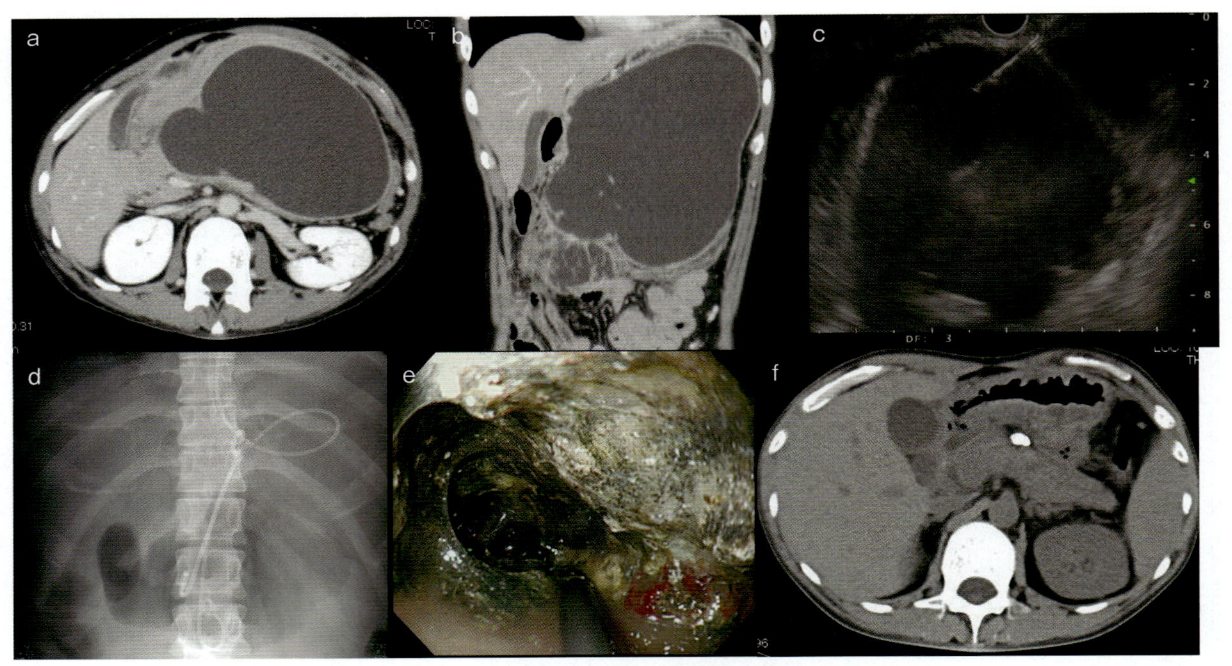

図 3　EUS-TD で治療し得た外傷性膵損傷の 1 例

a：造影 CT で巨大な膵周囲液体貯留を認めた。
b：造影 CT の冠状断。
c：EUS で膵周囲液体貯留を描出し 19 G 針を用いて穿刺した。
d：瘻孔拡張後，7 Fr 7 cm 両端ピッグテイル型プラスチックステントと 6 Fr 経鼻ドレナージチューブを留置し内外瘻とした。
e：DEN を追加し壊死物質を除去した。
f：単純 CT で膵周囲液体貯留の消失を認めた。

損傷に合併する膵液瘻や膵周囲液体貯留に対する治療の選択肢となり得る。内視鏡技術の進歩によって，提示した症例のように手術を回避できる症例もあるが，偶発症も少なくないため，その適応は慎重に見極め，外科や放射線科のバックアップのうえで治療を行う必要がある。

参考文献

1）Asensio JA, Feliciano DV, Britt LD, et al.：Management of duodenal injuries. Curr Probl Surg **30**：1023-1093, 1993.
2）Akhrass R, Yaffe MB, Brandt CP, et al.：Pancreatic trauma：a ten-year multi-institutional experience. Am Surg **63**：598-604, 1997.
3）Corley RD, Norcross WJ, Shoemaker WC：Traumatic injuries to the duodenum：a report of 98 patients. Ann Surg **181**：92-98, 1975.
4）曽我美朋子，富樫佑一，文野誠久，ほか：膵仮性嚢胞に対するドレナージのみで治療し得た外傷性膵損傷Ⅲb 型の 1 例　本邦 28 例の文献的考察．日小外会誌 **52**：113-119，2016.
5）Moore EE, Cogbill TH, Malangoni MA, et al.：Organ injury scaling, Ⅱ：Pancreas, duodenum, small bowel, colon, and rectum. J Trauma **30**：1427-1429, 1990.
6）膵損傷分類 2008（日本外傷学会）．日外傷会誌 **22**：264，2008.
7）Lin BC, Liu NJ, Fang JF, et al.：Long-term results of endoscopic stent in the management of blunt major pancreatic duct injury. Surg Endosc **20**：1551-1555, 2006.
8）栗栖　茂，八田　健，小山隆司，ほか：外傷性膵損傷に対する内視鏡の役割．消内視鏡 **22**：1509-1515，2010.
9）Ho VP, Patel NJ, Bokhari F, et al.：Management of adult pancreatic injuries：A practice management guideline from the Eastern Association for the Surgery of Trauma. J Trauma Acute Care Surg **82**：185-199, 2017.
10）Lee PH, Lee SK, Kim GU, et al.：Outcomes of hemodynamically stable patients with pancreatic injury after blunt abdominal trauma. Pancreatology **12**：487-492, 2012.
11）平川昭彦，諫山憲司，中谷壽男：外傷性膵損傷における診断と治療．日腹部救急医会誌 **31**：863-867，2011.
12）高橋哲也：内視鏡的治療で軽快した主膵管損傷を伴う外傷性膵損傷の 1 例．日腹部救急医会誌 **33**：727-730，2013.
13）神野孝徳，久留宮康浩，世古口英，ほか：膵管ドレナージによる保存的治療が有効であったⅢb 型外傷性膵損傷の 1 例．日臨外会誌 **77**：1223-1228，2016.
14）Tyburski JG, Dente CJ, Wilson RF, et al.：Infectious

complications following duodenal and/or pancreatic trauma. Am Surg **67**：227-230, 2001.
15) Vasquez JC, Coimbra R, Hoyt DB, et al.：Management of penetrating pancreatic trauma：an 11-year experience of a level-1 trauma center. Injury **32**：753-759, 2001.
16) Wind P, Tiret E, Cunningham C, et al.：Contribution of endoscopic retrograde pancreatography in management of complications following distal pancreatic trauma. Am Surg **65**：777-783, 1999.
17) Rickard MJ, Brohi K, Bautz PC：Pancreatic and duodenal injuries：keep it simple. ANZ J Surg **75**：581-586, 2005.
18) Buccimazza I, Thomson SR, Anderson F, et al.：Isolated main pancreatic duct injuries spectrum and management. Am J Surg **191**：448-452, 2006.
19) Devière J, Bueso H, Baize M, et al.：Complete disruption of the main pancreatic duct：endoscopic management. Gastrointest Endosc **42**：445-451, 1995.
20) Bracher GA, Manocha AP, DeBanto JR, et al.：Endoscopic pancreatic duct stenting to treat pancreatic ascites. Gastrointest Endosc **49**：710-715, 1999.
21) Telford JJ, Farrell JJ, Saltzman JR, et al.：Pancreatic stent placement for duct disruption. Gastrointest Endosc **56**：18-24, 2002.
22) Kozarek RA, Ball TJ, Patterson DJ, et al.：Endoscopic transpapillary therapy for disrupted pancreatic duct and peripancreatic fluid collections. Gastroenterology **100**：1362-1370, 1991.
23) Alexakis N, Sutton R, Neoptolemos JP：Surgical treatment of pancreatic fistula. Dig Surg **21**：262-274, 2004.
24) Geenen JE, Rolny P：Endoscopic therapy of acute and chronic pancreatitis. Gastrointest Endosc **37**：377-382, 1991.
25) Bakman YG, Safdar K, Freeman ML：Significant clinical implications of prophylactic pancreatic stent placement in previously normal pancreatic ducts. Endoscopy **41**：1095-1098, 2009.
26) Nealon WH, Walser E：Main pancreatic ductal anatomy can direct choice of modality for treating pancreatic pseudocysts (surgery versus percutaneous drainage). Ann Surg **235**：751-758, 2002.
27) Neff R：Pancreatic pseudocysts and fluid collections：percutaneous approaches. Surg Clin North Am **81**：399-403, 2001.
28) Itoi T, Kasuya K, Sofuni A, et al.：Endoscopic ultrasonography-guided pancreatic duct access：techniques and literature review of pancreatography, transmural drainage and rendezvous techniques. Dig Endosc **25**：241-252, 2013.
29) 土屋貴愛，祖父尼淳，辻修二郎，ほか：VTR でみせる EUS-PD and Pancreatic Rendezvous Cannulation. 胆と膵 **37**：1405-1410, 2016.
30) Ishii K, Itoi T, Tsuchiya T, et al.：EUS-guided pancreatic duct rendezvous in a child with traumatic pancreatic duct disruption. Gastrointest Endosc **80**：519-520, 2014.
31) Banks PA, Bollen TL, Dervenis C, et al.：Acute Pancreatitis Classification Working Group. Classification of acute pancreatitis-2012：revision of the Atlanta classification and definitions by international consensus. Gut **62**：102-111, 2013.
32) 向井俊太郎，糸井隆夫：膵炎後の局所合併症に対する内視鏡治療．Gastroenterol Endosc **59**：155-170, 2017.
33) Arvanitakis M, Delhaye M, Bali MA, et al.：Pancreatic-fluid collections：a randomized controlled trial regarding stent removal after endoscopic transmural drainage. Gastrointest Endosc **65**：609-619, 2007.

＊　＊　＊

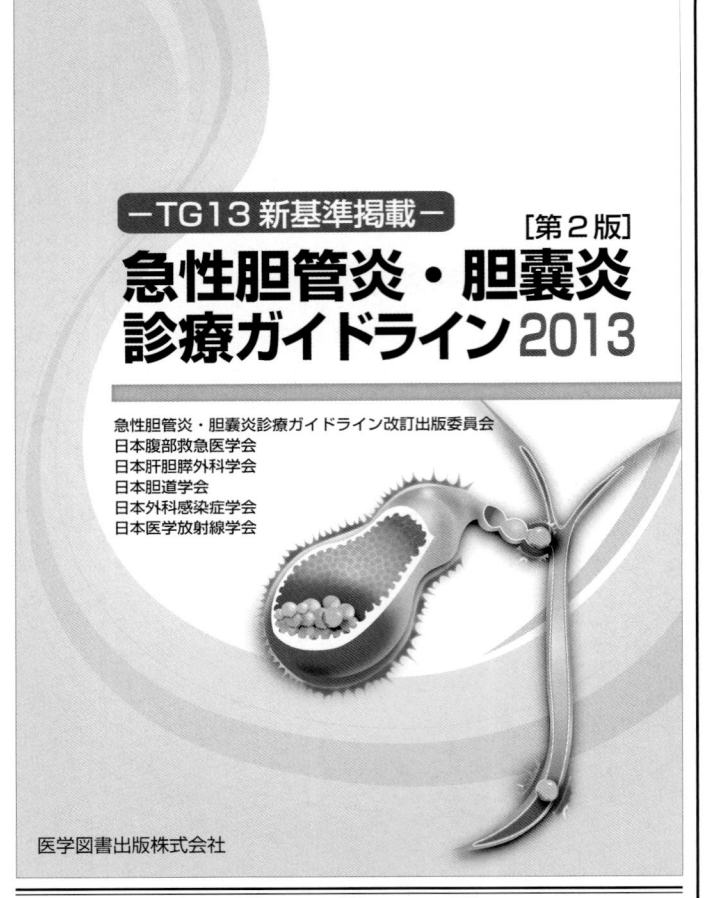

胆と膵 Vol. 39（1） p. 77〜82, 2018

膵損傷に対するIVR

三浦　剛史[1)]・水沼　仁孝[2)]・土屋　洋輔[2)]

要約：外傷による膵損傷は単独では極めて少なく，十二指腸損傷や胆道損傷を伴うことが多い。急性期にinterventional radiology（IVR）が活躍するのは出血に対する経カテーテル的動脈塞栓術（TAE）である。膵臓は腹腔動脈および上腸間膜動脈の間でネットワーク状の血流供給を受けているため，止血にあたっては破綻部を挟み込むような塞栓，いわゆる，遠位近位塞栓もしくは親動脈塞栓を行う。膵実質の挫滅や断裂による膵液漏出により自己融解，仮性囊胞，消化管瘻，仮性動脈瘤などが形成される。そのような場合には経皮的ドレナージ，TAEなどが行われる。これらIVR施行後には膵の安静を図ることが肝要で，消化管液通過による臓器相関作用抑制のため，経皮的胆道ドレナージによる胆汁の体外への排泄や経鼻胃管による胃液吸引などが有効である。

Key words：膵損傷，IVR，血管塞栓術，経皮的ドレナージ

はじめに

腹部外傷のなかで，膵損傷は比較的まれであるが，診断や治療の遅れが致死的となりうる。日本外傷学会臓器損傷分類のⅠ型，Ⅱ型損傷では保存的加療で経過をみることが可能であるが，Ⅲ型損傷（とくに主膵管損傷を伴うⅢb型損傷）では手術を念頭に置く必要がある。一方で，出血性ショックや他臓器損傷を伴う症例も多く，術後の合併症のリスクが高くなるため，近年ではnon operative management（NOM）が選択されることも多い[1)]。その際には，interventional radiology（IVR）を併用した治療方針の決定が重要となる。

膵損傷におけるIVRの主な役割は，①出血のコントロール，②膵損傷に伴う合併症（膵液瘻，仮性囊胞など）に対する治療，③術後合併症に対する治療，の3点である。外傷急性期にIVRによる治療が必要となるのは腹腔内出血を伴う膵損傷であり，緊急での経カテーテル動脈塞栓術（transcatheter arterial embolization：TAE）が必要となる。その他のIVRが必要な症例としては，主膵管損傷により生じた膵液瘻や外傷性膵炎による仮性囊胞に対するドレナージ術，外傷性膵炎による仮性動脈瘤に対するTAEなどの合併症に対する治療である。これらは保存的加療を行う過程で生じるものであり，外傷亜急性期〜慢性期に必要となる。

まずは，これらの治療法について具体例を呈示する。

Ⅰ．腹腔内出血を伴う膵損傷に対するIVR

膵損傷に伴い破綻する血管は主要血管の分枝に多いため，大量出血となることが多い。また，膵周囲の血管は腹腔動脈と上腸間膜動脈による二重支配を受けており，遠位・近位塞栓もしくは親動脈塞栓を行う。一方からの塞栓術では十分な止血が得られないことを注意する。塞栓物質としてはゼラチンスポンジやコイルなどが用いられる。

1．症例1

60歳代，男性。大型トラック運転中に前方のトレーラーに衝突し，ハンドルに前胸部および腹部を強打した。初療時，ショックバイタルでfocused assessment with sonography in trauma（FAST：外傷初期診療に

Interventional Radiology：IVR Against Pancreatic Injury
Takeshi Miura et al
1）聖マリアンナ医科大学放射線医学講座（〒216-8511 川崎市宮前区菅生2-16-1）
2）那須赤十字病院放射線科

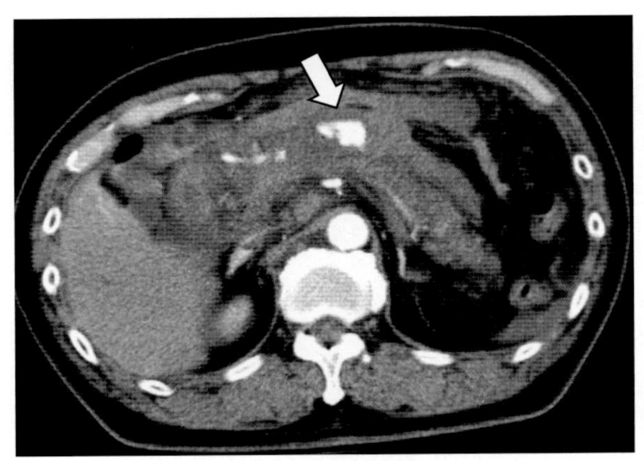

図 1　造影 CT（動脈相）
膵周囲の液体貯留および造影剤の血管外漏出像（➡）を認める。

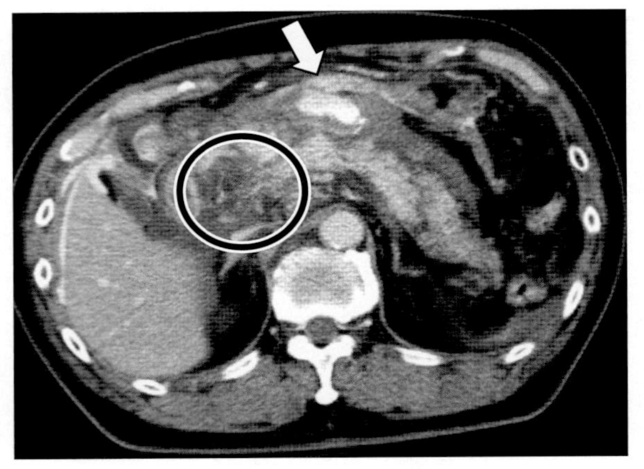

図 2　造影 CT（平衡相）
膵腫大および膵頭部の造影不良域（○）を認め，膵損傷と診断できる。また，動脈相で認めた造影剤の血管外漏出像は拡大している（➡）。

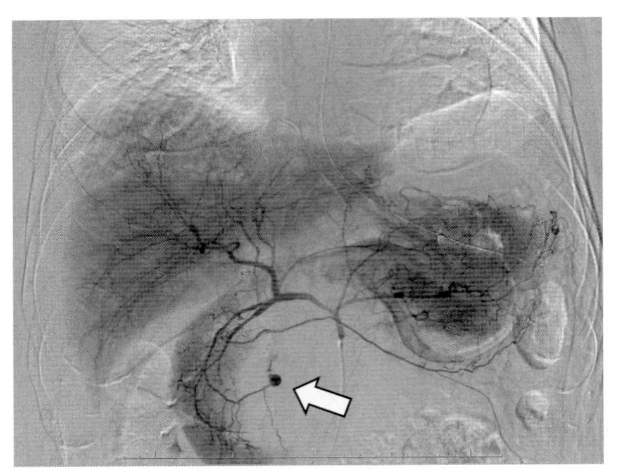

図 3　腹腔動脈造影
後上膵十二指腸動脈の末梢に仮性動脈瘤および extravasation を認める（➡）。

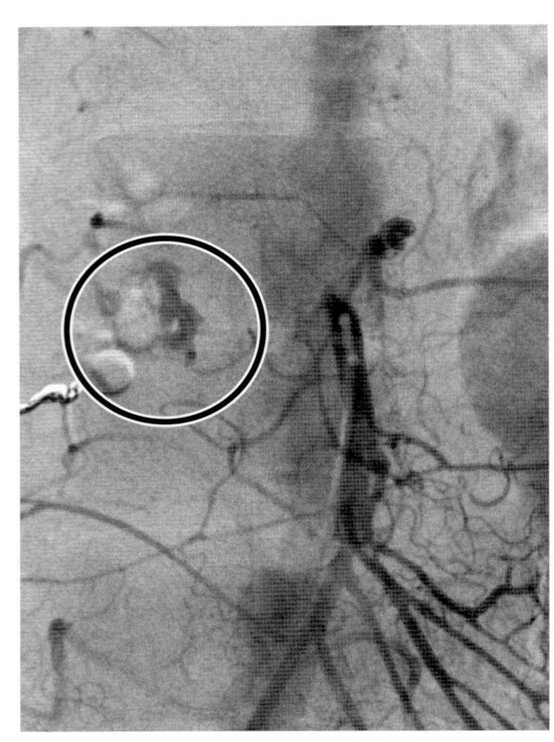

図 4　上腸間膜動脈造影
中結腸動脈の分枝より extravasation を認める（○）。

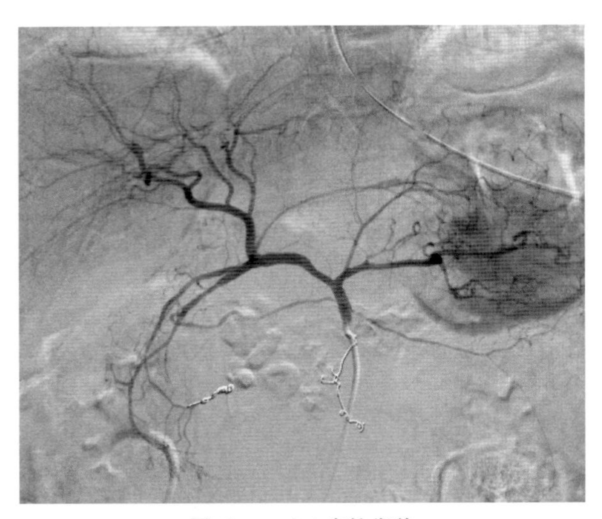

図 5　コイル塞栓術後

おける迅速簡易超音波検査法）陽性であった。

外傷パンスキャンでは，膵腫大および膵頭部の造影不染域を認め，膵周囲に液体貯留を認めた。液体貯留内には動脈相で造影剤の血管外漏出像を認め（図 1），平衡相で広がっており活動性出血を示唆する所見であった（図 2）。膵損傷および腹腔内出血の診断で緊急 TAE が施行された。

腹腔動脈造影では後上膵十二指腸動脈末梢に仮性動

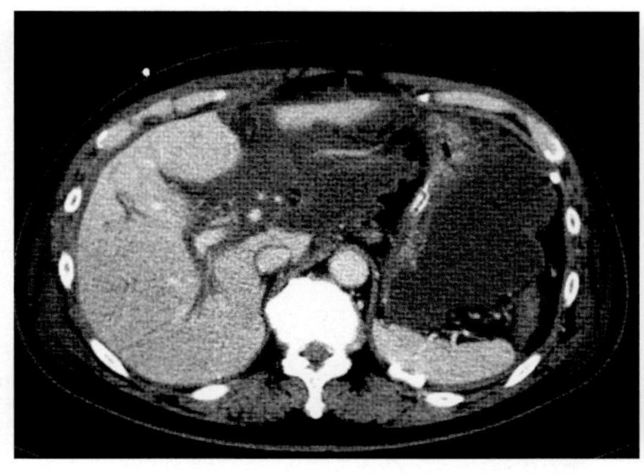
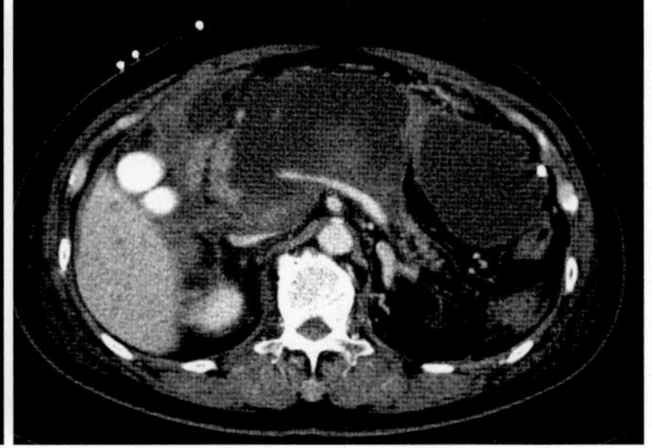

図 6 受傷後 1 週間の造影 CT
膵前面および胃周囲に被包化された液体貯留腔を認める。経過より膵液瘻や外傷性膵炎に伴う膿瘍形成が疑われる。膵腫大は改善傾向である。

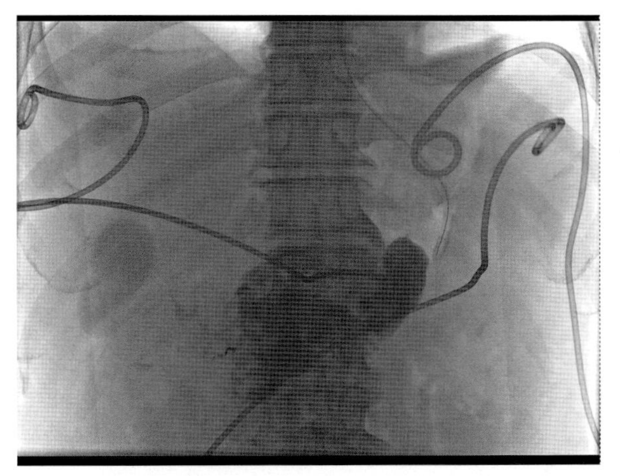

図 7 経皮的ドレナージ
膵前面の膿瘍腔を超音波ガイド下に穿刺し，ピッグテールカテーテルを挿入，造影で腔の広がりを確認している。その他に両側横隔膜下腔，胃外側の液体貯留に対し経皮的ドレナージを施行している。

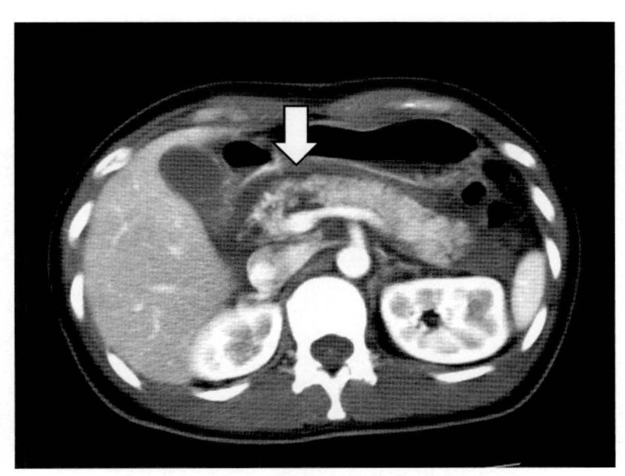

図 8 造影 CT（平衡相）
膵腫大および周囲の液体貯留，膵頭部には造影不良域を認める（➡）。

脈瘤および血管外漏出所見を認め（図 3），マイクロカテーテルを出血部位まで進め，コイルで塞栓した。続いて，上腸間膜動脈より造影を行うと，中結腸動脈の末梢より血管外漏出所見を認め（図 4），マイクロコイルで塞栓を行った。確認の造影では血管外漏出所見は消失した（図 5）。

緊急 TAE により止血が得られ血圧は安定した。

Ⅱ．膵液瘻や仮性囊胞に対するドレナージ

膵損傷ではいくつかの要因により膵周囲に液体貯留が生じる。Ⅰ型，Ⅱ型損傷では損傷部に仮性囊胞を生じることがあり，外傷性膵炎を合併した場合は膵炎に伴う仮性囊胞や膿瘍を併発することがある[1]。主膵管損傷を伴うⅢb 型では，膵液瘻や膿瘍形成を合併することが多く，とくに膵頭部損傷ではほぼ必発となる。これらの病態では経皮的ドレナージによる治療が可能である。

また，膵損傷に対し手術治療を行った場合でも，術後 3〜10% に膵液瘻や膿瘍を合併するといわれており，やはり経皮的ドレナージが有効である[2]。

仮性囊胞や膿瘍の局在によっては内視鏡的ドレナージや経皮経胃的ドレナージが選択されることもある。

1．症例 1（続き）

膵損傷，腹腔内出血に対し緊急 TAE 施行後 1 週間経過し，炎症反応高値が持続するため造影 CT を施行した。膵腫大は改善傾向であったが，膵前面や胃周囲に被包化された液体貯留腔を認め，膿瘍形成が疑われた（図 6）。また，骨盤内や両側横隔膜下に腹水貯留を認め，膿瘍および腹水に対し経皮的ドレナージを施行した（図 7）。

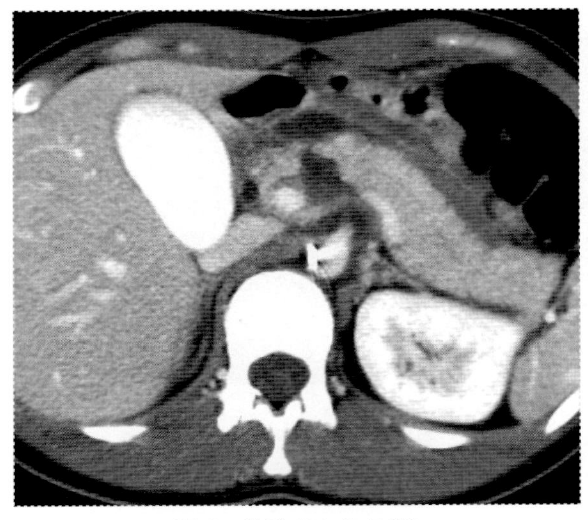

図 9　造影 CT（5 日後）
膵頭部の損傷部位に仮性嚢胞を疑う低吸収域が出現している。

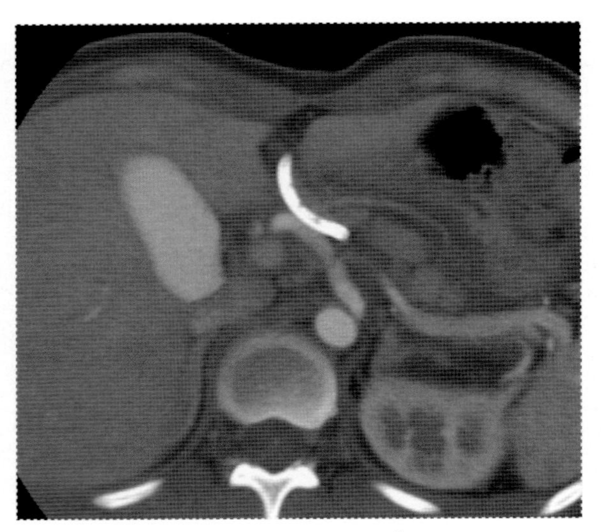

図 10　経皮的ドレナージ後の CT

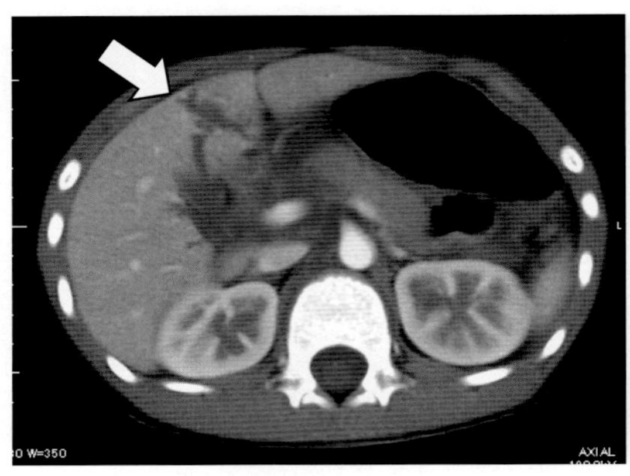

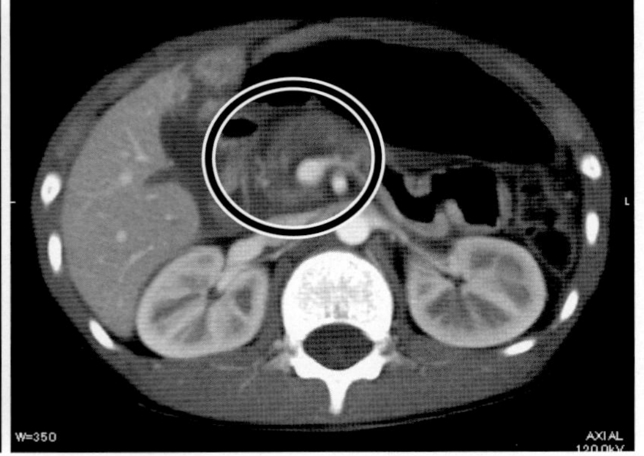

図 11　受傷時の造影 CT（国立成育医療研究センター放射線診療部　野坂俊介先生，小児外科　藤野明浩先生のご厚意による）
膵頭部に造影不良域を認め（○），周囲には液体貯留がみられ，膵損傷が疑われる。肝左葉には帯状の低吸収域を認め（➡），肝損傷を伴う。

2．症例 2

30 歳代，女性。乗用車同士の衝突事故によるハンドル外傷。腹痛持続するため翌日受診し，造影 CT を施行した。

造影 CT で，膵腫大および周囲の液体貯留を認め，膵頭部には造影不良域を伴っていた（図 8）。膵頭部損傷（Ⅱ型）の診断となり，保存的加療を行った。5 日後の CT では損傷部に仮性嚢胞が出現したため（図 9），経皮的ドレナージを施行した（図 10）。

Ⅲ．主膵管，総胆管損傷に対する治療

膵損傷の死亡率は 9〜34％といわれているが，合併症を伴うとその割合は高くなる。とくに主膵管損傷や

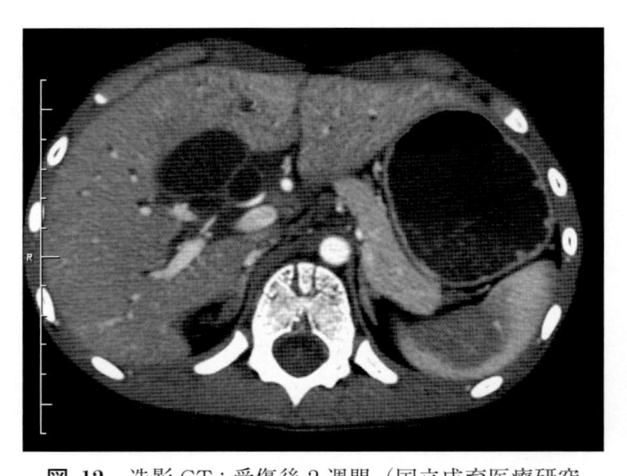

図 12　造影 CT：受傷後 2 週間（国立成育医療研究センター放射線診療部　野坂俊介先生，小児外科　藤野明浩先生のご厚意による）
肝内胆管および総胆管の拡張を認める。膵頭部の造影不良域は改善している。

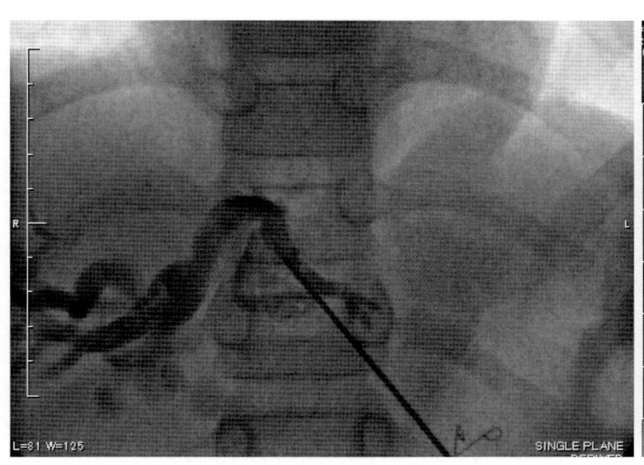

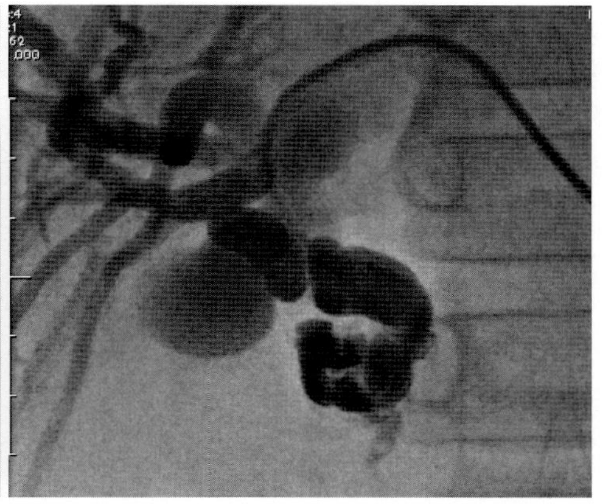

図 13　PTCD（国立成育医療研究センター放射線診療部　野坂俊介先生，小児外科　藤野明浩先生のご厚意による）

B3より穿刺し造影を行うと，肝内胆管および総胆管の拡張を認める。肝門部胆管にピッグテールカテーテルを留置した。

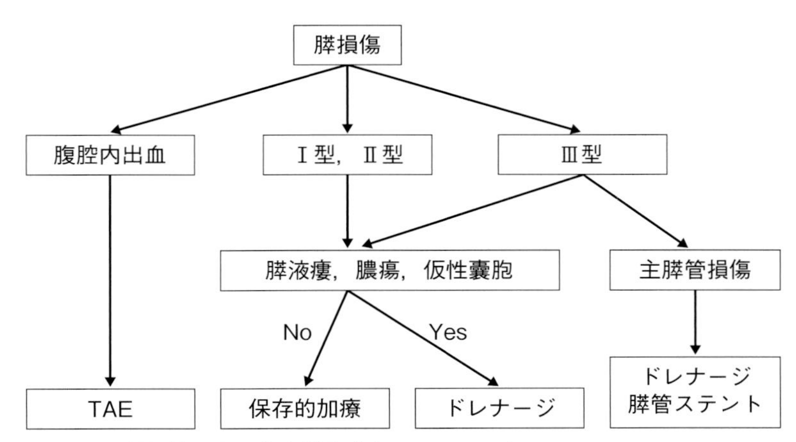

図 14　IVR を主軸とする non operative management

胆管損傷を伴う場合は合併症の割合が高くなり，迅速な診断と治療が必要となる[3]。

主膵管損傷を伴うⅢb 損傷では膵液瘻が必発であり，NOM において経皮的ドレナージが有用であることは先述したが，膵管ステントによる再建術も重要である。膵管ステントは内視鏡下に行うため詳細は他稿（内視鏡的治療）を参照していただきたい。

膵頭部損傷では膵内胆管損傷による胆管狭窄を生じることがある。外傷性胆管損傷は極めてまれではあるが，閉塞性黄疸を呈するため，経皮経肝胆道ドレナージ術（PTCD）が必要となる。

1．症例 3

7 歳男児。転倒し腹部を打撲し，腹痛持続するため受診。FAST 陽性であり，造影 CT を施行した。

受傷時の CT では肝左葉内側区（S4）に帯状の低吸収域を認め，膵頭部の腫大および造影不良域を認めた（図 11）。肝損傷（Ⅰb＋Ⅱ型）および膵損傷の診断で入院となった。その後，閉塞性黄疸が出現したため再度造影 CT を施行。下部胆管に狭窄を認め，上流の総胆管および肝内胆管の拡張を認めたため（図 12），PTCD を施行した（図 13）。

Ⅳ．膵損傷に対する non operative management の考え方

膵損傷を治療するうえで考慮すべきことは出血のコントロールと感染の制御である。膵損傷の 8～45％に合併症を伴い，膵液瘻は 2～15％，膿瘍は 10～25％，仮性嚢胞は 1.6～4％の頻度でみられる[4]。保存的加療は手術療法と比較し仮性嚢胞を約 10 倍合併したという報告もあり，Ⅰ型やⅡ型損傷を保存的に治療する場合も CT での経過観察により，ドレナージすべき病変の早期発見が必要となる[1]。

また，主膵管損傷を伴うⅢb 型損傷では膵液瘻の合併がほぼ必発であり，ドレナージが必要となることが多い。とくに，膵頭部領域損傷で手術療法を選択する

場合，膵頭十二指腸切除術となり，リスクが高くなるため，NOMでの治療が望ましい。病態に応じて内視鏡的膵管ステント留置も考慮する必要がある。

腹腔内出血を伴う膵損傷では，緊急のTAEが適応となる。

おわりに

図14にIVRを主軸とするNOMにおけるフローチャートを提示した。病態に応じて手術療法も常に念頭におく必要がある。

参考文献

1）Potoka DA, Gaines BA, Leppäniemi A, et al.：Management of blunt pancreatic trauma: what's new? Eur J Trauma Emerg Surg **41**：239-250, 2015.

2）Koganti SB, Kongara R, Boddepalli S, et al.：Predictors of successful non-operative management of grade Ⅲ & Ⅳ blunt pancreatic trauma. Ann Med Surg（Lond）**10**：103-109, 2016.

3）Gupta A, Stuhlfaut JW, Fleming KW, et al.：Blunt trauma of the pancreas and biliary tract: a multimodality imaging approach to diagnosis. Radiographics **24**：1381-1395, 2004.

4）Linsenmaier U, Wirth S, Reiser M, et al.：Diagnosis and classification of pancreatic and duodenal injuries in emergency radiology. Radiographics **28**：1591-1602, 2008.

＊　　＊　　＊

胆と膵 Vol. 39（1） p. 83～90, 2018

ダメージコントロールサージェリー

久志本成樹[1,2]・入野田　崇[2]・藤田　基生[2]・川副　　友[1,2]

要約：外傷患者に対して行われてきた外科的治療は，非外傷性病態に対する予定手術と同じく，“すべての損傷に対する根本治療を受傷後早期にすみやかに遂行する”ものである。しかし，組織挫滅を伴う膵頭部損傷などの大量出血を伴う外傷患者の治療においては，“すべての損傷の外科的根本治療はできたが，患者を救命することはできなかった”ということはまれではない。外傷死の三徴―代謝性アシドーシス，低体温，血液凝固異常―を中心とする生理学的恒常性破綻がその死亡原因として重要であり，これを回避するための外科的治療手段がダメージコントロールサージェリーである。すべての外傷領域にかかわり，重症外傷治療における中心的な課題として捉えるべきテーマである。①循環動態の不安定な膵損傷患者や②長時間の外科的治療を要する膵頭十二指腸切除術を回避できない膵頭部損傷患者などの治療において，ダメージコントロールサージェリーは極めて有力な治療手段となる可能性を有する，積極的に選択を考慮すべき外科的治療戦略である。

Key words：ダメージコントロールサージェリー，膵損傷，damage control resuscitation

はじめに

外傷患者に対して行われてきた外科的治療は，非外傷性病態に対する予定手術と同じく，“すべての損傷に対する根本治療を受傷後早期にすみやかに遂行する”ものである。しかし，大量出血を伴う外傷患者の治療においては，“すべての損傷の外科的根本治療はできたが，患者を救命することはできなかった”ということは決してまれではなかった[1~3]。大量出血を伴う重症外傷患者の術中・術後の最大死亡原因は，主要な出血源を外科的にコントロールできないことによる失血ではなく，外傷死の三徴―代謝性アシドーシス，低体温，血液凝固異常―を中心とする生理学的恒常性破綻によるものである[1~3]。これらの生理学的破綻は，①止血のための外科的治療に難渋している間に増悪し，②術中に是正を試みても極めて困難であり，③生理学的破綻からの離脱のためには一旦手術を中止する必要がある。このような状態に陥ることを回避するために，損傷に対するすみやかな“コントロール”のみを行い，根本治療を行うことなく，手術操作を最小限に抑える外科的治療戦略が“ダメージコントロールサージェリー（damage control surgery：DCS）”である[1,3,4]。“Damage control”の用語は，アメリカ海軍艦船の被弾対策として，“味方の被害を最小限に食い止め，如何に戦闘の継続を可能にするか”という考えに基づくものである[4,5]。

実質の挫滅を伴う膵損傷，なかでも膵頭部損傷は，外科医が手術中に遭遇するもっとも治療困難な腹部外傷病態である[6,7]。膵頭部の重度損傷では，門脈や下大静脈，膵頭部にネットワークを形成する血管損傷を伴い，近接する合併臓器損傷や出血によるショックが転帰に重大な影響を与える[8,9]。大量出血を伴い循環動態の安定化を得ることの困難な深達性膵損傷患者の死亡率は30%を超えることが報告されている[10,11]。

DCSの考え方はすべての外傷領域にかかわり，重症外傷治療における中心的な課題として捉えるべきテーマである。そして，①循環動態の不安定な膵損傷患者

Damage Control Surgery
Shigeki Kushimoto et al
1）東北大学大学院医学系研究科外科病態学講座救急医学分野（〒980-8574 仙台市青葉区星陵町1-1）
2）東北大学病院救急科/高度救命救急センター

や②長時間の外科的治療を要する膵頭十二指腸切除術を回避できない膵頭部損傷患者などの治療において，DCSは極めて有力な治療手段となる可能性を有する外科的治療戦略である。

Ⅰ．ダメージコントロールサージェリーにおける3フェーズ

DCSは，手術手技のみを指すものではない。肝損傷や骨盤骨折，膵損傷に伴う下大静脈や門脈損傷などに対してパッキングにより圧迫止血をするのは，DCSにおける重要な治療手段であるものの，その一部である。以下の3フェーズにより構成される[1,3]。

1．出血と腹腔内汚染の“コントロール”のための簡略化初回手術（abbreviated resuscitative surgery）

初回手術では出血と腹腔内汚染に対しては確実なコントロールを行う。出血と汚染の制御が目的であり，根本的外科治療を施行しないことを積極的に選択するものである。さらに，簡略化した迅速な一時的閉腹を行う。

2．生理学的異常是正のための外科的集中治療（surgical intensive care）

循環動態の改善とともに，積極的に低体温や血液凝固異常などの生理学的異常に対する補正を行い，48～72時間以内の再手術を可能とする全身状態を回復するための外科的集中治療である。

3．根本治療のための予定再手術（planned reoperation）

止血の確認と圧迫止血のための外科タオルなどの除去，血行および消化管再建と定型的閉腹による根本的手術を行う。

Ⅱ．ダメージコントロールサージェリーの適応判断

DCSの第一段階は適応判断である[3]。①代謝性アシドーシス，②低体温，③凝固異常が適応決定の中核となるが，出血傾向が出現した場合の死亡率は85%以上[12]，体温32℃以下への低下症例の死亡率はほぼ100%であるとする報告がある[13]。我が国の多施設共同研究データもこれを裏付けるものであり，これらは極めて特異度の高い予後不良予測因子であるものの，治療方法の判断基準とすべきではない[14]。適切な適応判断が治療成績向上のポイントである。実際には，前述の3徴候の出現を待っての決定では遅く，執刀後5分以内に適応を決定せよとされる[15]。不必要なDCSは避けるべきではあるが，適応決定の遅れは，救命の可能性を有する外傷患者を失うことにつながるとの認識が必要である。

従来の適応には，前述の三徴，とくに“凝固異常の存在”という視点が含まれているが，明らかな出血傾向が出現してからではどのような手段を用いても止血が困難となることが少なくない。そのため，その危険性が高いと判断される状態を適応とすべきである。手術開始後，①循環動態と輸液・輸血に対する反応性，②貧血と凝固障害の程度，③その後の手術操作に予想される出血と準備しうる輸血，などの要素を考慮して，すみやかな意思決定を行う必要がある。外傷および非外傷病態に対する下記適応が示されており[16]，ショックを伴う膵損傷，とくに膵頭部損傷では多くの項目に該当する。

1）不安定な循環動態の存在
2）来院時あるいは手術中における凝固異常の存在（臨床的/凝血学的検査のいずれでもよい）
3）重度代謝性アシドーシス（pH＜7.2，あるいはbase excess＜－8）
4）来院時低体温（＜35℃）
5）長時間（＞90分）を要する手術が予想されるもの
6）高エネルギー外力による鈍的体幹外傷
7）穿通性多部位体幹外傷
8）主要血管損傷を伴う複数臓器損傷
9）胸腔・腹腔・後腹膜腔などの多部位にわたる多臓器損傷
10）大量輸血を要するもの（赤血球輸血＞10単位）
11）非手術的治療を選択すべき合併損傷の存在

Ⅲ．ダメージコントロールサージェリーの実際

1．第1フェーズ：蘇生のための初回手術

膵損傷に限定することなく，外傷外科手術におけるDCSは特殊状況下での回避的治療手段ではなく，適応を明らかにしたうえで積極的に選択する治療法である。初回手術においては，腹部外傷における基本的要素である以下4項目のうち，1～3のみを迅速に施行する。“Reconstruction”を施行しないことを選択するのがDCSの初回手術である[15]。

1）Control of bleeding
2）Identification of injury
3）Control of contamination
4）Reconstruction

表 1　腹腔内損傷臓器と主要なダメージコントロール手技

肝臓	1）タオルパッキングによる低圧系出血のコントロール（門脈と肝静脈） 2）動脈性出血に対する経動脈的塞栓術の積極的併用
脾臓	確実な出血のコントロールとしての脾臓摘出の迅速な判断と遂行（脾臓に対するタオルパッキングは過信しない）
腎臓	片側損傷では脾臓と同様（損傷腎展開の適応判断が前提である）
消化管	1）消化管内容による汚染制御のための管腔結紮または自動縫合器による切離（非再建） 2）初回手術では大腸損傷に対して人工肛門造設を行わない
腸間膜	結紮および自動縫合器などを用いた迅速な出血制御
膵臓	出血のコントロールと膵液ドレナージ（迅速な施行が可能であれば尾側切除）

表 2　腹部主要血管損傷と結紮止血の可否

損傷血管	結紮の可否	
腹部大動脈	不可	
腹腔動脈	可能	
総肝動脈	可能	胃十二指腸動脈分岐より末梢側では再建を必要とするが，中枢側では結紮可能
上腸間膜動脈	不可（側壁縫合不能時には一時的シャント）	
腎動脈	不可（側壁縫合不能時には腎摘出）	
下腸間膜動脈	可能	
腎静脈上部下大静脈	不可	
腎静脈下部下大静脈	修復すべき	血行再建が許容されない全身状態では，結紮も選択しうる（長期予後は比較的良好）：結紮をしても腰静脈・上行腰静脈からの還流が期待できるため
門脈・上腸間膜静脈	修復すべき（側壁縫合不能時には一時的シャント）	血行再建が許容されない状態では結紮も選択しうる：結紮による腸管のうっ血壊死の頻度は明らかでなく，結紮によっても80％以上の生存率報告あり
下腸間膜静脈	可能	
右腎静脈	不可（側壁縫合不能時には腎摘出）	
左腎静脈	可能	腰静脈，副腎静脈，精巣・卵巣静脈合流部より中枢の下大静脈側では結紮可能

1）出血のコントロール

開腹後，ただちに行うべきは出血のコントロールである。出血源が明らかであればまず用手的圧迫止血によりコントロールする。出血が持続しているために明らかにし得ない場合や複数部位からの出血のときには，吸引管により腹腔内出血を排除して術野を確保しようとしても，いたずらに時間を費やすだけである。血液や凝血塊を用手的に腹腔外に掻き出し，両側横隔膜下，両側側腹部（傍結腸溝），直腸膀胱窩に外科タオルを充填する。①出血源の区画化，②血液の吸収，③肝や脾などに対する圧迫止血により，出血源の検索を容易にし，術野の確保を図る。

肝損傷などに対するパッキングは有力な止血手段であるが，損傷臓器や血管とその程度に応じて出血に対するコントロールの方法を選択する。出血は確実にコントロールしなければならず，単にパッキングが行われていればいいわけではない。

実際の手技として，開腹と同時に出血源の検索をしつつ，用手圧迫止血，出血部位に対するパッキングなどにより一時止血を行い，損傷に応じて以下の止血手段を選択する（表1, 2）。

①主要血管損傷であっても，結紮が容認できる血管は結紮止血する。側壁縫合により容易に修復しうる損傷に対しては，迅速な修復を選択する。

②結紮により末梢の虚血あるいはうっ血の危険性が高いと考えられる血管では，一時的シャントにより血流の維持を図る。一時的シャントのためには，必ずしも特殊なカテーテルを要さない。輸液用延長チューブや胸腔ドレナージ用チューブなどの応用が可能である。

③脾，腎などの摘出可能な実質臓器損傷は，摘出がもっとも確実かつ迅速に行いうるDCSの止血手段である。脾では被膜損傷のみと判断されても容易に止血できず，パッキングも不確実なことが少

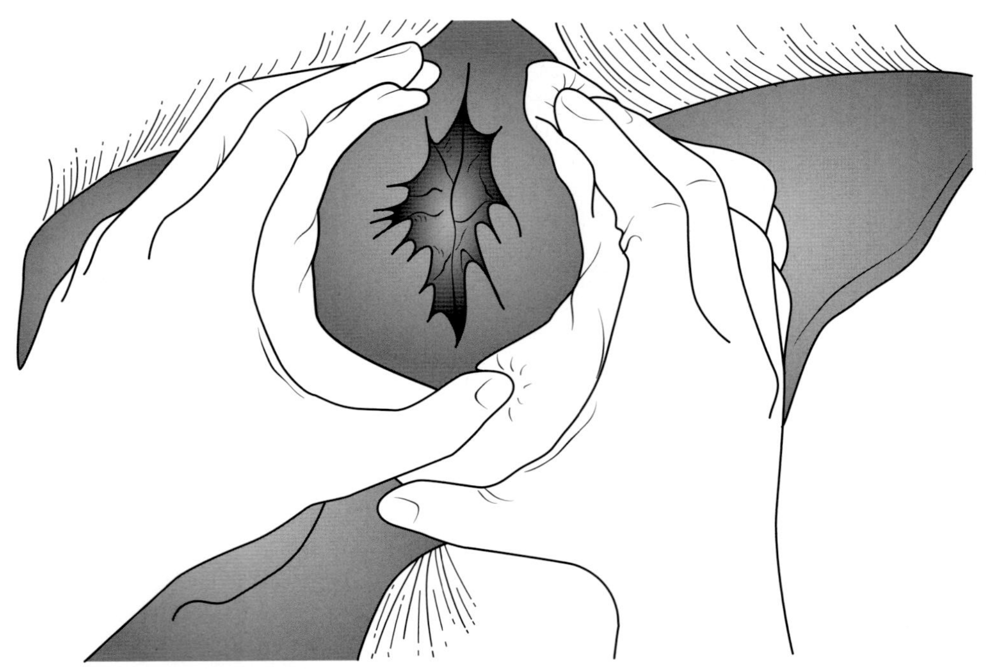

図 1 肝損傷に対する双手圧迫止血（bimanual compression）
両手掌を用いて損傷部を挟み込むように圧迫止血を行う。一時的止血を行い，循環動態の改善を図る。

なくない。

④肝損傷に対しては，まず用手圧迫止血による出血のコントロールを行い（図1），引き続きパッキングとPringle法によりすみやかに一時止血を行う。損傷形態の評価に基づいた術式の選択を行うが，resectional debridement, hepatotomy with selective vascular ligationも選択することは少ない。Extensive hepatorrhaphyは死腔を残す可能性のある手技であるが，深在性損傷に対してパッキングとの併用は有用な手段となりうる。

肝損傷に対するパッキングでは，肝葉を頭側と尾側から挟み込むようにするとともに，両手で椎体にむかって押さえ込み止血する形で，外科タオルを用いて局所での圧迫止血を図る。パッキングにより門脈と肝静脈系からの出血の制御を行うが，肝動脈からの出血を圧迫止血でコントロールしようとすることは，過剰な圧でのパッキングから肝壊死をきたす。パッキング後も動脈性出血が持続する場合，あるいはパッキングした状態でPringle法を解除することにより動脈性出血が認められる場合には，ただちに経動脈的塞栓術による止血の補完を施行する。

肝後面下大静脈損傷が疑われる場合，直接的止血のためのアプローチを試みるための肝臓の脱転操作そのものが出血量を著しく増加させる。さらには，出血制御不能な状態に陥る危険性がある[17]。

腎周囲，肝後面，骨盤内のnon-expanding hematomaに対しても，同様であり，これを不用意に展開し直接止血を試みるべきではない。

膵損傷に伴う下大静脈や門脈などの低圧系出血は適切にパッキングを行うことにより止血が得られるが，膵頭部アーケードからの動脈性出血はタオルパッキングでのコントロールは困難であると心得る必要がある。

2）消化管内容による汚染阻止

消化管全層損傷に対しては，側壁縫合により短時間での修復が可能な場合には修復を選択する。しかし，切除・吻合を要する損傷では，自動縫合器による切離あるいは太いテープなどによる結紮にとどめ，汚染防止を達することのみを目的とする。再建は行わない。また，大腸の全層性損傷を認める場合も，人工肛門の造設は避ける。初回手術後も蘇生の継続が必要なことが多く，腹腔内臓器とともに腹壁も著しい浮腫により厚みを増し，かつ膨隆するため，人工肛門は腹腔側に牽引され虚血に陥ることがまれではないためである。また，再手術における閉腹が困難となることからも，初回手術での人工肛門造設は行わない。

胆管・尿管損傷に対してはカテーテルによる外瘻，主膵管損傷例では膵液に対してドレナージを施行する。

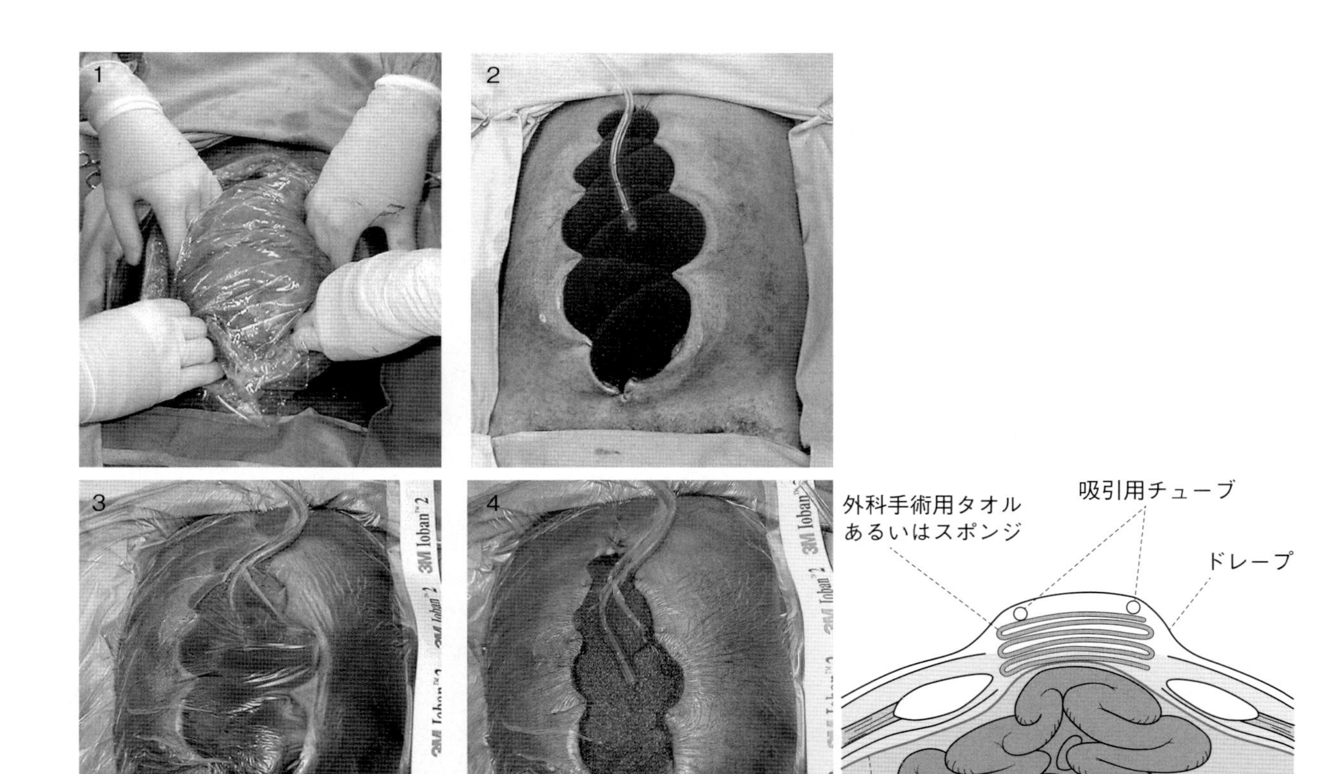

図 2 "3-layer vacuum pack method"
①有窓のポリエチレンシートで腹腔内臓器を被い，②その上を surgical towel あるいはスポンジでカバーし，シリコンドレーンを置き，③④ドレープで被覆して陰圧をかけることにより，vacuum packing とする。もっとも一般的に行われている一時閉腹法である。(Ann Surg. May 2004；239 (5)：608-616. より引用)

3）迅速な一時的閉腹

DCS の初回手術では，迅速な一時的閉腹（temporary abdominal closure：TAC）を行う。多くの症例では open abdomen management が施行されるが，以下を目的とする。

①腹腔内臓器の保護・収納と腹腔内外のバリア形成

②腹腔からの体液喪失のコントロール

③タオルパッキング部位への適切な圧迫止血圧の維持

④定型的閉腹のための腹壁状態の維持

さらに，迅速性，術後創管理および再開腹の容易さ，閉腹後の腹部コンパートメント症候群発生リスク，定型的閉腹達成の可能性，費用効果などから一時的閉創法を選択する[1,18〜20]。皮膚のみの縫合閉鎖，towel clip closure，silo closure，Wittmann patch，vacuum pack closure（vacuum-assisted closure），非吸収性および吸収性メッシュによる閉鎖などが用いられてきた。しかし，非吸収性メッシュによる一時閉腹法は enteric fistula の合併が 7〜75％と高率のため用いるべきではない[21,22]。

現在，いわゆる閉鎖陰圧療法（negative pressure wound therapy）がもっともポピュラーである[21]。

陰圧閉鎖療法を行うことは，①腹腔内貯留液のすみやかな排除と腹腔内臓器間スペースの減少による腹腔内容量の減少，②スポンジなどを創縁の腹壁に密着させて陰圧をかけることによる持続的な正中方向への張力維持，などの効果が得られるものと考えられている。米国で広く用いられている腹部用システムが本邦では認可されたが，①有窓のポリエチレンシートで腹腔内臓器を被い，②その上を surgical towel でカバーし，シリコンドレーンを 2 本置き，③ドレープで被覆して陰圧をかける，"3-layer vacuum pack method" がもっとも一般的である[19〜21]（図 2）。

2．第 2 フェーズ：外科的集中治療

初回手術後の ICU における管理目標は，①末梢循環不全改善のための蘇生，②低体温，アシドーシス，凝固異常の積極的補正により 48〜72 時間後の根本治療のための再手術を可能とすることである[1,16,20]。

低体温に対しては，加温輸液装置を用いた輸液・輸血，ブランケットなどを用いるが，腹部の開放創からの浸出液や漏出血液の背部への貯留にも注意が必要である。凝固異常に対しては，PT-INR＜1.5，血小板数＞50,000 mm^{3}を目標に新鮮凍結血漿と血小板の投与を行うが，外傷そのものによる線溶亢進を伴う凝固異常の存在の認知が必要である。アシドーシスの改善には末梢循環不全からの離脱が必要であることはいうまでもない。

初回手術後，比較的短時間に10単位以上の赤血球輸血を必要とする持続出血が示唆される場合には，止血のための再手術，IVRによる止血の補完を考慮する。さらに，腹部以外の出血源の検索を行う。生理学的異常を補正するための輸血などの集中治療だけを施行するのが外科的集中治療ではなく，さらなる止血等の介入の必要性の判断も重要な要素である。

腹部コンパートメント症候群の発生に対しては十分な注意が必要であり，膀胱内圧のモニタリングを行う。

3．IVRを含めた集学的アプローチによる出血の制御

出血のコントロールの方法として，外科的止血を強力に補完するのがIVRである。明確な適応はないが，下記病態に有用である可能性がある[20,23,24]。

1）深在性肝損傷（日本外傷学会分類Ⅲ型）に対するパッキング施行時
2）適切なパッキングと肝門遮断により止血可能であり，肝門遮断解除により動脈性出血の認められる肝損傷（形態的に重症とは限らない）
3）展開・到達の容易でない後腹膜出血
4）開胸術後の胸壁よりの出血
5）DCS施行後の持続性出血（術後短時間での10単位以上，2単位/hr以上の輸血継続）

さらに，膵頭部を中心とした膵周囲動脈からの出血に対するタオルパッキングでは十分な止血を得ることが困難であることから，IVRの積極的な併用を考慮することにより確実な出血のコントロールにつながるものである。初回手術，術後も含めてその適応はフェーズによらずに考慮する。

4．Damage control resuscitationを組み合わせたアプローチ

DCSは重症外傷治療の中心的テーマとなり広く用いられるが，大量出血を伴うこれらのDCSの適応となる患者に対しては，晶質液を中心とした輸液によるaggressive resuscitationが行われてきた。米国を中心とした国際的な外傷初期診療のスタンダードとされるadvanced trauma life supportにおいても，2008年改訂の8th editionまでは“aggressive resuscitation”としるされている[25,26]。そして，外傷に伴う凝固障害の主たる要因であると考えられた外傷蘇生に伴う凝固障害：代謝性アシドーシス，低体温，血液凝固異常のlethal triadに対しては，DCSとともに体温管理や十分な凝固因子の補充を行うことにより，一定の治療成績改善を認めてきた[27〜31]。外傷急性期の凝固障害は治療に伴い生じるものであり，避けることの困難な副産物であると考えられていた。

このように捉えられてきた凝固障害に対して，蘇生によらない外傷そのものに起因する凝固異常が生じることが明確に認識されたのはこの10年のことである[32〜34]。重症外傷患者では早期より希釈によらない凝固異常を約25%に合併し，合併例の死亡率は4倍に及ぶ[27]。凝固障害発現の回避と迅速な治療を念頭に置くdamage control resuscitationにおいては，①希釈性凝固障害予防のための晶質液過剰投与制限（permissive hypotension），②早期より十分量のFFPを中心とした凝固因子補充（hemostatic resuscitation）が中心的要素とされる[27,35,36]。外科的あるいはIVRによる止血が基本であるが，トラネキサム酸投与，早期より減少するフィブリノゲン補充などの要素も含めてのアプローチが重要である[37,38]。

おわりに

DCSは明確な理論的な背景のもとに，適応を明確にし，積極的に選択すべき重症外傷に対する集学的外科的治療法である。決して逃げの治療ではなく，重症外傷救命のための中心的課題である。

参考文献

1）Wyrzykowski AD, Feliciano DV：Trauma damage control. Trauma 7th edition,（Mattox KL, Moore EE）, Feliciano DV, 7th ed., 725-746, New York, McGraw-Hill, 2013.
2）Moore EE, Burch JM, Franciose RJ, et al.：Staged physiologic restoration and damage control surgery. World J Surg **22**：1184-1191, 1998.
3）Shapiro MB, Jenkins DH, Schwab CW, et al.：Damage control：collective review. J Trauma **49**：969-978, 2000.
4）Rotondo MF, Schwab CW, McGonigal MD, et al.：‘Damage control’：an approach for improved survival in exsanguinating penetrating abdominal injury. J Trauma **35**：375-383, 1993.
5）Surface ship survivability. Washington DC：Department of Defense. Naval War Publication **3**：20-31, 1996.
6）Krige JE, Beningfield SJ, Nicol AJ, et al.：The man-

agement of complex pancreatic injuries. S Afr J Surg **43** : 92-102, 2005.

7) Krige JE, Nicol AJ, Navsaria PH : Emergency pancreatoduodenectomy for complex injuries of the pancreas and duodenum. HPB (Oxford) **16** : 1043-1049, 2014.

8) Kao LS, Bulger EM, Parks DL, et al. : Predictors of morbidity after traumatic pancreatic injury. J Trauma **55** : 898-905, 2003.

9) Seamon MJ, Kim PK, Stawicki SP, et al. : Pancreatic injury in damage control laparotomies : Is pancreatic resection safe during the initial laparotomy? Injury **40** : 61-65, 2009.

10) Scollay JM, Yip VS, Garden OJ, et al. : A population-based study of pancreatic trauma in Scotland. World J Surg **30** : 2136-2141, 2006.

11) Asensio JA, Petrone P, Roldán G, et al. : Pancreaticoduodenectomy : a rare procedure for the management of complex pancreaticoduodenal injuries. J Am Coll Surg **197** : 937-942, 2003.

12) Asensio JA, McDuffie L, Petrone P, et al. : Reliable variables in the exsanguinated patient which indicate damage control and predict outcome. Am J Surg **182** : 743-751, 2001.

13) Jurkovich GJ, Greiser WB, Luterman A, et al. : Hypothermia in trauma victims : an ominous predictor of survival. J Trauma **27** : 1019-1024, 1987.

14) Endo A, Shiraishi A, Otomo Y, et al. : Development of Novel Criteria of the "Lethal Triad" as an Indicator of Decision Making in Current Trauma Care : A Retrospective Multicenter Observational Study in Japan. Crit Care Med **44** : e797-e803, 2016.

15) Hirshberg A, Mattox KL : Top Knife. The art & craft of trauma surgery. tfm Publishing Ltd, 2005.

16) Waibel BH, Rotondo MF : Damage control in trauma and abdominal sepsis. Crit Care Med **38** : S421-S430, 2010.

17) Fabian TC, Bee TK : Liver and biliary tract Trauma, sixth edition, (Feliciano DV), 637-660, McGraw-Hill, New York, 2008.

18) Diaz JJ Jr, Cullinane DC, Khwaja KA, et al. : Eastern Association for the Surgery of Trauma : management of the open abdomen, partⅢ-review of abdominal wall reconstruction. J Trauma Acute Care Surg **75** : 376-386, 2013.

19) Diaz JJ Jr, Dutton WD, Ott MM, et al. : Eastern Association for the Surgery of Trauma : a review of the management of the open abdomen--part 2 "Management of the open abdomen". J Trauma **71** : 502-512, 2011.

20) Kushimoto S, Miyauchi M, Yokota H, et al. : Damage control surgery and open abdominal management : recent advances and our approach. J Nippon Med Sch **76** : 280-290, 2009.

21) Diaz JJ Jr, Cullinane DC, Dutton WD, et al. : The management of the open abdomen in trauma and emergency general surgery : part 1-damage control. J Trauma **68** : 1425-1438, 2010.

22) Nagy KK, Fildes JJ, Mahr C, et al. : Experience with three prosthetic materials in temporary abdominal wall closure. Am Surg **62** : 331-335, 1996.

23) Kushimoto S, Arai M, Aiboshi J, et al. : The role of interventional radiology in patients requiring damage control laparotomy. J Trauma **54** : 171-176, 2003.

24) Kushimoto S, Koido Y, Omoto K, et al. : Immediate postoperative angiographic embolization after damage control surgery for liver injury : report of a case. Surg Today **36** : 566-569, 2006.

25) Kortbeek JB, Al Turki SA, Ali J, et al. : Advanced trauma life support, 8th edition, the evidence for change. J Trauma **64** : 1638-1650, 2008.

26) Advanced trauma life support (ATLS®) : the ninth edition. J Trauma Acute Care Surg **74** : 1363-1366, 2013.

27) Holcomb JB, Jenkins D, Rhee P, et al. : Damage control resuscitation : directly addressing the early coagulopathy of trauma. J Trauma **62** : 307-310, 2007.

28) Borgman MA, Spinella PC, Perkins JG, et al. : The ratio of blood products transfused affects mortality in patients receiving massive transfusions at a combat support hospital. J Trauma **63** : 805-813, 2007.

29) Kutcher ME, Kornblith LZ, Narayan R, et al. : A paradigm shift in trauma resuscitation : evaluation of evolving massive transfusion practices. JAMA Surg **148** : 834-840, 2013.

30) Murad MH, Stubbs JR, Gandhi MJ, et al. : The effect of plasma transfusion on morbidity and mortality : a systematic review and meta-analysis. Transfusion **50** : 1370-1383, 2010.

31) Spahn DR, Bouillon B, Cerny V, et al. : Management of bleeding and coagulopathy following major trauma : an updated European guideline. Crit Care **17** : R76, 2013.

32) Brohi K, Singh J, Heron M, et al. : Acute traumatic coagulopathy. J Trauma **54** : 1127-1130, 2003.

33) Maegele M, Lefering R, Yucel N, et al. : Early coagulopathy in multiple injury : an analysis from the German Trauma Registry on 8724 patients. Injury **38** : 298-304, 2007.

34) Frith D, Goslings JC, Gaarder C, et al. : Definition and drivers of acute traumatic coagulopathy : clinical and experimental investigations. J Thromb Haemost **8** : 1919-1925, 2010.

35) Duchesne JC, Islam TM, Stuke L, et al. : Hemostatic resuscitation during surgery improves survival in patients with traumatic-induced coagulopathy. J Trauma **67** : 33-39, 2009.

36) Holcomb JB, Wade CE, Michalek JE, et al. : Increased

plasma and platelet to red blood cell ratios improves outcome in 466 massively transfused civilian trauma patients. Ann Surg **248**：447–458, 2008.
37) Harris T, Thomas GO, Brohi K：Early fluid resuscitation in severe trauma. BMJ **345**：e5752, 2012.
38) Jenkins DH, Rappold JF, Badloe JF, et al.：THOR Position Paper on Remote Damage Control Resuscitation：Definitions, Current Practice and Knowledge Gaps. Shock **41**：3–12, 2014.

*　　　*　　　*

胆と膵 Vol. 39（1） p. 91～96, 2018

胆膵疾患の内視鏡治療

―歴史編―

藤田 力也[1)]

1）昭和大学名誉教授

内視鏡的逆行性膵胆管造影法（EPCG から ERCP へ 1974）については McCune（1968）に始まるが，彼の使用したスコープは市販品ではなかった。市販スコープを完成させたのは日本である。大井（東京女子医大），髙木（癌研病院）はマチダ製作所から FDS を 1969 年に，進藤（東京医大），小越（新潟県がんセンター），藤田（東大分院）らはオリンパスから JFB を 1970 年に完成させた。日本製のスコープが完成すると欧米からの見学者が来訪し，世界へと拡販していった。慢性膵炎，膵臓癌の診断に始まり，デバイスが発展すると治療内視鏡へと関心が進展した。パピロトミーは川井，中島（京都府立医大），相馬，藤田（東大分院），Classen, Demling（Erlangen）らによって 1973～4 年に完成された。胆管結石に対しては Vater 乳頭部切開と摘出，閉塞性黄疸に対してはドレナージが行われるようになり，救命率が上昇した。超音波内視鏡 EUS は 1980 年から福田らの努力によって完成し，当初は癌の深達度診断に用いられた。Vilman ら（1991）の穿刺膵癌診断に始まる治療内視鏡は ERCP の及ばない症例に対する治療内視鏡手技として今日の interventional EUS の発展に大いに寄与した。一方，ラパロスコープを用いた胆嚢摘出術（Laparoscopic Cholcystectomy）は 1985 年から Muehe（Erlangen）に始まり次いでフランス学派，Mouret, Dubois, Perissat と続き，日本では山川らが 1996 年に導入した。

「歴史の部」は藤田が，「現状と将来」は河本が記述する。この論文は 2016 年 JDDW（神戸）におけるランチョンセミナー「胆膵疾患の内視鏡治療―その歴史と進展」（司会：真口宏介）に加筆したものである。1976 年に相馬智が創設した研究会「胆道の集い」が論文全体の基礎にあるので，そのまとめを追記した。

Key words：ERCP, EST, EBD, EUS, LC

Ⅰ．ERCP の開発

1958 年 Hirschowitz らは fiberoptic gastroduodenoscope（ACMI）を報告したが，内視鏡観察は十二指腸球部までに止まっている。1968 年 McCune が Eder-fiberoptic scope を用いて “endoscopic cannulation to the pancreatic duct” に成功したが，造影成功率は 25％に過ぎず，その膵管造影像も不鮮明で満足できるようなものではなかった[1)]。1965 年には内視鏡を用いないで，Rabinov ら[2)]がすでに逆行性膵管造影に成功している。

ERCP の開発の詳細について，大井（東京女子医大・消化器内科），髙木（癌研病院外科）両氏に直接面接して取材した。大井はファーター乳頭観察と膵管造影が主目的であった。髙木も胃癌の早期診断と同様に膵癌も早期診断が可能であると考えていた。

十二指腸ファイバースコープ FDS の開発は大井らが，町田製作所とともに行ったが，それに先立ちファーター乳頭の正面視を目標に，切除胃（Billroth-Ⅰ）で詳細に検討した結果，内視鏡的名称を命名した。1969 年大井らのはじめての膵管造影成功例は日本放射線学会関東地方会で報告され，髙木らも FDS を用いて術中膵胆管造影に成功し，同じ地方会で追加発言として報告した[3,4)]。オリンパス・グループでも 1 年後の 1970 年に，十二指腸ファイバースコープ JFB を完

Therapeutic Endoscopy of Bilio-Pancreatic Disease Hisotory, Present and Future
Rikiya Fujita

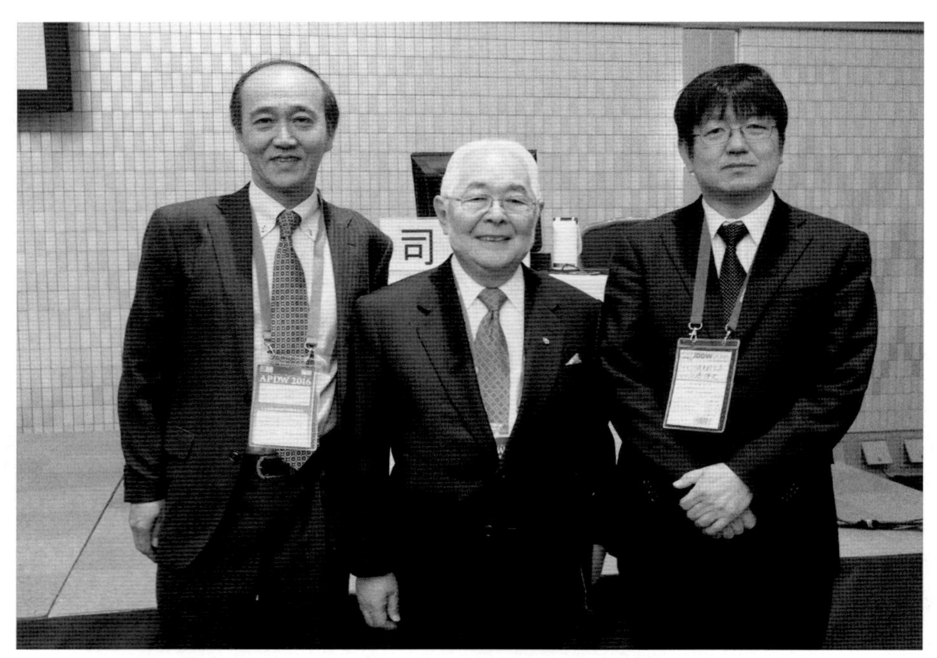

JDDW 2016の会場で筆者と，真口宏介先生，河本博文先生

成し報告している。進藤ら，藤田ら，小越らの報告がある。これらを含めて著者が詳述している[5)]。

JFBスコープの完成までわれわれが苦闘したのは，スムースな十二指腸下行脚への挿入法確立であった[6)]。

スコープ完成については1970年の世界消化器病学会のローマとコペンハーゲンにおいて東大分院の城所，相馬らが報告し，1972年にはパリにおける国際消化器病学会で藤田らがEPCGの名称で学会発表を行った。その後，検査実態とスコープ完成の確認に海外からの見学者，留学生が次第に増加した。Salmon，Williams（UK），Waye（USA），Classen（WG）らが来日し，見学し，討論した。

Ⅱ．ERCPの名称確定は1974年

我が国ではEPCG（endoscopic pancreato-cholangio-graphy）と呼称されることが多かったが，統一された呼称はなかった。1974年，メキシコ市で開催された世界消化器病学会でシンポジウムが開催され，春日井，Classen司会のもと，endoscopic retrograde cholangio-pancreatography（ERCP）と国際的呼称が統一された[7)]。これはP. Cottonの提唱であった。しかし，内視鏡的パピロトミーについては呼称が統一されず，EST（日本），ES（USA），EPT（ドイツ）など現在でも統一されていない。

Ⅲ．ファイバースコープによる術中胆道鏡の開発

胆道外科医にとって硬性胆道鏡に代わる術中胆道ファイバースコープの完成は夢であり，1973年山川はオリンパス製の試作スコープを手にしたとき大変感激したとのべている。留学先のCedars Sinai Medical Centerでは硬性鏡によるDr. Berciの指導を受けていた。胆道ファイバースコープは結石遺残をなくすこと，悪性腫瘍の診断，術後経胆道鏡による遺残結石治療にには欠かせないとのべている[8)]。

Ⅳ．レントゲン設備とデバイスの発達

テフロンチューブを用いる造影チューブはもちろんのこと，必要に応じてすべて手製のデバイスを作成した。レントゲン装置ではテレビモニターがなく，初期には蛍光板装置で対処した。フィルム撮影は手動で行っていた。透視室にはエアコンもなく，扇風機のみであった。首周りのタオル，腰タオルがDr. 相馬のスタイルであった。東大分院は設備が貧弱であったため，東大本院（本郷）の放射線科にたびたびお邪魔してはテレビモニターを使用させてもらい，16ミリ映写機の撮影も行った。パピロトミー開発にあたっては，電気メス，パピロトーム，バスケットワイヤなどの作成が必要で，アルコールランプ，スチーム発生装置も

設置して，デバイスの作成は工作室でも行った。当初膵管造影率は90％であったのに対して胆管造影率は70～80％であり胆管への選択的カニュレーション成功率を高めるため，カニューレ先端の曲がり癖付けにも努力を要した。先端をしごいて曲がり癖をつけ，それを左においてその下方をしごくと，胆管へ入りやすいとか等々であった。

V．パピロトミー（EST）の開発

1973年になると東大紛争も終息し，相馬らは杏林大学へ異動しはじめた時期で，犬を用いた動物実験を東大分院動物実験室で開始した。国内留学中の服部（熊大一内）とともに雑種犬6頭の生化学データを取りはじめた。相馬は杏林大学からその都度参加した。試用したパピロトームは，先端押し出し式1方向ナイフ，押し出し式3方向ナイフなどであった。結果，胆管閉塞を示す生化学異常値データは一週間以内に回復し乳頭開口部は狭窄しなかった。

1973年秋の日本消化器内視鏡学会シンポジウムで治療内視鏡のテーマが取り上げられ，パピロトミーの部門で中島らは矢じり型焼灼プローブの臨床成功例を提示し[9,10]，われわれは数種の試作切開ナイフを用いた動物実験の詳細を報告した（図1）[11]。1974年にはClassenらは刃先の長いpull type切開ナイフを用いて成功例を報告した[12]。切開ナイフの原型は1973年のpush type（Sohma-tome）であって，オリンパスから各施設に提供された後，数種類のナイフが考案された。当時は藤田型（pull & push），中島型（push & pull），池田型（long-nose push & pull），税所型，小野型など報告されたが，現在はメーカーにより数十種類のナイフがそれぞれの名称で販売されるようになった[13,14]。

VI．開発時の制約

パピロトミーに関しては，開発時には外科的な原則に反すると反対された。外科的な原則とは，切開，止血，縫合，狭窄防止であった。ESTは切開のみで終わる手技である。共同研究者の相馬は外科医であったが，外科学会ではESTに対して当初，批判的であった。外科的には乳頭形成術（小野ら）が標準的であったからである[15]。

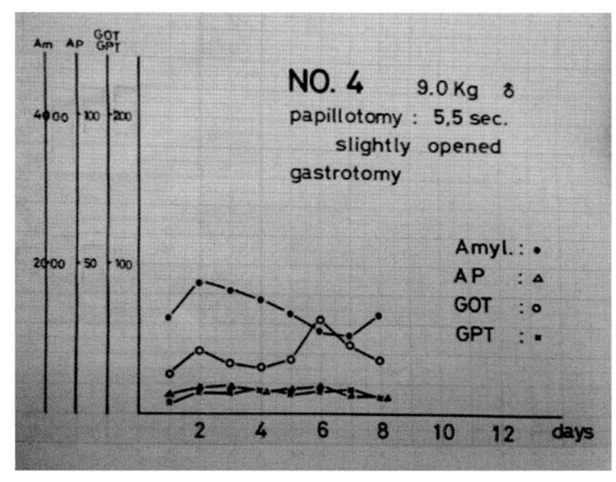

図 1

VII．ドレナージ・砕石術・親子スコープ・ステントの導入など

砕石バスケットがなかったため，初期には切開だけで，待機的に便漉しを行って排石を確認した。便漉器具まで考案して，臭い思い出を医局員に経験させたと反省している。バスケット鉗子の原型は泌尿器科のドルミア型のものであったが，その後はソフトバスケットに改良された。EST後，閉塞性胆管炎を生じると致命的合併症となるため，予防的・治療的ドレナージ術が考案された。

Endoscopic naso-biliary drainage（ENBD）の原型は1975年永井ら（東京女子医大）の論文に基づいている[16]。1979年Cottonら[17]，Soehendraら[18]のドレナージ術報告以来，術後合併症は30％以上あったにもかかわらず大いに発展する糸口となった。ステント留置の手技はプラスティックステントから，金属製ステントへと変遷した。バルーンを用いる応用手技も発展した[19]。

VIII．EUSとI-EUSの導入

福田らとオリンパス・アロカによるEUS機器の開発は消化管癌の深達度診断や膵癌診断目的に1980年からはじまったが，当初は診断目的であったため，胆膵疾患治療目的応用には我が国では少し遅れた[20]。Vilmannら（1992年）はEUS下膵生検の報告を行っている[21]。

1996年Wiersemaら[22]がinterventional EUSを報告すると，急速に世界的に臨床応用が進展した。最近ではERCPを凌駕する勢いで，ハンズオンセミナーで

表 1 胆道の集いリスト

回	開催日	座長病院	座長	回	開催日	座長病院	座長
1	S53.7.27	帝京大学溝口	山川 達郎	43	H8.1.27	横浜市立大学	仲野 明
2	S54.3.23	慈恵医大第三	安藤 博	44	H8.6.21	慈恵医科大学	橋本 幸雄
3	S54.8.3	千葉大学	大原 啓介	45	H9.1.18	国立がんセンター東	小西 大
4	S54.11.22	市立川崎	新井 健之	46	H9.7.11	新潟県立がんセンター	土屋 嘉昭
5	S55.3.14	千葉大学	久賀 克也	47	H10.1.24	国立東静	尾関 豊
6	S55.7.18	帝京大学溝口	三芳 瑞	48	H10.6.27	帝京大学溝口	山川 達郎 春日井 尚
7	S55.12.5	横浜市立大学	嶋田 紘				
8	S56.4.24	慶應義塾大学	尾形 佳郎	49	H11.2.6	東京大学	小松 裕
9	S56.7.17	船橋中央	日浦 利明	50	H11.9.24	千葉県がんセンター	山本 宏
10	S56.12.5	慈恵医科大学	岡部 紀正	51	H12.2.5	慈恵医科大学	柳澤 暁
11	S57.4.16	帝京大学	高田 忠敬	52	H12.9.1	東京医科大学	篠原 靖
12	S57.9.24	日医大多摩永山	吉岡 正智	53	H13.2.17	昭和大学	石井 博
13	S57.11.27	横浜赤十字	嶋田 紘	54	H13.9.7	順天堂大学	小林 滋
14	S58.3.18	千葉大学	碓井 貞仁	55	H14.2.9	昭和大学	吉田 仁
15	S58.7.15	昭和大学藤が丘	仲吉 昭夫	56	H14.9.6	東海大学	大谷 泰雄
16	S58.11.26	名古屋大学	安藤 久実	57	H15.3.1	横浜市立大学	上野 規男
17	S59.3.9	杏林大学	小野美貴子	58	H15.9.12	慶應義塾大学	相浦 浩一
18	S59.6.30	昭和大学藤が丘	藤田 力也	59	H16.2.28	昭和大横浜市北部	樫田 博史
19	S59.12.8	帝京大学溝口	山川 達郎	60	H16.10.7	平塚胃腸	藤本 武利
20	S60.3.8	東海大学	田中 豊	61	H17.2.26	北里大学東	木田 光広
21	S60.6.21	関東逓信	阿部 哲夫	62	H17.11.4	自治医科大学	玉田 喜一
22	S60.12.7	北里大学	大宮 東生	63	H18.9.22	東海大学	峯 徹哉
23	S61.3.14	自治医科大学	関 秀一	64	H19.2.23	慈恵医大柏	柳澤 暁
24	S61.6.20	慈恵医科大学	中本 実	65	H19.9.28	千葉県がんセンター	山本 宏
25	S61.12.13	千葉県がんセンター	竜 崇正	66	H20.2.15	昭和大学	吉田 仁
26	S62.6.19	東京大学分院	津田 寛	67	H20.9.5	国立がんセンター東	小西 大
27	S63.1.23	浜松医療センター	内村 正幸	68	H21.2.27	千葉県がんセンター	竜 崇正
28	S63.6.10	大宮赤十字	諏訪 敏一	69	H21.10.2	新潟県立がんセンター	土屋 嘉昭
29	S63.12.10	関東逓信	沈 重博	70	H22.2.27	70 回記念司会	峯 徹哉 柳澤 暁
30	H1.6.30	帝京大学溝口	山川 達郎				
31	H2.1.27	東京大学分院	峯 徹哉	71	H22.10.29	東京大学	多田 稔
32	H2.6.22	慈恵医大第三	安藤 博	72	H23.7.22	静岡がんセンター	金本 秀行
33	H3.1.19	千葉大学	尾崎 正彦	73	H23.12.24	帝京大学	石井 太郎
34	H3.9.6	昭和大学藤が丘	仲吉 昭夫	74	H24.2.24	東海大学	峯 徹哉
35	H4.1.25	神奈川県衛生看護専門学校	岡部 紀正	75	H24.9.28	千葉県がんセンター	山本 宏
36	H4.7.17	昭和大学藤が丘	平田 信人	76	H25.2.22	東海大学	川口 義明
37	H5.1.23	市立川崎	納賀 克彦	77	H25.11.1	国立がんセンター東	加藤祐一郎
38	H5.7.2	千葉大学	菊池 俊之	78	H26.4.11	横浜市立大学	遠藤 格
39	H6.1.29	東海大学	田中 豊	79	H26.10.17	帝京大溝の口	安田 一朗
40	H6.6.10	北里大学	吉田 宗紀	80	H27.2.27	平塚胃腸	藤本 武利
41	H7.1.14	帝京大学溝口	加納 宣康	81	H27.10.23	千葉県がんセンター	山口 武人
42	H7.6.2	慈恵医大第三	村井 隆三	82	H28.3.4	静岡県立総合	菊山 正隆

も，注目の的となっている。胆膵疾患の治療内視鏡には欠かせない手技となった。

Ⅸ．Laparoscopic cholecystectomy（LC）の開発

我が国では内科・外科で共同あるいは個別に開発されはじめたが，やがて主軸は外科医担当となった。

LC の開発者はドイツの Muehe（Erlangen）で 1985 年 galloscope を用いて行った。しかし，ドイツ外科学会では学会報告は拒絶され，1999 年のアメリカにおける SAGES 学会で認められ開発者（galloscope）として名誉挽回した。Mouret（Lyon, 1987），Dubois（Paris, 1988），Perrisat（Bordeaux, 1989）らフランス学派に先行すること 2 年であった[23]。日本では山川が LC 手術者として 1996 年に導入して以来，急速に普及していった。

Ⅹ．臨牀研究会の発足と相馬智教授

当時の膵胆道外科分野では，手術成績について議論され，術後の胆管結石の遺残は 20％に達し，悪性病変

の見逃しにも議論が集中していた。1978年の「臨床外科」（医学書院）の座談会で司会の相馬は当時の膵胆道疾患の外科手術に危機感を募らせ，臨床胆道鏡の研究会の立ち上げを企画した。

当時の臨床研究会では症例検討会を診断面と治療面について詳細に行い，そのときどきのヒントを得て研究が進展していくことが一般化していた。たとえば胃癌，大腸癌では白壁教授の主導のもとに「胃と腸」大会があり，消化管の早期がん診断学が確立されていった。相馬の意図したところはそれに似たアイデアであった。術中，術後の胆道鏡の開発，遺残結石の治療成績向上をめざしたのである。著者は身近にいてそのときどきの意図を感じていた。

術後のT-tubeからの遺残結石溶解療法がリフコールで行われていたので，そのメーカー支援による「胆道の集い」からはじまったが，次いでゼオンメディカルの元役員，長富氏が相馬の海兵時代の知己であったため支援を仰いだという経緯があった。氏には2016年6月に取材させていただいた。「胆道の集い」には，外科，内科，放射線科，病理のエキスパートが参加し，会を追うごとに全国からの参加者が増加し，それぞれの分野でエキスパートが育成されていった。ERCP，PTC，アンギオ，超音波，胆道鏡，病理などの検討がより詳細に行われ，時には夜を徹して討論が戦わされた。相馬智教授の功績を紹介しておきたい。臨床研究において忘れてならない事柄は，医療側，メーカー側，学会または研究会当事者の間に密接な情報交換と信頼関係がなくては治療の進歩に直結できないと考えられる。

1976年から現在2016年までの研究会リストを掲載した（表1）。

謝辞：研究会の歴史については新井，山川，二村，峯氏らの取材協力をいただいた。故相馬智教授の海兵時代78期生の長富氏（ゼオンメディカル元役員）にも協力いただき感謝申し上げたい。相馬教授子息の相馬大介氏（東京国際医療センター外科）にも参加いただいたのは望外の喜びであった。

申告すべき利益相反は存在しない。

参考文献

1） McCune WS, Shorb PE, Moscovits H：Endoscopic cannulation of the ampulla of Vater, A preliminary report. Ann Surg **167**：752-755, 1968.
2） Rabinov K, Simon M：eroral cannulation of Ampulla of Vater for direct cholangiography and pancreatography. Radiology **85**：693-697, 1965.
3） 大井　至：Fiberduodenoscopeによる内視鏡的膵管造影．日消誌 **66**：880-883，1969.
4） 高木國夫，池田靖洋，中川安房，ほか：十二指腸ファイバースコピーの研究第3報―逆行性膵管および総胆管造影の1例．胃と腸 **5**：103-111，1970.
5） Fujita R：Development of duodenoscopy and Endoscopic Retrograde Cholangiopancreatography in Japan. Turkiye Klinikleri J Gastroenterol **7**：6-10, 2014.
6） 藤田力也，相馬　智，城所　仂：十二指腸の内視鏡検査．Gastroenterol Endosc **12**：97，1970.
7） 小越和栄，春日井達造：話題―EPCGかERCPか．胃と腸 **10**：538-539，1975.
8） 山川達郎，川端啓介：遺残結石の治療．消化器外科 **7**：321，1984.
9） Kawai K, Nakajima M：Preliminary report on endoscopical papillotomy. J Kyoto Pref Univ Med **82**：353-355, 1973.
10） Kawai K, Akasaka Y, Hashimoto Y, et al.：Endoscopical sphincterotomy of the ampulla of Vater. GIE **20**：148-151, 1974.
11） 相馬　智，小野美貴子，藤田力也，ほか：内視鏡的乳頭切開術および遺残胆道結石摘出の試み―第一報―．Gastroenterol Endosc **16**；446-452，1974.
12） Classen M, Demling L：Endoskopische Sphincterotomie der Papilla Vateri und Steinextraktion aus dem Ductus Choledochus. Dtsche Med Wochensh **99**：496-497, 1974.
13） 平田信人，藤田安幸：XIIパピロトミー，消化器内視鏡治療マニュアル．藤田力也，比企能樹編，改訂第二版，182-201，1998，南江堂，東京.
14） 相馬　智，小野美貴子，藤田力也：内視鏡的乳頭括約筋切開術．胆と膵 **2**：305-312，1981.
15） 小野慶一，ほか：経十二指腸括約筋形成術の基礎的ならびに臨床的検討．日消外会誌 **7**：560，1974.
16） 永井規敬：内視鏡的膵胆管カテーテル持続留置法に関する研究．Gastroenterol Endosc **17**：684-699，1975.
17） Cotton PB, Burney PG, Mason RR：Transnasal bile duct catheterization after endoscopic sphincterotomy. Gut **20**：285-289, 1979.
18） Soehendra N, Reynders-Frederix V：Palliative bile duct drainage-a new endoscopic method of introducing a transpapillary drain. Endoscopy **12**：8-11, 1980.
19） バルーン・ステント療法の現状（胆膵治療内視鏡の最前線）．藤田力也，小越和栄，税所宏光編，1998，金原出版，東京.
20） 福田守道：超音波内視鏡開発の歴史．臨消内科 **14**：527-536，1999.
21） Vilmann P, Jacobsen GK, Henriksen FW, et al.：Endoscopic ultrasonography with guided fine needle aspiration biopsy in pancreatic disease. Gastrointest Endosc **38**：172-173, 1992.
22） Wiersema MJ, Sandusky D, Carr R, et al.：Endosonography-guided cholangio-pancreatography, Gastroin-

test Endosc **43**：102-106, 1996.
23) Vilardell F：Digestive Endoscopy in the Second Millennium. Thieme 295-291, 2006.

参考書籍

・藤田力也・比企能樹編：消化器内視鏡治療マニュアル. 南江堂，第1版（1992），第2版（1998）.
・藤田力也・池田靖洋編：胆道疾患の非観血的治療手技. 金原出版，1993.
・藤田力也・小越和栄・税所宏光編：バルーン・ステント療法の現状. 金原出版，1998.
・池田靖洋：臨床一筋45年感謝. 洋文社印刷，2009.

*　　　*　　　*

胆と膵 Vol. 39 (1) p. 97～105, 2018

胆膵疾患の内視鏡治療

―現状と将来―

河本　博文[1)]

1）川崎医科大学総合医療センター

Ⅰ．アプローチルートの多様化

まずは interventional EUS (IV-EUS) がその代表である。胆膵内視鏡治療では内視鏡を用い生理的ルートである乳頭を介して膵管胆管にアプローチする。すなわちルートが一つしかなかったが，近年 IV-EUS という手技が導入され，消化管壁を介して，膿瘍，仮性嚢胞，膵管，胆管にアプローチできるようになった。平たくいえば，経皮的に行っていた治療や処置を超音波内視鏡下に行えるようになったということである。これはERCPに根源的な乳頭からアプローチルートが確保できなければ治療ができないという問題に対して一つの新しい解決策を示したことになる。

IV-EUS の適応を表1に示す。通常の ERCP で対応していた疾患だけでなく，応用範囲がかなり広いといえる。この手技はコンベックス型超音波内視鏡の開発からはじまるが，1992年に Vilmann ら[1)]がはじめて膵腫瘍に対する吸引針生検（EUS-guided fine needle aspiration biopsy：EUS-FNAB）を報告したその年に，すぐに仮性膵嚢胞に対するドレナージを Grimm ら[2)]が報告している。それから，2000年代に入り，この手技は大きく飛躍することになる。

膵疾患では，仮性膵嚢胞のドレナージ治療の発展型として，2005年に Seewald ら[3)]により膵炎後の peri-pancreatic fluid collection の一つである walled-off necrosis（WON）に対して endoscopic necrosectomy (EN)（図1）が導入された。難治な膵周囲膿瘍や感染性膵壊死に対して非常に効果を上げたのも事実だが，一方，空気塞栓などの重篤な合併症も報告されている[4,5)]。また死亡率も5～6％程度あり，最近では一期的に行うのではなく，まず通常のドレナージを行い，無効であればENを行う step-up approach が推奨されている[6)]。また，乳頭や膵管消化管吻合部から膵管へのアプローチが困難な場合，直接膵管を穿刺しドレナージを行うことも報告されている。これには rendezvous technique[7)] と pancreatogastrostomy[8)] の二つの方法がある。

表 1　IV-EUS の適応

1．Decompression
Pancreas
Pancreas pseudocyst (including walled off necrosis)
Pancreatic duct strictures
Biliary
Bile duct obstruction and strictures
Acute cholecystitis
Others
Abscess
Afferent loop
2．Anastomosis
Gastric outlet obstruction (gastrojejunostomy)
3．Injection and Placement

胆道でも IV-EUS は応用され，胆管や胆嚢ドレナージに適応されている（EUS-guided biliary drainage：EUS-BD，EUS-guided gallbladder drainage：EUS-GBD）。EUS-BD は2001年に Giovannini ら[9)] が最初に報告し，その後諸家の報告が相次いでいる[10～13)]。EUS-BD には十二指腸と総胆管を結ぶ choledochoduodenostomy（EUS-CDS）（図2），胃と肝内胆管を結ぶ hepatogastrostomy（EUS-HGS）（図3）の二つが主としてあり，その他に，EUS-guided rendezvous 法や EUS-guided antegrade stenting などがある（表2）。いずれも報告上は成功率，有効率がともに高く有用な手技として報告されているが，基本的にはエキスパートの手技であり，偶発症も胆汁性腹膜炎，出血，気腹，ステントの逸脱など重篤なものが報告されているため，導入に際しては注意を払わなければならない手技

Current and Future Status of Therapeutic Endoscopy for Pancreatobiliary Disease
Hirofumi Kawamoto

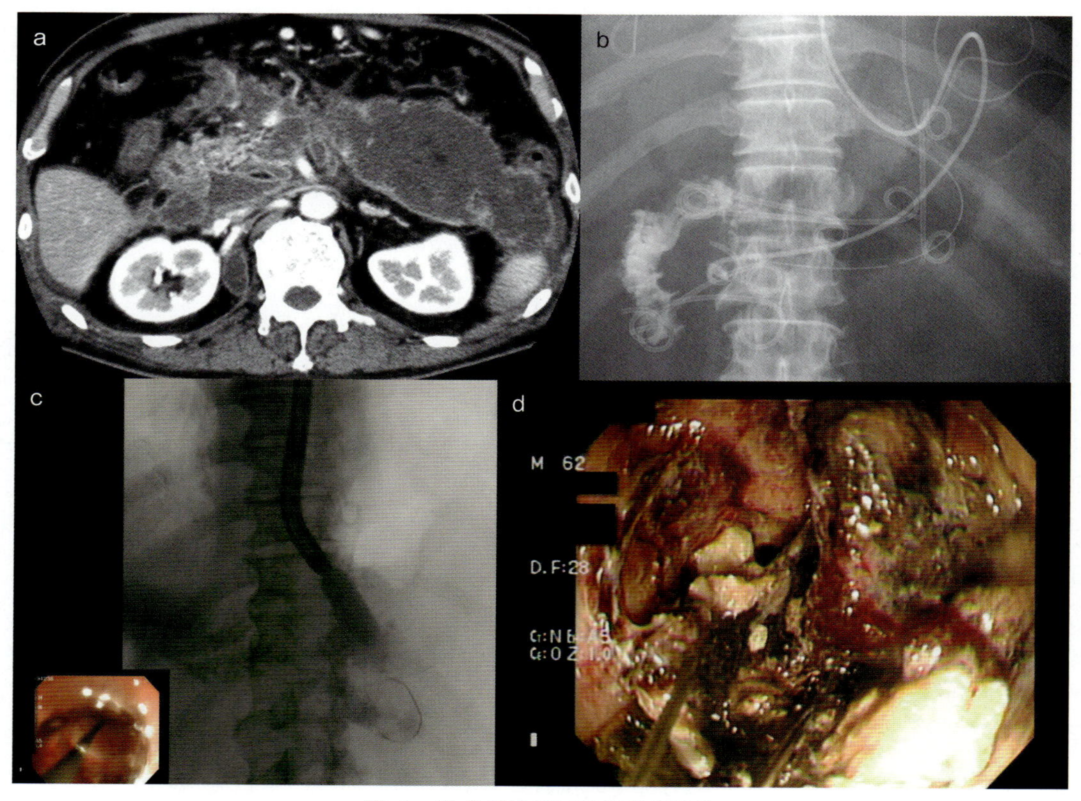

図 1　62歳男性 ERCP 後重症膵炎

後腹膜にカプセル化された壊死組織が広がっている（a）。超音波内視鏡下にドレナージ後（b），瘻孔をバルーンで拡張，膿瘍腔に侵入し（c），壊死組織を内視鏡下に除去する（d）。

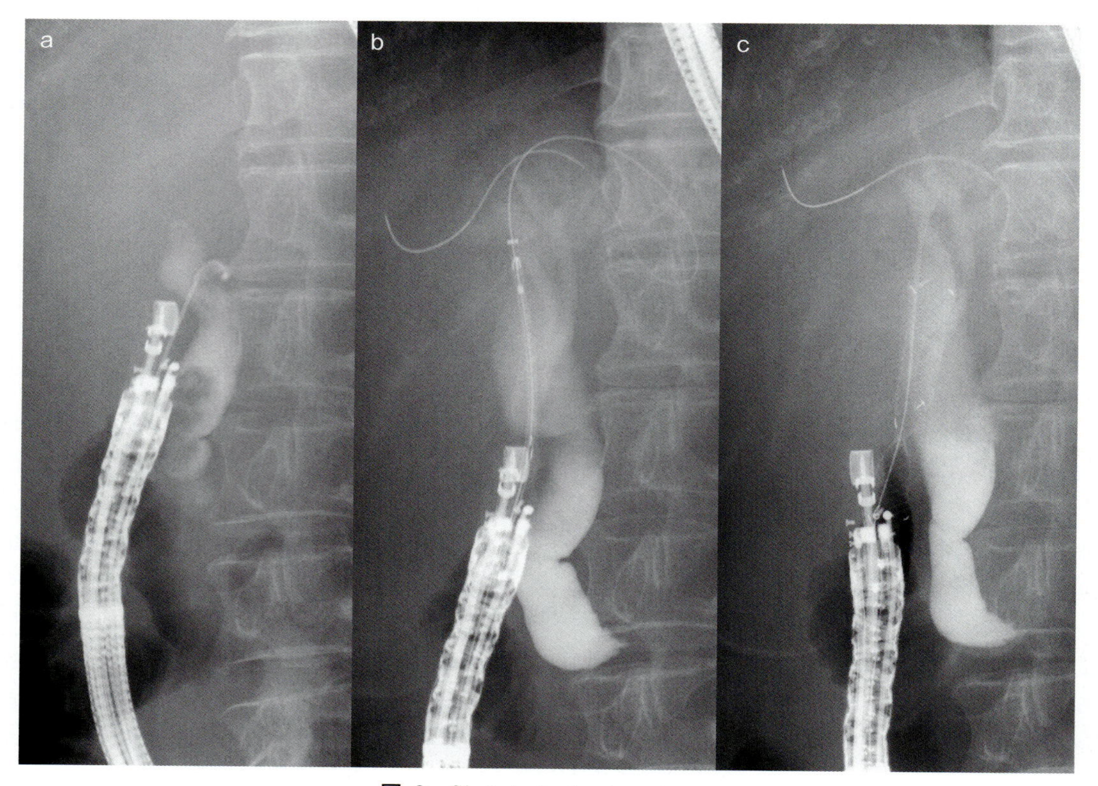

図 2　Choledochoduodenostomy

十二指腸より超音波内視鏡下に総胆管を穿刺し（a），金属ステントのイントロデューサーを挿入し（b），展開留置する（c）。

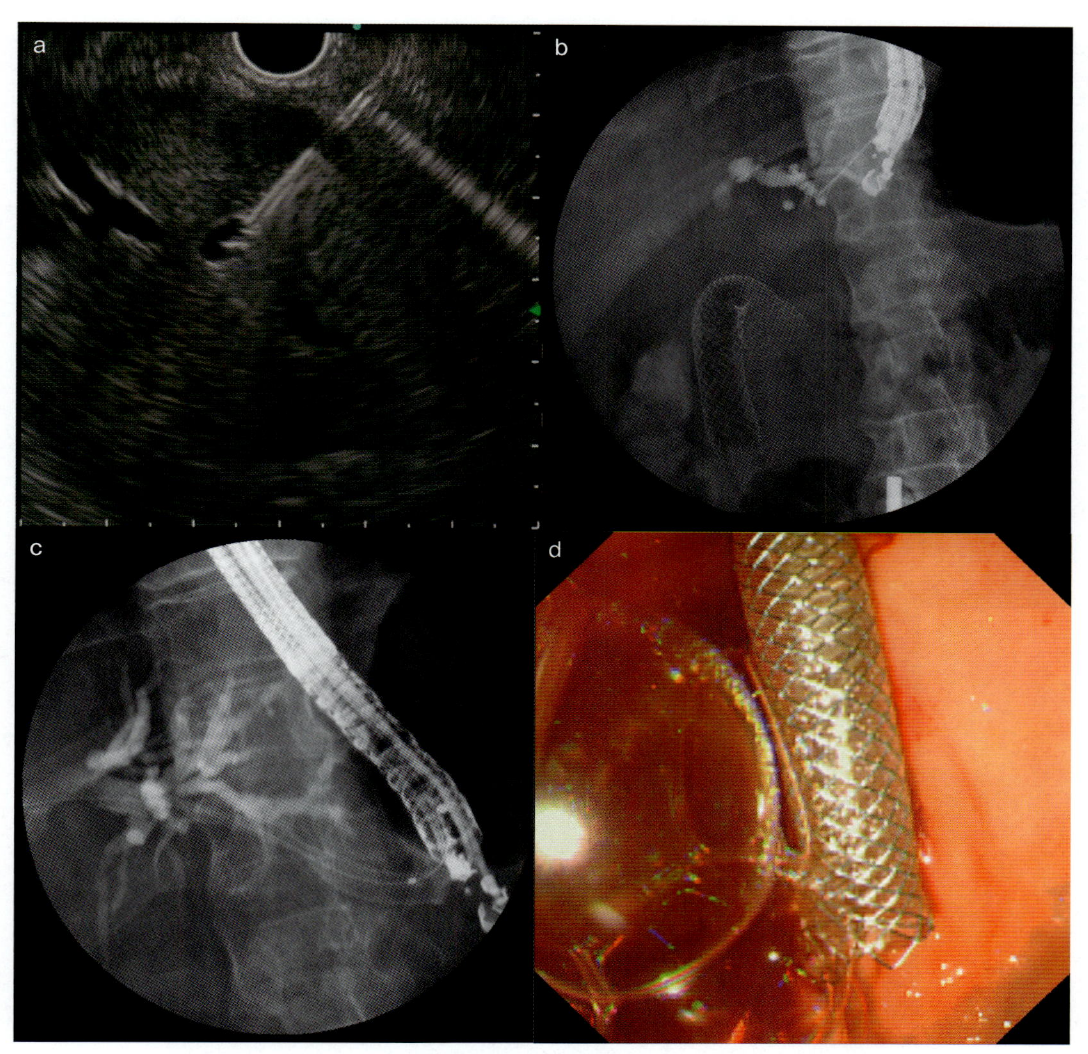

図 3　Hepatogastrostomy
EUS 下に肝内胆管（B3）を穿刺し（a），肝内胆管を造影後（b），カバード金属ステントを肝内胆管から胃内に留置する（c）。胃内には十分な長さを出しておくことがその後の migration 予防に重要である（d）。

である。

なお，これらの手技が本邦でも普及しつつあるのは，保険診療として独立した手技が収載されたおかげである。とくに超音波内視鏡下瘻孔形成術は 23,450 点と高得点で外保連の指定する手術手技のなかでは E 難度とされている。安易な導入で重篤な偶発症を起こすことなく大事に行っていかなければならない手技と考えられる。

IV-EUS に引き続いてアプローチルートがかかわるものとして術後再建腸管に対するバルーン付小腸内視鏡を用いた ERCP があげられる（図 4）。これは Fujinon が Yamamoto ら[14]とともにダブルバルーン小腸内視鏡を開発し，これを Itoi ら[15]，Matsushita ら[16]が術後再建腸管患者の ERCP に盛んに用いたことからはじまる。現在は富士フイルム社，オリンパス社の 2 社から ERCP 用の Short type のバルーン付内視鏡が販売されていて，普及しつつある。しかし，術者の技量により乳頭または胆管（膵管）空腸吻合部までの到達に時間を要すること，挿入による穿孔例も報告されていることからこの手技も熟練が必要な手技であるといえる。

表 2　EUS-BD の種類

EUS-CDS	EUS-guided choledochoduodenostomy
EUS-HGS	EUS-guided hepatogastrostomy
EUS-AGS	EUS-guided antegrade stenting
EUS-RV	EUS-guided rendezvous

Ⅱ．デバイスの発展

ERCP 関連手技にせよ IV-EUS にせよ，その手技の

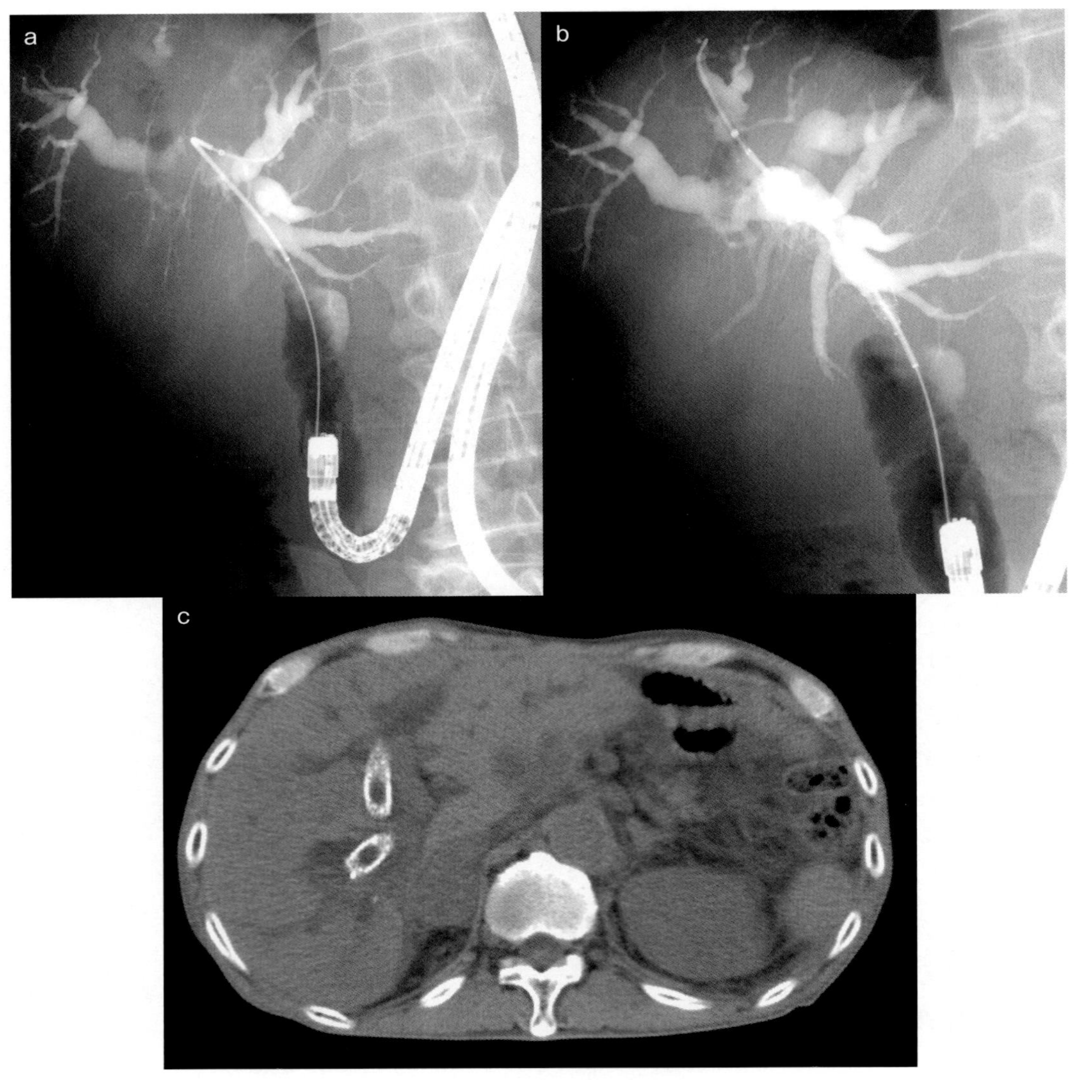

図 4 70 歳男性胃全摘後の胆囊癌症例
ダブルバルーン内視鏡を用い，左右胆管に対してマルチステンティングを行ったところ（a, b）。
CT で左右肝管に入っていることが確認できる（c）。

遂行のためには内視鏡画面や超音波画面だけでなく透視画面も必要である。また，胆管や膵管でのデバイス操作や情報の大部分は透視画像から得ているのが実情である。そして，どちらの手技もマルチ画面下でアプローチルートの確保から，ルートの処置を行い，そして治療を行う（図5）。胆膵内視鏡治療で用いられるデバイスは papillotomy knife のように主として内視鏡下で使用するものを除き，基本的に血管系で使われるものと同系統である。ようするに胆管や膵管といった管腔内で使用されるため，血管系の重要なデバイスであるガイドワイヤー，カテーテル，バルーンダイレーター，ステントなどを用いている。したがって胆膵内視鏡治療は内視鏡というシースを用いた IVR ともいえる。つまり IVR がそうであるように，内視鏡操作だけでなくデバイスの性能や操作も胆膵内視鏡治療の成否にかかわってくる。とくに内視鏡では手元からワーキングスペースまでの距離が長く，また，スコープの屈曲や鉗子起上装置でカテーテルはかなり曲げられているため，IVR と比較してデバイス操作は内視鏡下に行うほうが困難である。しかも，使用される条件が厳しいため，カテーテル先端やガイドワイヤー先端の劣化が早期に起こり耐久性も重要となる。このなかで胆膵内視鏡治療で大事ないくつかのデバイスに関して述べていく。大まかに分けると，①ガイドワイヤー，②カテーテル系デバイス（バルーン，バスケットなど），③ステントの 3 種類になる。

1．ガイドワイヤー

現在のカテーテル系デバイスやステントは over-the-wire 法で目的部位まで誘導される。ガイドワイヤーはアクセスルートを確実に探って（negotiation）

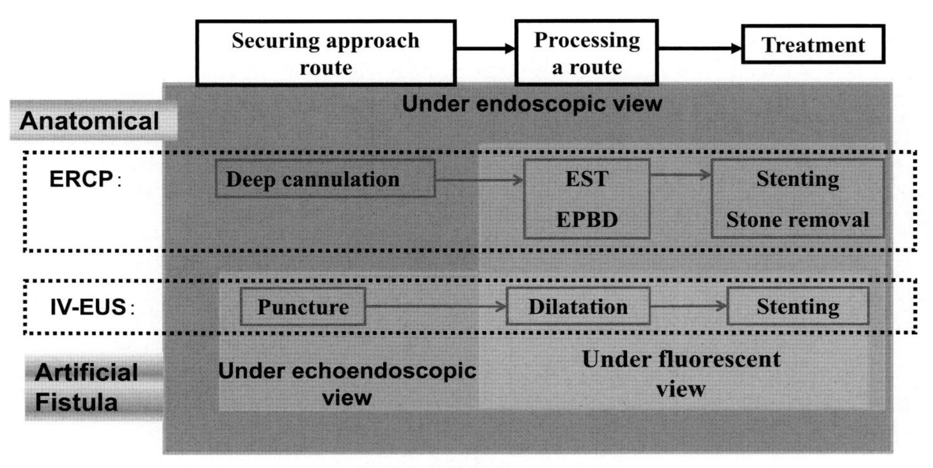

図 5 胆膵内視鏡治療の flowchart
EST：endoscopic sphincterotomy, EPBD：endoscopic papillary balloon dilatation

キープし，デバイスを目的のところに誘導する（support）ため，胆膵内視鏡治療でもっとも重要なデバイスであるといえる。当初ガイドワイヤーといえばステンレスコアーにステンレスワイヤーをコイル状に巻きつけた spring wire しかなく，探る性能はほとんど皆無で，デバイスサポート機能のみであった。耐 kink 性能も低く，非常に使い勝手の悪いものであった。90 年代に入り，形状記憶合金である Nitinol が医療材料に広く用いられるようになり，主にガイドワイヤーコアに用いられるようになった。これに樹脂でできたジャケットを圧着した sheathed wire（coated wire）が開発され，耐 kink 性能を担保し，樹脂を親水性にして滑りをよくし狭窄突破性能を上げたり，胆汁に対する滑り性能劣化を抑制したりと，いろいろな工夫が組み合わせられている。汎用性の高いワイヤーや特定の性能に特化したワイヤーなどがあるため，われわれ内視鏡医も IVR の医師と同様に道具にはこだわり物理的特性にも詳しくなるべきと思われる。

2．カテーテル系デバイス

カテーテル系デバイスの代表は結石治療用のバスケットカテーテルとバルーン付カテーテルである。この二つは古くからあり，さまざまなメーカーがそれぞれの工夫でいろいろな形状のものを市販している。どちらが結石除去に適しているかは一長一短で，スピードを重視するか，確実な結石除去をめざすかでどちらを好んで使用するかが決まっているのが現状である。これらに加えて，拡張用バルーンが乳頭拡張術に用いられるようになり，endoscopic papillary balloon dilatation（EPBD）が endoscopic sphincterotomy（EST）に代わる乳頭処置として注目された時期もあった[17]。出血や穿孔が少なく術者の熟練を EST ほど要しないためである。また，乳頭機能の温存や結石再発の抑制効果があり若年者や出血傾向のある患者では有用と考えられる。しかし，膵炎を惹起することが少なくないという理由で欧米ではほとんど用いられなくなり，切石術の行いやすさは EST よりも劣るため，完全に EST に取って代わる手技にはなっていないのが現状である。しかし，バルーン拡張という考え方は，その後の endoscopic papillary large balloon dilatation（EPLBD）という手技に発展し，巨大結石をはじめとした切石困難例（図 6）に応用されるようになった[18]。

3．ステント

結石性胆管炎や悪性胆道狭窄に対する減圧の目的で 1980 年に plastic stent を Soehendra ら[19]が適用したのが最初で，以後材質や形態の工夫で発展してきたデバイスである。臨床的には一時的または永久的なドレナージ目的で使用されるのがほとんどではあるが，狭窄部のブジー効果または拡張効果を期待して用いられている。材質で分けると plastic stent と metallic stent の 2 種類になる。表 3 に示すようにそれぞれ一長一短がある。Plastic stent は安価でさまざまな形状を作ることができるが，開存期間が短く一時留置に適しているのに対して，metallic stent は大口径で開存期間が長い一方でコストがかかることから永久留置にむいているという特徴がある。また，metallic stent には構造上の特徴として braided type と laser etching type の 2 種類があり，それぞれ特徴がある（表 3）。さらに，腔内増殖予防のため膜を張った covered metallic stent もあり，それぞれの特徴を知ったうえで使い分ける必要がある。また，本邦では下部胆管の悪性胆道狭窄では covered stent がよく用いられている[20]が，肝門部領域では留置形態や使うステントの種類でまだまだ議

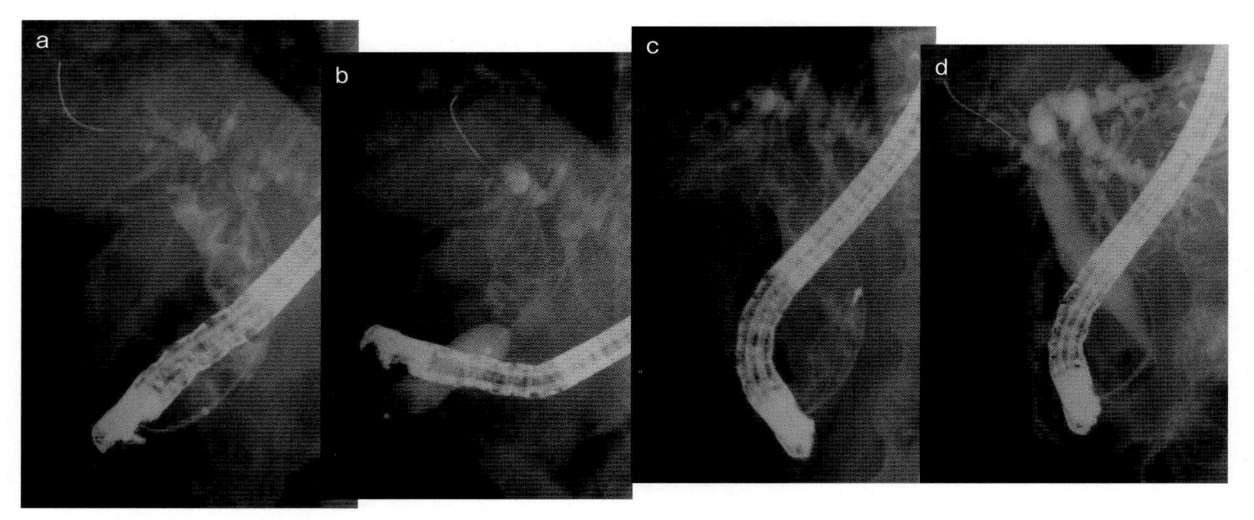

図 6 80歳男性　総胆管結石
Billroth-Ⅰ法残胃でスコープ操作がやや困難な積み石症例（a）。EPLBDを行うことにより（b），短時間で一期的に完全採石が可能である（c，d）。

表 3 材質によるステントの違い

	Plastic stent	Metallic stent
開存期間	短い	長い
コスト	安価	高価
留置のしやすさ		
中下部	容易	容易
肝門部		
1本	容易	容易
複数本	難	難
閉塞時の対応		
中下部	交換	追加（交換可能な場合もある）
肝門部	交換	追加
	一時留置（良性疾患）	永久留置（悪性疾患）

論の余地がある（図7）。

Ⅲ．胆道鏡

もともと，ERCPはendoscopic retrograde cholangiopancreatographyと表記され，その名の通り“-graphy”「造影」であり，得られる画像情報はgrey scaleであらわされる。ほぼ実物をカラーで観察することができる上下部内視鏡検査の“-scopy”とは情報の質がどうしても1ランク低くなる。したがって，内腔を観察する手段を胆膵領域でも簡単に手に入れるということは，胆道癌や膵癌の早期診断にもつながることになるため，今後発展させなければならない領域といえる。とはいうものの，膵管や胆管の内腔を観察するための内視鏡の歴史は古く，1970年代にはオリンパス社よりmother-baby方式の光学式の胆道内視鏡が開発されていた[21]。そしてビデオスコープはその30年後の2003年には市販されていた。しかしながら，近年まで，胆道鏡は二人法（dual operator cholangioscopy：DOC）で行われ，二つの光源と2人の内視鏡医が必要であり煩雑となること，またbaby scopeの操作性や耐久性が低く，内腔観察には高度な技術が必要であり，また簡単に破損してしまうことが問題であった。一方でボストン・サイエンティフィック社より操作性に優れた光学式のディスポーザブル胆道鏡であるSpyGlassが2007年に発売された。これは一人法（single operator cholangioscopy）で操作可能で光源ややコンパクト化された。さらに2015年には同社よりディスポーザブルのビデオスコープ（SpyGlass DS）が販売され，画質がかなり改善し，光源とプロセッサーが一体化しさらにコンパクトとなった。操作性は従来通りで，ルーチン検査としての心理的ハードルがかなり低くなった（図8）。ただし，ディスポーザブルとはいえ高価であり，約3Frの鉗子孔に通るデバイスは生

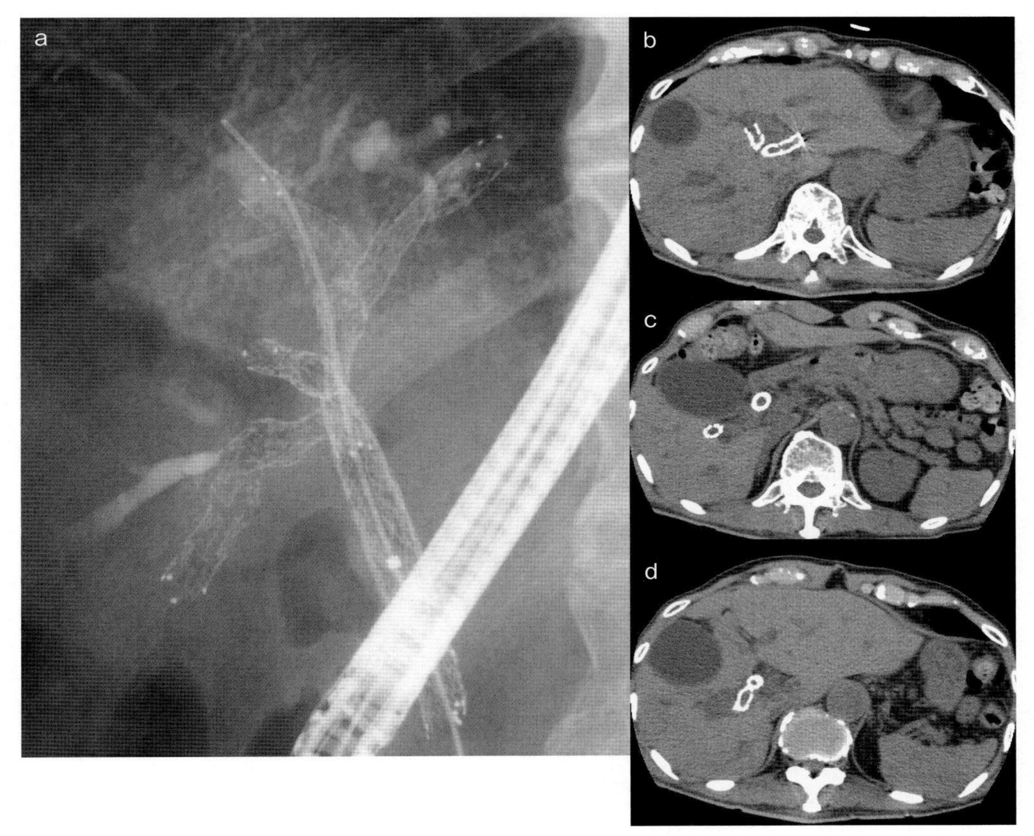

図 7 83歳男性　肝門部胆管癌
4本のメタリックステントを partial stent-in-stent 法で四つの区域に入れ分けている（a）。左の2本はB4とB2（b），右の足側はB5（c），やや後方に走行しているのは後区域枝（d）である。入れ分けられる技術や考え方が広まらなければ，論争はいつまでも続くと筆者は考えている。

検鉗子と電気水圧式衝撃波装置につなぐカテーテルの二つであり，現時点では観察，生検，結石破砕が主たる役割である。デバイスの種類が増え，安価な内視鏡が出ればさらに普及することが期待される。

一方でmother-baby法ではbaby scope径はmother scopeのチャンネル径で規定されるためどうしても細径であり，デバイスや画質の面で限界がある。経鼻スコープを直接胆管内に挿入するdirect cholangioscopyもさまざまな方法で試みられている。チャンネル径が5 Frで画質もよいため，mother-baby法より処置性において期待できるが，安定した挿入法がまだ開発されておらず，送気による空気塞栓も報告されているためまだまだこれからの技術であろう[22]。

おわりに

小生は若輩で浅学でありながら，このたび胆膵内視鏡治療の現在と今後の発展についてこの世界の大先輩である藤田力也先生とともに執筆する機会を与えられた。医師として30年近く，胆膵内視鏡医として20年余りが経過したなかでこのような機会を与えていただいたことを光栄に思う。今後の胆膵内視鏡医は内視鏡を使ったIVRの技術に加えて，上下部内視鏡と同様な観察から粘膜内治療までできる技術をもたなければならない非常に特殊な世界になっていくような観がある。現在の内視鏡やデバイスではかなり技術的なハードルが高いが，少しでもこうした技術が一般化されるようなイノベーションも必要であろう。

参考文献

1）Vilmann P, Jacobsen GK, Henriksen FW, et al.：Endoscopic ultrasonography with guided fine needle aspiration biopsy in pancreatic disease. Gastrointest Endosc **38**：172-173, 1992.
2）Grimm H, Binmoeller KF, Soehendra N：Endosonography-guided drainage of a pancreatic pseudocyst. Gastrointest Endosc **38**：170-171, 1992.
3）Seewald S, Groth S, Omar S, et al.：Aggressive endoscopic therapy for pancreatic necrosis and pancreatic abscess：a new safe and effective treatment algorithm (videos). Gastrointest Endosc **62**：92-100, 2005.

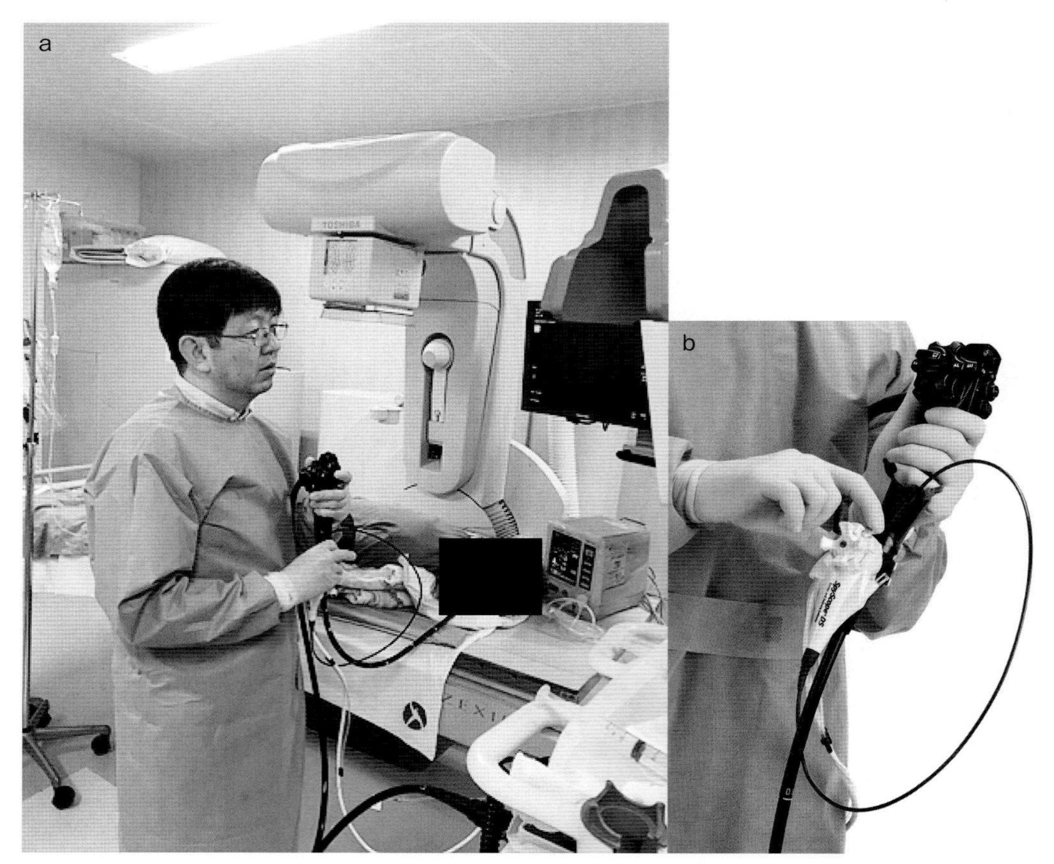

図 8 筆者による single operator cholangioscopy
1人で身構えることなくルーチン感覚で胆道鏡をしていることがわかる。

4) Haghshenasskashani A, Laurence JM, Kwan V, et al.：Endoscopic necrosectomy of pancreatic necrosis：a systematic review. Surg Endosc **25**：3724-3730, 2011.
5) van Brunschot S, Fockens P, Bakker OJ, et al.：Endoscopic transluminal necrosectomy in necrotising pancreatitis：a systematic review. Surg Endosc **28**：1425-1438, 2014.
6) van Santvoort HC, Besselink MG, Bakker OJ, et al.：Dutch Pancreatitis Study Group. A step-up approach or open necrosectomy for necrotizing pancreatitis. N Engl J Med **362**：1491-1502, 2010.
7) Bataille L, Deprez P：A new application for therapeutic EUS：main pancreatic duct drainage with a "pancreatic rendezvous technique". Gastrointest Endosc **55**：740-743, 2002.
8) François E, Kahaleh M, Giovannini M, et al.：EUS-guided pancreaticogastrostomy. Gastrointest Endosc **56**：128-133, 2002.
9) Giovannini M, Moutardier V, Pesenti C, et al.：Endoscopic ultrasound-guided bilioduodenal anastomosis：a new technique for biliary drainage. Endoscopy **33**：898-900, 2001.
10) Yamao K, Sawaki A, Takahashi K, et al.：EUS-guided choledochoduodenostomy for palliative biliary drainage in case of papillary obstruction：report of 2 cases. Gastrointest Endosc **64**：663-667, 2006.
11) Park DH, Jang JW, Lee SS, et al.：EUS-guided biliary drainage with transluminal stenting after failed ERCP：predictors of adverse events and long-term results. Gastrointest Endosc **74**：1276-1284, 2011.
12) Iwashita T, Lee JG, Shinoura S, et al.：Endoscopic ultrasound-guided rendezvous for biliary access after failed cannulation. Endoscopy **44**：60-65, 2012.
13) Hara K, Yamao K, Niwa Y, et al.：Prospective clinical study of EUS-guided choledochoduodenostomy for malignant lower biliary tract obstruction. Am J Gastroenterol **106**：1239-1245, 2011.
14) Yamamoto H, Sekine Y, Sato Y, et al.：Total enteroscopy with a nonsurgical steerable double-balloon method. Gastrointest Endosc **53**：216-220, 2001.
15) Itoi T, Ishii K, Sofuni A, et al.：Long- and short-type double-balloon enteroscopy-assisted therapeutic ERCP for intact papilla in patients with a Roux-en-Y anastomosis. Surg Endosc **25**：713-721, 2011.
16) Matsushita M, Shimatani M, Ikeura T, et al.：Single-balloon or short double-balloon enteroscope for ERCP in patients with surgically altered anatomies. Gastrointest Endosc **73**：415-416, 2011.
17) Komatsu Y, Kawabe T, Toda N, et al.：Endoscopic

papillary balloon dilation for the management of common bile duct stones : experience of 226 cases. Endoscopy **30** : 12-17, 1998.
18) Minami A, Hirose S, Nomoto T, et al. : Small sphincterotomy combined with papillary dilation with large balloon permits retrieval of large stones without mechanical lithotripsy. World J Gastroenterol **13** : 2179-2182, 2007.
19) Soehendra N, Reynders-Frederix V : Palliative bile duct drainage—a new endoscopic method of introducing a transpapillary drain. Endoscopy **12** : 8-11, 1980.
20) Isayama H, Komatsu Y, Tsujino T, et al. : A prospective randomised study of "covered" versus "uncovered" diamond stents for the management of distal malignant biliary obstruction. Gut **53** : 729-734, 2004.
21) Takekoshi T, Takagi K : Retrograde pancreatocholangioscopy [in Japanese with English abstract]. Gastroenterol Endosc **17** : 678-683, 1975.
22) Tringali A, Lemmers A, Meves V, et al. : Intraductal biliopancreatic imaging : European Society of Gastrointestinal Endoscopy (ESGE) technology review. Endoscopy **47** : 739-753, 2015.

*　　　*　　　*

編集後記

膵外傷（外傷性膵損傷）は腹部外傷のなかでは頻度が低いが，病態が複雑化しやすく，診断や治療方針決定に難渋することが多い。診断・治療が遅れると出血・膵液漏出から重症化したり死亡する可能性が高い。膵損傷は他臓器損傷を伴っていることが多いことも，診断・治療の困難性を助長している。

膵外傷の診療は外傷センターや三次救急施設だけではなく，一般の救急医や外科医が診療に当たることも多い。もともと頻度の少ないであるため，個人として臨床経験を積む機会が少ないので，高いレベルで診療を行うことには困難が伴う。特に膵外傷の手術経験は外傷専門医でもさほど多くはないと思われる。膵癌手術の経験が豊富な膵臓外科医にとっても，膵外傷手術は特殊であり，特別な注意が必要である。また消化器内科医や膵臓内科医も膵外傷についての診断や内視鏡的治療を依頼されることもある。

膵外傷の診療については，必ずしも外傷専門医が初療から担当できるわけではない。したがって一般の膵臓疾患を扱う内科医・外科医も，膵外傷のマネージメント，特に初療時の注意点について理解しておく必要がある。たとえば，「外傷性膵損傷の治療方針決定には主膵管損傷の有無の診断が重要である」ことは外傷を専門としている医師にとっては常識であるが，専門外の医師にとっては周知とは言い難い。

本号では膵外傷の診断や治療について解説した。外傷専門医だけではなく，外傷を専門としない医師にも役立つ内容であると思っている。

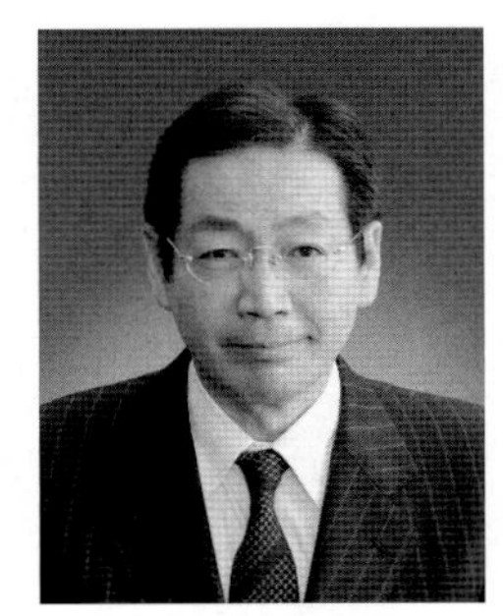

杉山　政則

胆と膵　© 2018

平成30年1月　Vol. 39／No. 1
（毎月1回15日発行）
定価（本体2,900円＋税）
臨時増刊特大号　定価（本体5,000円＋税）
年間購読料（本体39,800円＋税）
（年間13冊分）
ISBN 978-4-86517-252-2 C3047

発行日　平成30年1月15日
編集責任者　田中雅夫
発行者　鈴木文治
発行所　〒113-0033 東京都文京区本郷2-29-8　大田ビル
医学図書出版株式会社
電話（03）3811-8210（代）　FAX（03）3811-8236
E-mail：tantosui@igakutosho.co.jp
振替口座　00130-6-132204

胆と膵 次号予告 Vol.39 No.2

（2018年2月15日発売予定）

特集 オートファジー ～胆膵疾患とのかかわりについて～

（企画：清水　京子）

◆ 今後の特集予定 ◆

Vol.39 No.3　胆囊癌-術前診断に応じた治療を再考する（企画：海野 倫明）

Vol.39 No.4　Precision medicineを目指した胆道・膵悪性腫瘍ゲノム医療の最前線（企画：山口 武人）

胆と膵

バックナンバーのご案内

バックナンバーを御希望の際は，最寄りの医書店もしくは弊社営業部へご注文下さい。

●お申し込み

医学図書出版株式会社
〒 113-0033
東京都文京区本郷 2-29-8　大田ビル
TEL：03-3811-8210
E-mail：info@igakutosho.co.jp（営業部）
URL：http://www.igakutosho.co.jp/

※掲載以前のものをお探しの場合は直接お問い合わせ下さい。

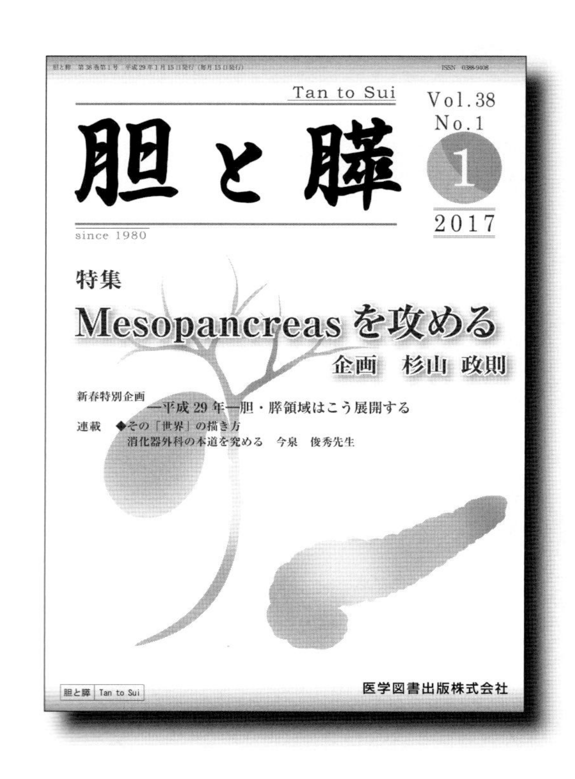

Vol.38 臨時増刊特大号 2017年10月号増刊

Vol.38 No.10 2017年10月号

Vol.38 No.9 2017年9月号

Vol.38 No.8　2017年8月号

●連載
ちょっと気になる胆・膵画像―ティーチングファイルから―
第35回　破裂による腹膜炎を契機に発見された
膵粘液性嚢胞腫瘍の1例
清永　麻紀ほか

特集：膵癌治療の最前線―諸問題の解決にむけた取り組み―
企画：古瀬　純司

家族性膵癌の治療
松林　宏行ほか

浸潤性膵管癌に対する合成セクレチンを用いた
膵液細胞診の診断能
武田　洋平ほか

Borderline resectable 膵癌に対する gemcitabine 併用術前
化学放射線療法―Oncological な視点から見た Resectability
の問題点について―
髙橋　秀典ほか

T4 膵癌に対する手術を前提とした化学放射線療法の治療成績
岸和田昌之ほか

MRI 拡散強調画像による
Borderline resectable 膵癌術前治療効果判定の取り組み
岡田　健一ほか

切除不能膵癌に対する FOLFIRINOX 療法とゲムシタビン＋
ナブパクリタキセル療法の現状―Conversion rate と治療成績―
夏目　誠治ほか

局所進行膵癌における治療奏効例に対する治療戦略
―Conversion surgery の適応についての考察―
須藤研太郎ほか

切除不能膵癌に対する化学療法―FOLFIRINOX 療法と
ゲムシタビン＋ナブパクリタキセル療法をどう使い分けるか？
尾阪　将人

高齢者膵癌に対する手術適応についての多施設共同研究
庄　雅之ほか

高齢者膵癌に対する化学療法―包括的高齢者機能評価と治療選択―
小林　智

膵癌に対する免疫療法：治療開発の趨勢
石井　浩

膵癌の癌性疼痛に対する
EUS ガイド下神経叢ブロック（融解）術の有用性
宮田　剛ほか

Vol.38 No.6　2017年6月号

特集：硬化性胆管炎の診療における最近の進歩
企画：乾　和郎

硬化性胆管炎診療の歴史的変遷
滝川　一

本邦における原発性硬化性胆管炎と IgG4 関連硬化性胆管炎の現状
―硬化性胆管炎の診療ガイドライン作成にむけて―
田妻　進

原発性硬化性胆管炎と IgG4 関連硬化性胆管炎の病理
能登原憲司

好中球性上皮障害（GEL）を示す硬化性胆管炎の病理
全　陽ほか

原発性硬化性胆管炎の診断基準の提唱
中沢　貴宏ほか

硬化性胆管炎の鑑別診断における EUS の位置付け
南　智之ほか

原発性硬化性胆管炎に合併する胆管癌の診断
熊谷純一郎ほか

続発性硬化性胆管炎の診断
熊木　天児ほか

腸管病変を合併する原発性硬化性胆管炎に対する治療戦略
中本　伸宏ほか

原発性硬化性胆管炎の予後予測因子としての経過中血清 ALP 値
田中　篤

原発性硬化性胆管炎の予後因子の解析
渡邉　健雄ほか

原発性硬化性胆管炎の肝移植後再発と長期予後
上田　佳秀

●症例
膵腺扁平上皮癌の2手術例
唐澤　幸彦ほか

●症例
術前診断に難渋し10年の長期経過後に切除し得た
胆管癌の1例
松本　浩次ほか

●症例
短期間に胆管狭窄が進展した IgG4 関連硬化性胆管炎の1例
蘆田　良ほか

Vol.38 No.7　2017年7月号

特集：十二指腸乳頭部癌―現状の問題点と今後の展望―
企画：宮崎　勝

十二指腸乳頭部の腫瘍性病変の病理
羽賀　敏博ほか

内視鏡時に肉眼的に癌を疑うべき病変はどのようなものか？
本定　三季ほか

In situ の乳頭部癌はどの程度正確に診断可能か？
松原　三郎ほか

十二指腸乳頭部癌の組織学的亜型と臨床的意義
岡野　圭一ほか

十二指腸乳頭部腫瘍における生検病理診断と胆汁細胞診を
どう判断するか―臨床側の立場から―
山本　慶郎ほか

胆道癌取扱い規約第6版からみた乳頭部癌進展度分類の問題点
大塚　将之ほか

十二指腸乳頭部腫瘍の十二指腸壁浸潤はどこまで診断可能か？
伊藤　啓ほか

乳頭部癌の膵実質浸潤診断はどこまで可能か？
太和田勝之ほか

十二指腸乳頭部腫瘍の胆管内および膵管内進展は
どこまで診断可能か？―EUS・IDUS を中心に―
小松　直広ほか

乳頭部癌の術前リンパ節転移診断
伊関　雅裕ほか

ガイドラインからみた乳頭部癌の治療方針の妥当性
森　泰寿ほか

内視鏡的乳頭切除術の手技とその適応は？
川嶋　啓揮ほか

経十二指腸的乳頭部切除の手技とその適応は？
今村　直哉ほか

膵頭十二指腸切除は乳頭部癌すべてに適応すべきか？
北畑　裕司ほか

膵温存十二指腸切除は安全に施行可能なオプションか？
後藤　晃紀ほか

乳頭部癌に対する腹腔鏡下膵頭十二指腸切除の適応
永川　裕一ほか

●研究
肝外胆管癌切除例における胆管断端陽性例の予後
志摩　泰生ほか

●症例
膵・胆管合流異常を伴わない広義の先天性胆道拡張症の2例
三宅　啓ほか

Vol.38 No.5　2017年5月号

特 集：胆膵腫瘍に対する術前治療と切除前後の効果判定法
企画：遠藤　格

序文：胆膵疾患の術前治療と効果判定法の問題点
遠藤　格ほか

膵癌の術前治療の画像診断による効果判定
米田　憲秀ほか

胆道癌に対する術前治療後の病理組織学的効果判定法
内田　克典ほか

切除不能胆道癌の治療成績と conversion surgery
古瀬　純司

肝内胆管癌に対する術前治療と効果判定法
加藤　厚ほか

当初非切除とされた胆嚢癌に対する conversion surgery
野路　武寛ほか

肝外胆管癌に対する術前治療と効果判定法
中川　圭ほか

膵癌に対する術前治療後の病理組織学的効果判定法
石田　和之ほか

切除不能膵癌の治療成績と外科へのコンサルトのタイミング
上野　秀樹ほか

切除企図膵癌に対する術前治療と効果判定・有効性評価
元井　冬彦ほか

切除可能境界膵癌に対する術前治療と効果判定法
―画像診断と腫瘍マーカーを中心に―
岡田　健一ほか

局所進行膵癌に対する化学放射線治療の効果判定
―組織学的効果判定と膵癌間質内 Tenascin-C 発現について―
早﨑　碧泉ほか

局所進行切除不能膵癌に対する術前治療と効果判定法
森　隆太郎ほか

腹膜転移膵癌に対する新規治療法と conversion surgery の役割
里井　壯平ほか

膵神経内分泌腫瘍に対する術前治療後の
病理組織学的効果判定について
大池　信之ほか

切除不能膵神経内分泌腫瘍の治療成績と切除のタイミング
五十嵐久人ほか

膵神経内分泌腫瘍に対する術前治療と効果判定法
工藤　篤ほか

●話題
膵の語源について（13）
土屋　凉一

Vol.37 No.12　2016年12月号

特集：膵疾患の疼痛治療の up-to-date
―疼痛の発生メカニズムから疾患別治療まで―

企画：清水　京子

膵炎における疼痛の神経伝達路　池浦　司ほか
膵炎の疼痛発生メカニズムにおける生理活性物質の役割　徳山　尚吾
膵炎の疼痛における侵害受容体の関与と治療への展望　坪田　真帆ほか
生理活性物質が膵癌の痛みを制御する
―作用メカニズムの最新トピックス―　上園　保仁
急性膵炎の疼痛に対する薬物療法　廣田　衛久ほか
慢性膵炎疼痛管理における栄養療法
―高力価消化酵素薬も含めて―　片岡　慶正ほか
慢性膵炎の疼痛治療：
Small intestinal bacterial overgrowth の診断と治療　阪上　順一ほか
慢性膵炎の疼痛治療：内視鏡治療・ESWL　宮川　宏之ほか
慢性膵炎の疼痛治療：経皮的神経ブロック　水野　樹ほか
慢性膵炎の疼痛治療：外科的治療　佐田　尚宏ほか
慢性膵炎の疼痛治療：膵全摘＋自家膵島移植　霜田　雅之
小児の慢性膵炎の診断および疼痛治療　齋藤　暢知ほか
膵癌の疼痛治療：薬物療法　中西　京子
膵臓癌・胆嚢癌におけるがん疼痛治療戦略　伊東　俊雅
膵癌の緩和的放射線治療　永倉　久泰
膵癌の疼痛治療：経皮的神経ブロック　服部　政治ほか
膵癌の疼痛治療：超音波内視鏡下腹腔神経叢ブロック術　関根　一智ほか
緩和ケア研修会のマネージメントの実際　高山　敬子

●症例
急性胆嚢炎で発症した胆嚢悪性リンパ腫の 1 例　後藤　崇ほか

Vol.37 No.11　2016年11月号

特集：IPMN の診断と治療はどう変わったか？

企画：山上　裕機

IPMN の病理診断の変遷と現在のコンセンサス　古川　徹
疫学：とくに IPMN 併存膵癌について　花田　敬士ほか
他臓器癌の合併について　多田　稔ほか
国際診療ガイドラインの概要と課題　田中　雅夫
AGA ガイドラインの解説とその問題点　高折　恭一
IPMN の型分類　真口　宏介ほか
診断：US，CT，MRI 診断の有用性と限界は？　石神　康生ほか
診断：IPMN 診療における EUS の位置付け
～有用性とこれからの課題～　竹中　完ほか
診断：ERCP，経口膵管鏡（POPS）による診断　喜多絵美里ほか
非切除例のフォローアップをどのように行うか？　伊達健治朗ほか
外科治療：標準手術について
―とくに腹腔鏡下手術の適応は？　千田　嘉毅ほか
外科治療：縮小手術は可能か？　浅野　賢道ほか
膵管内乳頭粘液性腫瘍：術後再発をどのように発見するか？　廣野　誠子ほか

●症例
膵退形成癌の 3 切除例　山城　直嗣ほか
画像所見と組織像との対比が可能であった細胆管細胞癌
（cholangiolocellular carcinoma：CoCC）の 1 例　齊藤　宏和ほか

Vol.37 臨時増刊特大号　2016年11月号増刊

特集　胆膵内視鏡自由自在～基本手技を学び応用力をつける集中講座～

巻頭言：胆膵内視鏡治療をいかに学ぶか，教えるか　伊佐山浩通

Ⅰ．内視鏡システムと内視鏡操作に関する基本知識
十二指腸鏡の基本構造と手技の関係　松本　和也ほか
超音波内視鏡 A to Z　塩見　英之ほか
ERCP におけるスコープの挿入方法と困難例への対処方法　田村　崇ほか
術後再建腸管に対するバルーン内視鏡挿入操作の基本と挿入のコツ　堤　康一郎ほか

Ⅱ．ERCP 関連手技編
◆胆管選択的カニュレーション
カニュレーション手技の種類と使い分け　安田　一朗ほか
VTR でみせるカニュレーションの基本とコツ
（Contrast and Wire?guided）【動画付】　杉山　晴俊
VTR でみせる術後再建腸管に対するダブルバルーン内視鏡を用いた
胆管カニュレーションのコツ【動画付】　島谷　昌明ほか
膵管ガイドワイヤー・ステント留置下カニュレーションの実際とコツ　白田龍之介ほか
VTR でみせる私のカニュレーション戦略とテクニック【動画付】　今津　博雄
Precut の種類と使い分け　後藤　大輔ほか
VTR でみせる Precut の実技とコツ【動画付　窪田　賢輔ほか
コラム①：膵癌早期診断プロジェクト　花田　敬士ほか
◆乳頭処置
EST の基本事項を押さえる　田中　聖人ほか
EST VTR でみせる私のこだわり（1）【動画付】　川嶋　啓揮ほか
EST VTR でみせる私のこだわり（2）【動画付】　潟沼　朗生ほか
VTR でみせる EST 困難例への対応【動画付】　良沢　昭銘ほか
EPBD ～ VTR でみせる EPBD 後の結石除去手技のコツ～【動画付】　辻野　武ほか
内視鏡的乳頭大径バルーン拡張術（EPLBD）の適応と偶発症予防　川畑　修平ほか
◆結石除去
結石除去・破砕用デバイスの種類と使い分け　伊藤由紀子ほか
総胆管結石除去のコツ【動画付】　嘉数　雅也ほか
結石破砕と破砕具使用のコツ，トラブルシューティング　土井　晋平ほか
◆胆道ドレナージ術
閉塞性黄疸の病態と病態に応じた治療戦略　中井　陽介ほか
ステントの種類と使い分け　権　勉成ほか
VTR でみせる Metallic stent の上手な入れ方【動画付】　向井　強ほか
Bridge to Surgery：遠位胆道閉塞　辻本　彰子ほか
非切除悪性遠位胆道閉塞に対するドレナージ戦略　小川　貴央ほか
Bridge to Surgery：悪性肝門部領域胆管閉塞　河上　洋ほか
非切除例悪性肝門部胆管閉塞に対するドレナージ戦略　内藤　格ほか
コラム②：ステント開発よもやま話　伊佐山浩通
◆トラブルシューティング
ERCP 後膵炎への対処と予防　川口　義明ほか
ステント迷入への対処　石垣　和祥ほか
EST 後出血への対処と予防　田中　聖人ほか
穿孔への対処と予防　沼尾　規且ほか
◆膵管 Intervention
膵石に対する内視鏡治療　山本　智支ほか
膵管ドレナージの適応と手技　笹平　直樹ほか
膵管狭窄困難例への対処　菅野　敦ほか

Ⅲ．EUS 関連手技編
膵領域におけるラジアル式および
コンベックス式 EUS の標準描出法　藤田　玲子ほか
胆道系の観察　ラジアル型とコンベックス型の描出法と使い分け　林　毅
胆・膵領域における造影 EUS　糸永　昌弘ほか
EUS?FNA の基本的手技と検体処理　荒川　典之ほか
コラム③：EUS?FNA の本邦導入の経緯　山雄　健次

Ⅳ．Interventional EUS
VTR でみせる EUS?BD の基本手技とコツ【動画付】　小倉　健ほか
EUS?BD を安全に行うために　原　和生ほか
VTR でみせる胆道疾患に対する EUS?Rendezvous technique と
Antegrade technique【動画付】　岩下　拓司ほか
VTR でみせる EUS?GBD の適応と手技のコツ【動画付】　松原　三郎ほか
VTR でみせる EUS?PD and Pancreatic Rendezvous
Cannulation【動画付】　土屋　貴愛ほか
膵仮性？胞・WON の病態と治療戦略
―診断，治療法選択，タイミング―　木田　光広ほか
Endoscopic necrosectomy の基本と手技の工夫　向井俊太郎ほか
コラム④：自由自在な胆膵内視鏡のために必要なことは？　糸井　隆夫

Vol.37 No.10　2016年10月号

特集：膵神経内分泌腫瘍の最新の話題

企画：伊藤　鉄英

日本における膵神経内分泌腫瘍の疫学と今後の展開
伊藤　鉄英ほか

WHO2010分類の妥当性と今後の病理診断の展望
笠島　敦子ほか

機能性膵神経内分泌腫瘍における機能的診断
インスリノーマ
植田圭二郎ほか

ガストリノーマ
河本　泉ほか

機能性神経内分泌腫瘍の診断
（インスリノーマ，ガストリノーマ以外）
高野　幸路

コラム①：Noninsulinoma pancreatogenous hypoglycemia syndrome（nesidioblastosis in adults）の疾患概念
今村　正之ほか

膵神経内分泌腫瘍の画像診断：鑑別を要する疾患
岩屋　博道ほか

新たに日本で保険収載された ^{111}In オクトレオチドシンチの有用性
―FDG-PETとの比較について―
窪田　和雄

膵神経内分泌腫瘍と遺伝性疾患（MEN1，von Hippel-Lindau病など）
五十嵐久人ほか

本邦の膵神経内分泌腫瘍におけるストレプトゾシン療法の現状と展望
池田　公史ほか

新規分子標的薬の登場による切除不能膵神経内分泌腫瘍の予後の変遷
李　倫學ほか

膵神経内分泌腫瘍における術式選択
宮坂　義浩ほか

Reduction surgeryの臨床的意義と適応
青木　琢ほか

コラム②：第13回ENETS（欧州神経内分泌腫瘍学会）からの話題提供
奥坂　拓志

コラム③：JNETS（日本神経内分泌腫瘍研究会）における悉皆登録制度とその現況
増井　俊彦ほか

Vol.37 No.9　2016年9月号

特集：膵癌分子診断研究の最前線：リキッドバイオプシーから次世代DNAシークエンシングまで

企画：高折　恭一

序文
高折　恭一

テロメアGテール長と体液中マイクロRNAを用いた膵癌の予防，バイオマーカー開発と治療戦略
田原　栄俊

網羅的癌関連遺伝子変異検査（OncoPrime™）による膵癌ゲノム異常解析と治療への応用
金井　雅史ほか

血漿中遊離アミノ酸濃度を用いた膵癌スクリーニング法の開発
福武　伸康ほか

膵癌におけるマイクロサテライト不安定性（MSI）解析
堀井　明

最新の変異解析技術を用いた膵臓癌の分子診断法
谷内田真一

体液中マイクロRNAを用いた膵癌診断の現状と展望
仲田　興平ほか

プロテオミクス解析を応用した膵癌分子診断研究の現状
高舘　達之ほか

IPMNから膵癌への分子バイオマーカー診断
古川　徹

膵癌組織に発現する腫瘍関連抗原の臨床応用：免疫療法への応用をめざして
今井　克憲ほか

膵癌患者におけるCirculating tumor cellの解析
本定　三季ほか

膵癌診断におけるリキッドバイオプシーの可能性
衣笠　秀明ほか

Vol.37 No.8　2016年8月号

特集：胆膵疾患内視鏡診療のNew Horizon

企画：糸井　隆夫

序文
糸井　隆夫

共焦点レーザーを用いた胆膵内視鏡診断
大宮久美子ほか

超音波内視鏡を用いた肝疾患の診断・治療
中井　陽介ほか

新型デジタル胆道鏡SpyGlass™DSを用いた胆膵診断と治療
田中　麗奈ほか

胆道疾患に対するERCPガイド下ラジオ波焼灼療法
伊藤　啓ほか

EUSガイド下ラジオ波焼灼療法
藤澤真理子ほか

EUSガイド下順行性胆管結石除去術
岩下　拓司ほか

Lumen-apposing metal stent（AXIOS™，Hot-AXIOS™）を用いたEUS-guided intervention therapy
殿塚　亮祐ほか

術後再建症例における新型short typeダブルバルーン内視鏡を用いたERCP
島谷　昌明ほか

新型ショートシングルバルーン小腸内視鏡を用いたERCP
矢根　圭ほか

●研究

連続411例に行った単孔式腹腔鏡下胆嚢摘出術（USIDT，臍部2トロカー法）における手術成績の検討
渡邊　五朗ほか

●症例

膵リンパ上皮嚢胞の一例
佐久間　淳ほか

Vol.37 No.7　2016年7月号

●連載

ちょっと気になる胆・膵画像―ティーチングファイルから―
<第34回>多血性膵腫瘤と鑑別を要した横行膵動脈瘤の1例
相馬　崇宏ほか

特集：膵癌血管浸潤例の外科切除適応と治療ストラテジー：Up to date 2016

企画：宮崎　勝

腫瘍内科医からみた局所進行膵癌の外科切除適応
古瀬　純司

NCCN（Version 1. 2016）と本邦ガイドライン（2013年版）からみた血管浸潤の診断と切除適応
山口　幸二

術前画像診断からわかる膵癌血管浸潤の診断能と限界
今関　洋ほか

NAC/NACRT治療後の画像診断：膵癌血管浸潤の診断能と限界
増井　俊彦ほか

門脈完全閉塞例（上腸間膜静脈浸潤例も含めて）に対する外科切除の適応
川井　学ほか

腹腔動脈浸潤を示す膵体尾部癌の外科切除術式
中村　透ほか

肝動脈浸潤を示す膵頭部癌の外科切除術式
天野　良亮ほか

門脈・動脈同時浸潤を占める外科切除術式
杉浦　禎一ほか

上腸間膜動脈浸潤例の外科切除適応およびその術式
田島　秀浩ほか

門脈浸潤例に対する術前Neoadjuvant療法を用いた外科切除戦略とその意義
村田　泰洋ほか

動脈浸潤を伴う膵癌に対する集学的治療法の意義
吉富　秀幸ほか

門脈浸潤例に対する門脈合併切除例の生存成績・吻合部開存成績
藤井　努ほか

膵癌に対する腹腔動脈合併膵体尾部切除成績
元井　冬彦ほか

上腸間膜動脈浸潤例に対する上腸間膜動脈合併切除の治療成績
松山　隆生ほか

門脈・動脈同時浸潤例に対する同時合併切除成績
和田　慶太ほか

切除不能局所進行膵癌の切除へのconversionをめざした化学療法
中井　陽介ほか

●症例

重複胆管を伴った主膵管型Intraductal Papillary Mucinous Neoplasmに対し膵頭十二指腸切除術を施行した1例
栃本　昌孝ほか

Vol.37 No.6　2016 年 6 月号

特集：膵・胆道癌の治療戦略：こんなときどうするか？
—ガイドラインにないエキスパートオピニオン—
企画：古瀬　純司

序文：膵・胆道癌治療とエキスパートオピニオン
古瀬　純司

十二指腸狭窄を伴う局所進行膵癌に対する治療選択
川井　　学ほか

Borderline resectable 膵癌に対する術前治療
森　隆太郎ほか

肝内胆管癌で腹腔内リンパ節はどこまで切除するか？
益田　邦洋ほか

十二指腸狭窄に伴う閉塞性黄疸に対する適切な減黄処置
—悪性胆管・十二指腸狭窄に対する内視鏡的ダブルステンティング—
殿塚　亮祐ほか

FOLFIRINOX 療法の使い方：original か modified か？
上野　秀樹ほか

FOLFIRINOX 療法耐性後の治療選択
池田　公史ほか

ゲムシタビン＋ナブパクリタキセル療法耐性後の治療選択
須藤研太郎ほか

ゲムシタビン＋エルロチニブ併用療法をどう使うか？
尾阪　将人

ゲムシタビン＋S-1 併用療法をどう使うか？
石井　　浩

FOLFIRINOX・ナブパクリタキセルによる末梢神経障害への対応
成毛　大輔ほか

FOLFIRINOX 療法における G-CSF の使い方（持続型 G-CSF を含めて）
清水　　怜

高度黄疸・肝機能障害を伴う胆道癌の化学療法—減黄はどこまで行うか？—
上野　　誠ほか

切除不能胆道癌に対するゲムシタビン＋シスプラチン併用療法
—いつまで行うか？耐性後の治療選択は？—
高原　楠昊ほか

膵神経内分泌腫瘍の治療戦略における EUS-FNA の有用性とその限界
渋谷　　仁ほか

肝転移のある膵神経内分泌腫瘍に対する集学的治療
—切除・TAE/TACE・薬物療法の使い分け—
伊藤　鉄英ほか

●研究
新規マイクロ波手術支援機器と市販エネルギー機器との
動物実験による機能比較
谷　　　徹ほか

●症例
敗血症と DIC を合併した感染性膵壊死に対して後腹膜鏡補助下の
ネクロセクトミーが有用であった 1 例
谷口健次郎ほか

Vol.37 No.5　2016 年 5 月号

●連載
ちょっと気になる胆・膵画像—ティーチングファイルから—
＜第 33 回＞胆嚢原発の混合型腺神経内分泌癌（MANEC）の 1 例
三上和歌子ほか

特集：胆膵疾患における血管系 IVR
企画：天野　穂高

総論：胆膵疾患における血管系 IVR
鈴木耕次郎ほか

膵切除時の血流改変—手技を中心に
阿保　大介ほか

化学放射線治療後の血流改変を伴う膵切除
天野　良亮ほか

術前肝動脈コイル塞栓による血流改変後膵切除
吉留　博之ほか

門脈塞栓術—手技を中心に
小林　　聡ほか

門脈塞栓術—適応と成績—
夏目　誠治ほか

術後動脈出血—TAE による止血
外山　博近ほか

膵頭十二指腸切除術後の仮性動脈瘤出血に対する
Stent-assisted coiling
仲野　哲矢ほか

膵切除術後仮性動脈瘤出血
—covered stent による止血術—
渡邉　　学ほか

術後の門脈狭窄に対するステント留置
平井　一郎ほか

悪性門脈狭窄に対するステント留置
塚本　忠司ほか

●症例
胆管分枝 B5b が胆嚢管へ合流するまれな合流形態の
胆石症に対する腹腔鏡下胆嚢摘出術
平松　聖史ほか

Vol.37 No.4　2016 年 4 月号

特集：早期慢性膵炎をめぐって
企画：乾　　和郎

—総論—早期慢性膵炎の概念導入の経緯と今後の展望
下瀬川　徹

早期慢性膵炎の診断基準と臨床的意義
竹中　　完ほか

早期慢性膵炎の実態—全国調査から—
正宗　　淳ほか

早期慢性膵炎の前向き予後調査
肱岡　真之ほか

早期慢性膵炎の臨床像について
—EUS 所見との関連性も含めて—
山部　茜子ほか

EUS-elastography を用いた早期慢性膵炎の診断
桑原　崇通

急性膵炎治療後の EUS 所見からみた早期慢性膵炎の診断
景岡　正信ほか

膵管内乳頭粘液性腫瘍（IPMN）と慢性膵炎の関連性
—IPMN における早期慢性膵炎の EUS 所見も含めて—
藤田　基和ほか

早期慢性膵炎の EUS 所見を有する無症状・
膵酵素値正常例の位置付け
石井　康隆ほか

治療介入による早期慢性膵炎の EUS 所見と臨床像の変化
山本　智支ほか

早期慢性膵炎における膵酵素補助療法の治療効果
稲富　　理ほか

非アルコール性早期慢性膵炎における臨床像
—画像所見と治療経過を中心に—
大坪公士郎ほか

早期慢性膵炎の長期経過観察からみた
膵癌発生の可能性について
岡崎　彰仁ほか

●症例
腹腔動脈起始部狭窄および腹腔動脈瘤を伴った下部胆管癌に対し
膵頭十二指腸切除術を施行した 1 症例
竜口　崇明ほか

Vol.37 No.3　2016 年 3 月号

●連載
ちょっと気になる胆・膵画像—ティーチングファイルから—
＜第 32 回＞膵神経内分泌腫瘍，多発肝転移術後再発に対し
ソマトスタチン受容体シンチグラフィーが施行された 1 例
丹内　啓允ほか

特集：イラストでみる最新の胆・膵消化管吻合術
企画：遠藤　　格

肝内胆管空腸吻合—肝門部領域胆管癌—
駒屋　憲一ほか

肝管空腸吻合—先天性胆道拡張症，戸谷分類Ⅳ－A 型—
矢田　圭吾ほか

胆管胆管吻合法—生体肝移植術における胆道再建—
小寺　由人ほか

胆管空腸吻合—胆管損傷 Bismuth 分類Ⅲ～Ⅳ型—
松山　隆生ほか

膵空腸吻合—柿田法—
柿田　徹也ほか

膵空腸吻合—2 列吻合法—
賀川　真吾ほか

膵空腸吻合—Blumgart 変法（Nagoya method）—
藤井　　努ほか

膵空腸吻合—二期再建—
大道　清彦ほか

膵胃吻合—膵管胃粘膜吻合—
近藤　　成ほか

膵胃吻合—膵貫通外列 1 列吻合＆膵管胃粘膜吻合—
新地　洋之ほか

膵体尾部切除術における膵断端処理
—膵尾側断端膵管胃粘膜吻合法の実際と治療成績—
里井　壯平ほか

膵体尾部切除における膵断端空腸吻合
川井　　学ほか

慢性膵炎の膵空腸吻合
尭天　一亨ほか

鏡視下膵消化管吻合—腹腔鏡下 DuVal 変法膵空腸吻合術—
大塚　隆生ほか

腹腔鏡下膵切除術における胆道消化管吻合，膵消化管吻合
中村　慶春ほか

ロボット支援膵切除術における胆管空腸吻合，膵管空腸吻合
堀口　明彦ほか

●連載
その「世界」の描き方＜第 9 回＞
NET との“緩みのない”闘い方—今村　正之先生
福嶋　敬宜

●技術の工夫
吸収性縫合補強材としてのポリグリコール酸シートを
使用した自動縫合器による尾側膵切除法における
術後膵液瘻予防の工夫
林部　　章ほか

Vol.37 No.2

特集：膵外分泌機能不全と膵酵素補充療法の進歩
企画：神澤　輝実

Vol.37 No.1　2016年1月号

特集：新たに定義された“肝門部領域胆管癌”の診断と治療
企画：海野　倫明

Vol.36 No.12　2015年12月号

特集：病理像から読みとる膵・胆道画像診断のコツ
企画：山口　武人

Vol.36 No.11　2015年11月号

特集：副乳頭と副膵管の知られざる魅力
企画：杉山　政則

Vol.36 臨時増刊特大号　2015年10月号増刊

Vol.36 No.10　2015年10月号

Vol.36 No.9　2015年9月号

Vol.36 No.8　2015 年 8 月号

Vol.36 No.7　2015 年 7 月号

Vol.36 No.6　2015 年 6 月号

Vol.36 No.5　2015 年 5 月号

投 稿 規 定

本誌は原則として胆道，膵臓，消化管ホルモンに関する論文で，他誌に発表されていないものを掲載します。

A．研究論文

1．原稿は，400字詰原稿用紙25枚以内におまとめ願います。

文献，図（写真含む），表もこの枚数に含まれます。写真は手札以上の大きさにプリントした鮮明なものに限ります。図，表が入る際は，大，小について下記のごとく25枚より差し引いて下さい。

図，表は1枚につき大は原稿用紙1枚
〃　　　　　　　小は　〃　半枚

2．原稿には**表題の英訳，著者全員の氏名およびローマ字名，所属，主著者の連絡先**（〒，住所，電話，e-mail）を記入して下さい。また，**Key words（4語以内，和・洋語は問いません）**をつけて下さい。

3．形式は緒言，対象および方法，結果，考察，結語，参考文献の順序にして下さい。

4．ワードプロセッサーを使用する場合は，20字×20行に印字して下さい。

5．原稿は楷書，横書，新かなづかいとし，欧文文字はタイプするか，活字体で書いて下さい。

欧文の書き方は，普通名詞については文頭は大文字，文中は小文字，固有名詞については大文字でお願いします。

薬品名は一般名を原則とします。

なお，用語やかなづかいは編集の際に訂正することもあります。

6．図，表は文中および欄外に挿入箇所を明記して下さい。**図表の説明は和文で別紙にまとめて記載して下さい。**写真はすべてモノクロとしカラー写真は原則として挿入しません。とくに掲載希望の場合は実費をいただきます。

7．参考文献は，文中に引用順に肩付き番号をつけ，本文の末尾に番号順におまとめ下さい。

複数の著者名の場合は3名までを記載し，ほかあるいはet al. とすること。

〈雑誌の場合〉

著者名：題名．雑誌名　巻：頁（始め―終わり），発行年.

例1）乾　和郎，中澤三郎，芳野純治，ほか：十二指腸乳頭炎の診断．胆と膵 21：109-113，2000.

例2）Hunter JG：Avoidance of bile duct injury during laparoscopic cholecystectomy. Am J Surg 162：71-76, 1991.

〈書籍・単行本の場合〉

著者名：題名．書名，編集者名，版，頁（始め―終わり），発行所，発行地（外国のみ），発行年.

例1）小川　薫，有山　襄：胆嚢癌の早期診断―X線検査法を中心に―．早期胆嚢癌，中澤三郎，乾和郎編集，68-79，医学図書出版，1990.

例2）Berk JE, Zinberg SS：Emphysematous cholecystitis. Bockus Gastroenterology, (Berk JK), 4th ed., 3610-3612, WB Saunders Company, Philadelphia, 1985.

8．著者校正は初校のみと致します。

9．原稿の採否および掲載号は編集委員会におまかせ願います。

10．掲載原稿には，掲載誌1部と別冊30部を贈呈します。別冊30部以上は実費をいただきます。必要別冊部数を校正時にお知らせ下さい。

11．投稿原稿には，必ず**コピーを1通とデータ（CD-R等）をつけること。**

12．上記の規格内のものは無料掲載致します。

B．特集，総説，話題，症例，技術の工夫，手術のコツ，文献紹介，学会印象記，見聞記，ニュース（地方会日程など），**質疑応答，読者の声**

1．総説，話題論文も投稿規定に準ずる。

2．症例，技術の工夫，手術のコツは400字詰原稿用紙20枚以内(図，表を含む)におまとめ下さい。

原稿には**表題の英訳，著者全員の氏名およびローマ字名，所属，主著者の連絡先**（〒，住所，電話，e-mail）を記入して下さい。また，**Key words（4語以内，和・洋語は問いません）**をつけて下さい。

3．ニュース，質疑応答，または読者の声は2枚以内（図，表なし）におまとめ下さい。採否は編集委員会の議を経て決定します。なお，投稿者の主旨を曲げることなく文章を変更することもありますのでご了承下さい。

◆研究・症例・総説・話題・技術の工夫は具体的に内容がわかるような要約を400字以内で必ずお書き下さい。

〈原稿送付先〉　医学図書出版株式会社「胆と膵」編集部
〒113-0033 東京都文京区本郷2-27-18 本郷BNビル2F
TEL. 03-3811-8210㈹　FAX. 03-3811-8236
E-mail：tantosui@igakutosho.co.jp